MARA GABRILLI
DEPOIS DAQUELE DIA

MILLY LACOMBE

MARA GABRILLI
DEPOIS DAQUELE DIA

Benvirá

Copyright © Milly Lacombe, 2013
Copyright © Mara Gabrilli, 2013

Gerente editorial: Rogério Eduardo Alves
Editora: Débora Guterman
Editores-assistentes: Johannes C. Bergmann, Luiza Del Monaco e Paula Carvalho
Assistente de direitos autorais: Renato Abramovicius
Edição de arte: Carlos Renato
Serviços editoriais: Luciana Oliveira
Estagiária: Lara Moreira Félix

Preparação: André de Oliveira Lima
Revisão: Laila Guilherme e Tulio Kawata
Diagramação: Estúdio Plot
Capa: Graziella Iaccoca
Fotos de capa e quarta capa: Cia de Foto
Fotos de miolo: Arquivo pessoal, exceto quando informado
Produção gráfica: Liliane Cristina Gomes
Impressão e acabamento: Ed. Loyola

CIP-BRASIL. CATALOGAÇÃO NA PUBLICAÇÃO
SINDICATO NACIONAL DOS EDITORES DE LIVROS, RJ

L146d

Lacombe, Milly
  Depois daquele dia / Milly Lacombe. – 1. ed. – São Paulo: Benvirá, 2013.
336 p. ; 23 cm.

  ISBN 978-85-8240-060-9

  1. Gabrilli, Mara. 2. Quadriplégicos - São Paulo - Biografia. 3. Deputados federais – São Paulo – Biografia. 4. Integração social. I. Título.

13-02935   CDD: 920.9616842
                            CDU: 929:616.8-009.12-031

1ª edição, 2013

Nenhuma parte desta publicação poderá ser reproduzida por qualquer meio ou forma sem a prévia autorização da Saraiva S/A Livreiros Editores. A violação dos direitos autorais é crime estabelecido na Lei nº 9.610/98 e punido pelo artigo 184 do Código Penal.

Todos os direitos desta edição reservados à
Benvirá, um selo da Editora Saraiva.
Rua Henrique Schaumann, 270 | 8º andar
05413-010 | Pinheiros | São Paulo | SP
www.benvira.com.br

543.975.001.001

Para Adele, que me deu à luz.
Para Tatiana, que todos os dias me ilumina.
Para Roberta, que já é luz, onde quer que você esteja.

"Se as portas da percepção estivessem limpas, tudo apareceria para o homem tal como é: infinito"
WILLIAM BLAKE

Agradecimentos

Este livro não ganharia vida não fosse o talento do editor Luís Colombini para ver uma grande história onde existe uma. Ele foi o pai da ideia, e devo a ele a chance de poder contar esta fascinante jornada humana.

Narrativa que foi lapidada e aprimorada pela categoria de outros craques da letra: Rogério Eduardo Alves e Débora Guterman, editores da Saraiva, que entraram no projeto oferecendo a mim e a meu caos criativo toda a sensibilidade e paciência do mundo. Sensibilidade para conduzir o doloroso processo de fechamento (e o estresse que vem com ele) e paciência para meus infinitos atrasos.

Outros agradecimentos especiais a Paula Carvalho e André de Oliveira Lima pela checagem atenta de cada detalhe e palavra do livro, por sugerirem mudanças precisas e por evitarem, com seu olhar inteligente e cirúrgico, que eu comesse bolas.

E, claro, a história não seria tão completa se não fosse a participação de uma turma enorme de amigos e familiares de Mara, gente que me escutou com atenção e ânimo, respondendo com carinho a cada uma das perguntas que eu fazia, rindo e chorando ao lembrar de episódios importantes de uma vida tão significativa. São eles: Claudia Marturano Gabrilli, Luiz Alberto

Angelo Gabrilli Neto (o Beto), Henrique Cury, Patricia Helena Charbel Mahfuz, Telma Regina Charbel de Mello, Ana Paula Wehba, Ana Claudia Carletto, Alexandre Taleb, Adriana Reis de Andrade De Paula, Ricardo Vendramel, Alfredo Galebe, Reynaldo Brandt, Gisele Brandt, Gabriela Iob, Ariana Chediak, Alex Ximenes Braga, Mansur Abunasser Bassit, Miriam Neusa Marturano Ribeiro (Tia Miriam) e Paulo Fischberg. A esse time, meu muito obrigada pela disposição, pelo tempo, pela cordialidade.

Outros amigos fundamentais que fizeram parte da vida de Mara e estiveram presentes nas muitas histórias contadas por ela durante esses quatro anos de encontros são: Luciana e Juliana Daud, Ana Elisa, Andrea Boari, Patrícia Gabrilli, Raul Lovato, Silvia e Alexandre Taleb, João Roberto Lerosa, Daniela Pelosini, Daniela Mourani, Adriana Awada, Daniela Fernandes, Roberto Belezza, Rafael Medina, Flávia Cintra, Rogerinho, Julio Menezes, Tia Cleide e Kaname.

Às assistentes que auxiliam Mara nas tarefas do dia a dia e nos acompanharam durante as entrevistas, Gidalva Correia Cardozo (a Gil), Carina Gomes Pereira, Valdinéia Ramos de Souza (Néia), Simone Alves da Cruz Silva e Rosa Aparecida de Brito Ramos.

Um agradecimento a dois notáveis que já partiram, mas que estiveram muito presentes em cada encontro que tive com Mara, e continuam vivíssimos na forma como ela vê e se relaciona com o mundo: Norma e Angelo Gabrilli.

Outro para Juliana Forster Fulfaro, que esteve nas leituras finais que Mara e eu fizemos e nos emprestou suas observações lúcidas e pertinentes.

Preciso também reconhecer que não faria este livro se não fosse por minha ex-mulher, Tatiana Isler, e por Paulo Lima e Carlos Sarli, amigos e fundadores da Trip Editora, três pessoas que me fizeram acreditar que eu sabia escrever e poderia até viver disso.

Um agradecimento especial para Tati Szeles, chef-consultora, que durante mais de um ano preparou inacreditáveis e deliciosos jantares em seu restaurante para que Mara e eu ficássemos à vontade para falar por horas e horas, madrugada adentro.

Não posso deixar também de citar minha mulher, Tatiana Cury, que ajudou a revisar cada capítulo, fazendo sugestões criativas, apontando erros, participando ativamente de muitas das entrevistas, e que nos entreteve durante deliciosas refeições que ela mesma preparou depois de um rápido curso de culinária básica nível 1 para que Mara e eu pudéssemos passar domingos inteiros conversando.

E, finalmente, o agradecimento mais devido de todos: a Mara Gabrilli, pela infinita e rara coragem, pela clareza, por me fazer rir e chorar, e por topar escancarar as portas de uma vida tão fascinante e inspiradora.

Apresentação

Em poucas semanas de encontros regulares durante os quais Mara me contava sua vida, pude perceber que uma das maiores inverdades que se pode dizer a respeito dela é que Mara não se mexe. Mara se mexe, e se mexe de forma irritante. No começo dos trabalhos, quando sugeri que nos encontrássemos na casa dela, ela perguntou: "por que não em algum restaurante?". Como demorei a encontrar uma resposta, ela disse que iríamos a um restaurante – porque também tem isso: as respostas estão sempre ali, nem que sejam em forma de reflexões, divagações ou de novas perguntas; Mara não escapa, não foge, não enrola. E foi assim que começou nossa rotina de jantares fora de casa, sempre com um bom vinho à mesa, e que descobri que Mara não se cansa facilmente. Muitas vezes, para lá de meia-noite, enquanto eu sonhava acordada com minha cama, ela emendava uma outra história dizendo "pera que a gente já vai embora, mas eu preciso te contar do dia que corri uma maratona de 100 quilômetros", ou "a gente já vai, mas me diz se eu já te falei que antes do acidente tive um caso com um cadeirante?", ou "Milly do céu, sei que a gente já pagou a conta e que está tarde, mas acabei de me lembrar de quando derrubei com minha cadeira de rodas uma pilha de bandejas de comida descartáveis em Pittsburgh". E eu, já pronta para ir, sentava e ligava outra vez o gravador, esquecendo do cansaço porque as histórias que ela tinha para contar eram sempre absurdamente boas. Nos meses finais, quando o prazo para a entrega do material já estava estourado, eu tinha que implorar para ficarmos na casa dela trabalhando, para que não houvesse distrações, garçons, admiradores, interrupções. Relutante, ela aceitava quando via que eu estava prestes a chorar, mas não sem antes dizer: "uma voltinha rápida pela rua, nem isso?".

Dar este livro por encerrado foi tarefa duríssima porque semanalmente recebia um telefonema ou uma mensagem de texto ou um e-mail dela que dizia: "preciso te contar o que estou fazendo". E eu, já hiperventilando, dizia: "Mara, por favor, para um pouco de fazer para a gente poder lançar o livro. Fica quieta por uma semana, é pedir muito?".

Mara veio ao mundo equipada com a incrível capacidade de deixar as coisas leves, de não se levar tão a sério. A história que está aqui, se fosse uma ficção, certamente geraria comentários do tipo: "até parece que isso aconteceria na vida real". Fica fácil pintar Mara como uma espécie de super-heroína em cadeira de rodas, um arquétipo de perfeição. E eu temia justamente isso: escrever uma biografia que não retratasse o biografado como ser humano, explorando falhas, deslizes e desvios. Mas Mara é fascinante porque não é perfeita, e não faz questão de ser, muito menos de parecer: rindo, é capaz de alardear as próprias imperfeições, e em seguida debochar delas. É impossível não querer mudar algumas de nossas atitudes vendo como Mara reagiu ao que poderia ter sido apenas uma tragédia: o acidente de automóvel que a deixou sem movimentos do pescoço para baixo. Naquela noite de lua cheia ela pode ter perdido os movimentos, mas certamente não perdeu a enorme capacidade de se mexer.

1

Domingo, 21 de agosto de 1994.

Ela estava no assento do passageiro com os pés em cima do painel, corpo largado e a cabeça, sem muito apoio, pendendo para a janela. Depois de um domingo de sol, praia, caipirinhas e lagostas, o desleixo corporal era justificável. Mas, se Paulo estivesse mais atento ao que dizia o corpo da namorada, teria notado que ela estava frustrada, angustiada e irritada, condições que parecem sempre bastante presentes quando a vida está prestes a se transformar de maneira irremediável.

A inquietação vinha do fato de o relacionamento não andar bom – o fim de semana em Paraty tinha sido mais um de pequenas provocações e grandes desencontros. Para piorar, Mara havia pedido que Paulo, antes de entrar nas curvas acentuadas da serra de Taubaté em direção a São Paulo, parasse para comprar um Sonho de Valsa. Mas Paulo, mal--humorado e nervoso, disse que não pararia, que não era hora para Sonho de Valsa, que queria chegar logo em casa – e acelerou o Range Rover, retirado da concessionária dois dias antes, estrada acima.

O que ele talvez não pudesse perceber, mesmo se estivesse atento, é que ela estava com medo. Estranha sensação; ela não tinha medo de nada, mas, ao lado dele, não era incomum se sentir desprotegida, insegura, vulnerável. Ainda assim, não conseguia ficar sem Paulo, o que tornava o relacionamento complicado e cheio de nuances psicológicas que ela evitava explorar, como sempre fazemos quando sabemos que, ao investigar o que incomoda, atitudes terão que ser tomadas. Ao entrar na serra de Taubaté, naquela noite de domingo que mudaria sua vida para sempre, o medo era um objeto quase palpável entre o assento dela e o dele.

Verdade que ela tinha sussurrado um "vai mais devagar" quando notou que ele começava a pisar fundo, mas Paulo provavelmente não escutou, ou não quis escutar. A música estava alta, e, justiça seja feita, a voz de Mara saiu sem força. Ela estava cansada de brigar e sabia que pedir para ele ir mais devagar teria a capacidade de desencadear outro confronto. Era o que acontecia sempre que entravam em um bate-boca antes de voltar para a casa dele, na Granja Viana, a trinta quilômetros de São Paulo. Pegavam a Raposo Tavares à noite, estrada cheia de curvas perigosas, e ele usava o acelerador para demonstrar toda a raiva que estava sentindo. Passava para Mara uma atitude "não tenho nada a perder", que começava com as coisas que dizia e se estendia até o modo como dirigia. Quanto mais discutiam, mais ele acelerava.

Então, outra vez, ela deixou para lá e afundou um pouco mais o corpo no assento.

No banco de trás, Henrique estava chapado. Muita caipirinha, comida, sol, maconha, rebordosa geral. Com 1,98 metro de altura, não era de se acomodar facilmente dentro de um carro, mas dessa vez, tendo o assento traseiro a sua inteira disposição, encontrou espaço suficiente para apagar e esquecer que, na sexta, tinha levado um pé na bunda. Aceitou o convite para viajar durante o fim de semana porque não estava a fim de ficar sozinho em São Paulo, esperando o telefone tocar. E era o tipo de viagem que ele curtia: pegar a estrada sem saber para onde ia. Tinham saído sábado pela manhã e acabaram em Paraty por acaso, depois de fazer o trajeto entre São Paulo e a cidade histórica pela Rio-Santos, costeando o litoral.

Enquanto Henrique ia se entregando ao entorpecimento químico que a fossa tratava de aprofundar, Mara começava a se arrepender de ter comido tanto no jantar e, por instantes, achou bom não ter comprado o Sonho de Valsa. Ela e Henrique tinham estendido a refeição, uma lagosta que comeram com a voracidade dos esfomeados, para sobremesa e café – e mais café, enquanto Paulo voltava para a pousada a fim de tirar um cochilo antes de pegar a estrada. Com Henrique, ela gostava de permanecer à mesa só para bater papo, falar da vida, fazer planos.

As curvas na serra vão ficando mais acentuadas, e, à direita, o vale se aprofunda, deixando a vegetação densa e fechada; Paulo continua acelerando. Mara tenta se acalmar e respira fundo, usando uma técnica que aprendeu nas aulas de ioga que tinha feito – inspirar lentamente, deixando que o ar entre pelo nariz e vá descendo pela garganta, traqueia, pulmões e diafragma. Era importante visualizar todo o trajeto do ar, senti-lo massagear as mucosas, e era isso o que ela fazia enquanto o carro ganhava potência. Em instantes, respirar, esse ato tão automático e natural, seria tarefa descomunal.

Mara não era disciplinada em vários aspectos, mas tratava bem do corpo, que sempre foi bastante rígido e esteticamente equilibrado. Como nunca conseguiu passar muito tempo quieta, já tinha usado os mais variados esportes para extravasar essa hiperatividade que começou a se manifestar na infância, para desespero de Claudia, sua mãe, e de Norma, a governanta, que a havia visto crescer. Depois de abandonar o cigarro e começar a correr, ganhou ainda mais força muscular. Aos 26 anos, possuía aquele tipo de layout que é capaz de irritar mulheres e inspirar rapazes: 1,72 metro, 60 kg e, ao contrário da serra de Taubaté, curvas perfeitamente delineadas.

No café no qual tinham ido comer a sobremesa, ao ar livre e com a lua cheia nascendo, Mara disse a Henrique que estava frustrada. Era uma coisa estranha: Paulo a irritava e perturbava com aquele jeito dezessete anos mais velho de ser e com uma agressividade verbal que parecia sempre fora de lugar, mas ela não conseguia ficar sem ele. O sexo era arrebatadoramente bom, e Mara sempre foi um animal sexual incapaz de se meter num relacionamento que, na cama, deixasse a desejar (embora dizer apenas "cama" seja limitar o que acontecia entre eles). No caso de Paulo, o tesão quase incontrolável ditava o rumo das coisas. Mesmo quando brigavam, o que era bastante comum, não passavam mais do que dois dias sem voltar a se ver e a transar. Ela se lembrava com clareza do primeiro encontro: ele foi buscá-la no loft em que ela estava morando no Itaim, e decidiram ir a um restaurante japonês em Pinheiros. Quando a comida chegou, Paulo sentiu vontade de dar os sushis na boca de Mara, e foi o que fez ali e em todas as vezes que comeram juntos; ela também não tinha como saber que, pouco tempo depois daquela noite, precisaria outra vez de pessoas que dessem comida em sua boca. Mas o gesto de Paulo era carregado de erotismo, e Mara gostava disso. Na volta para o loft, ela propôs que ele parasse o carro em frente a uma casa que estava em reforma para transarem num pequeno matagal em que havia se transformado o jardim da casa. Em parte porque estava com tesão, mas também porque havia em Paulo, desde o primeiro dia, alguma coisa que a deixava com medo, e ela não queria que ele subisse para seu apartamento. Como ele recusou o matagal, intimidado pela atitude dela, acabaram transando no loft, no chão da sala. Além do alto teor sexual da relação, que a impedia de ficar longe dele, Paulo era um cara inteligente e interessante, que, quando de bom humor, se transformava em excelente companhia e em um papo irresistível. Fotógrafo profissional, tinha seduzido Mara de maneira quase involuntária: mostrando a ela algumas de suas imagens.

Uma em particular tinha chamado a sua atenção. Nela, uma criança à beira do mar, de cócoras e sozinha. O garoto era visto de lado, e, sob seus pés, um espelho d'água refletia a imagem invertida de forma absolutamente nítida. Mara imaginou que era fim de tarde em alguma praia pelo Brasil, mas depois soube que a foto havia sido feita no Taiti. O que a seduziu naquele retrato foi, mais do que a duplicidade de formas, a textura e a luz – havia nela uma névoa imperceptível, acinzentada, sugerindo que o dia estava começando ou terminando – o começo e o fim sempre a intrigaram. O corpo do menino estava iluminado por uma luz avermelhada que, em meio ao acinzentado da imagem, conferia à cena um toque de sobrenaturalidade. Não era uma imagem, era um estado de espírito, a representação da liberdade; e Mara, acima de tudo, queria ser livre. No momento em que viu a foto, foi fisgada. O namoro engrenou na sequência, a despeito da diferença de idade – ela tinha 25, e ele, 42.

Paulo, por outro lado, tinha se deixado levar pela beleza de Mara, e também porque ganhou dela um CD de um grupo experimental chamado Enigma, que ela havia descoberto em recente viagem à Europa e estava adorando escutar. Mara curtia música e, especialmente, dançar. Por anos, gravou fitas cassete para dar aos amigos ou para colecionar. Durante o período em que morou com a avó, em um apartamento quase no centro da cidade de São Paulo, uma das paredes de seu quarto era formada por fitas empilhadas. Eram centenas, e os amigos paravam ali para ouvi-las, fumar e escutar Semírames, mãe de sua mãe, declamar poesias. Depois de ver a foto que a encantou, ela resolveu dar aquele CD do Enigma a Paulo; as músicas tinham uma forte pegada erótica e sensual, e ela esperava que isso pudesse seduzi-lo de alguma forma. Paulo demorou alguns dias para ouvir o CD, até que finalmente, durante uma tarde de domingo em que estava sozinho em casa, lembrou-se dele. A primeira música que escutou chamava-se "Mea culpa", e a vocalista, entre sussurros erotizados, dizia:

Kyrie eleison / Deus tenha misericórdia
Christe eleison / Cristo tenha misericórdia
Je ne dors plus (The time has come) / Eu não consigo mais descansar (A hora chegou)
Je te desire (The time has come) / Eu te desejo (A hora chegou)
Prends moi / Prenda-me
Je suis a toi / Eu sou sua
Mea culpa / Minha culpa
Je veux aller au bout de me fantasmes / Eu quero ir ao limite das minhas fantasias
Je sais que c'est interdit / Eu sei que isso é proibido

Je suis folle / Eu estou louca
Je m'abandonne / Eu estou me deixando levar
Mea culpa / Minha culpa
Kyrie eleison / Deus tenha misericórdia
Christe eleison / Cristo tenha misericórdia
Je suis la et ailleurs / Eu estou perdida
Je n'ai plus rien / Eu não tenho nada
Je deviens folle / Eu estou louca
Je m'abandonne / Eu estou me deixando levar
Mea culpa / Minha culpa
Je ne dors plus / Eu não consigo mais descansar
Je te desire / Eu te desejo
Prends moi / Prenda-me
Je suis a toi / Eu sou sua
Mea culpa / Minha culpa
Kyrie eleison / Deus tenha misericórdia
Christe eleison / Cristo tenha misericórdia
Je suis la et ailleurs / Eu estou perdida
Je veux tout / Eu quero tudo
Quand tu veux / Quando quiseres
Comme tu veux / Como quiseres
Mea culpa / Minha culpa
Kyrie eleison / Deus tenha misericórdia

Assim que a música acabou, Paulo pegou o telefone e ligou para Mara; disse que tinha escutado o CD e estava ficando maluco: não conseguia parar de pensar nela. Agora, mais de um ano havia se passado, e a dicotomia do relacionamento estava deixando Mara melancólica. Ela nunca foi uma mulher melancólica. Inquieta, reflexiva, agitada, perturbada, atirada, intensa – mas nunca melancólica. Mara ia dizendo tudo isso a Henrique naquele fim de tarde de agosto na mesa do pequeno lugar onde foram tomar um café e comer um doce antes de pegar a estrada de volta para São Paulo. Henrique era bom ouvinte, e companhia para as mais variadas aventuras – fossem elas baladas noturnas para dançar e explorar novos portais de percepção ou aventuras diurnas para extenuar o corpo.

Tinha mais essa: Paulo não gostava de sair para dançar. Então era Henrique que ia com ela, enquanto Paulo ficava em casa esperando a namorada voltar, muitas vezes já com o dia claro. E era também Henrique o parceiro de corrida desde que Mara passou a participar de maratonas, mania adotada quando morou em Florença, na Itália, aos 21 anos.

Paulo faz uma curva, e o Range Rover canta pneu. Mara pensa em se aprumar, mas não encontra forças; está completamente derrotada, afundada no assento. No reflexo do vidro consegue ver seu rosto. Por um instante fica feliz ao notar que o cabelo está crescendo rapidamente, e se lembra do dia em que, depois de uma briga com Paulo, pegou uma tesoura, foi para o banheiro e picotou todos os longos fios enquanto gritava e chorava.

É apenas naquela posição, toda torta, com a cabeça caída sobre o vidro meio aberto da janela, que consegue ver a lua cheia. Quando saíram de Paraty, vendo uma lua enorme e alaranjada, ela disse a Henrique que viajaria tomando banho de lua – abriria o teto solar e se deixaria banhar até chegar a São Paulo. Henrique riu, Paulo não achou graça, e ela abriu o teto solar. Mas, no ponto em que estava, a lua só podia ser vista pela janela e, mesmo assim, se Mara se entortasse toda.

Ela decide aumentar o som, tentar ouvir a música e relaxar. Estão escutando Deep Forest, banda que ouviu pela primeira vez em uma das muitas viagens que já havia feito à Europa, e cujo nome dali a alguns minutos soaria como piada macabra. A imagem da lua tinha efeito tranquilizador – ela respirou mais fundo e começou a rezar. Não que fizesse esse tipo de coisa com regularidade; nunca foi de pedir favores aos céus. Isso, quem fazia por ela era Norma, a babá rezadeira que foi morar em sua casa quando Mara tinha menos de dois anos. Mas tudo estava complicado e estranho, e Mara tinha enviado pedidos aos céus horas antes, depois do café da manhã, na piscina da pousada.

Já de biquíni, enquanto esperava Paulo e Henrique acordarem, sentou perto d'água, fechou os olhos e meditou para que a vida mudasse completa e definitivamente. Não sabe quanto tempo permaneceu assim, de olhos fechados, sozinha na piscina. Muito menos poderia saber que, em algumas horas, o pedido seria atendido de maneira dramática e irremediável. Quando Paulo e Henrique acordaram, os três foram para a praia de Trindade, perto de Laranjeiras, ainda em Paraty, onde Mara sentiu vontade de ficar mais um tempo sozinha e encontrou o que buscava em cima de uma pedra, enquanto Paulo e Henrique permaneceram na areia conversando. Os dois não se davam especialmente bem, mas Henrique amava Mara de um jeito quase visceral, uma mistura de melhor amiga com irmã, e sempre fazia o possível para deixá-la contente. Por isso, se esforçava para entender o temperamento quieto, sério e introvertido de Paulo e a maneira distante e displicente com que ele, muitas vezes, tratava Mara. Ela passou um bom tempo em cima daquela pedra, um baseado entre os dedos, assistindo ao mar quebrar nas rochas e pensando em como poderia resolver o complicado relacionamento com Paulo, em como poderia mudar de vida. Por que não conseguia se apaixonar por caras menos complicados? Por que seus maiores problemas pareciam sempre envolver relacionamentos estranhos com homens ainda mais estranhos? Lembrou-se então do jantar que tivera dias antes com Alex, um desses amigos que queria mais do que amizade. Tinha encontrado Alex pela primeira vez na casa de amigos comuns havia alguns anos. Ele era violinista de uma banda e ela namorava o tecladista, mais um desses romances densos e cheios de emaranhados. Era um homem bonito, culto, bem-humorado, sensível, inteligente e tinha ficado completamente apaixonado por ela quando a viu entrar na sala onde estavam ensaiando, vestida com uma saia de couro e com dezenas de furos em cada uma das orelhas.

– Quem é essa cachorrona? – perguntou ao vocalista naquela noite.

Ficaram amigos, mas a amizade nunca evoluiu para o romance com o qual ele sonhava. Na semana que antecedeu a viagem a Paraty, Alex a convidou para jantar porque precisava entender o que esperar do relacionamento. Foram ao América da avenida 9 de Julho, e lá Mara disse a ele que estava namorando Paulo e que nunca ficariam juntos porque estava apaixonada por outro. O que ela não disse é que ele não era o tipo de homem que a atraía, justamente por ter todas as melhores qualidades. Por algum motivo que ela ainda não havia decifrado, sentia-se atraída apenas pelos homens mais grossos, confusos, malucos e desajustados.

Apesar de tantas encucações, o domingo foi dos mais agradáveis – a praia estava vazia, a água na temperatura ideal, e o sol de agosto esquentava sem castigar. Depois de quase uma hora, ela desceu das pedras e se juntou a eles na areia. Aquele parecia ser apenas mais um domingo de paz na praia, como tantos outros que já havia vivido – exceto pelo tom de pele alaranjado que adquiriu depois de se esturricar sobre as pedras sem proteção, coisa que raramente fazia.

Agora, enquanto Paulo acelerava serra acima, Mara entrava, pela terceira vez no dia, em estado meditativo. Ela ainda rezava quando abriu os olhos e notou que Paulo tinha errado o traçado de uma curva. Tentou se aprumar e enrijecer o corpo, mas percebeu que talvez já fosse tarde demais para isso.

O automóvel começa a derrapar e vai em direção à parede de rochas depois de cruzar a pista. No banco de trás, Henrique acorda assustado e ergue o tronco. Paulo tenta evitar o choque virando o volante com força para a direita, em direção ao abismo. Henrique é violentamente jogado contra o assento traseiro e abre os dois braços na tentativa de usar os vidros das janelas para se segurar. O carro aponta para o precipício de quase quinze metros que costeia aquele ponto da estrada. Mais uma vez, Paulo vira o volante bruscamente. O Range Rover, pesado e ainda acelerado, começa a ziguezaguear pelas duas pistas da estrada estreita, derrapando e já completamente fora de controle, até desaparecer no abismo. O carro despenca capotando. Dentro dele, o barulho da lataria batendo nas pedras é assustador. Uma, duas, três, sete vezes. Quando finalmente para, fica com as rodas para cima, e agora elas giram em falso.

Lá embaixo, o silêncio é absoluto, quase encantador. No pântano, a lua cheia e enorme ricocheteia um azul de tons muito fortes e vivos que invade a escuridão e revela, na água parada, a imagem de duas cruzes fincadas na terra encharcada. A cabeça de Mara ainda está apoiada na janela, só que agora pende para fora do vidro, enquanto seu corpo inerte permanece no Range Rover. A boca está levemente aberta. Dentro dela, um punhado de cacos. Paulo e Henrique já saíram do carro, mas Mara ainda não sabe disso porque está desacordada e quase não respira mais.

A lua, finalmente, está em seu ponto mais alto.

2

Era quase meia-noite quando o carro dos paramédicos chegou ao hospital de Taubaté, o único da região que tinha a mínima capacidade para receber um caso de emergência como aquele. Desacordada, amarrada a uma maca e com o pescoço completamente imobilizado, Mara abriu os olhos a tempo de ver sobre sua cabeça a imagem invertida do rosto de Paulo e o que parecia ser a iluminação de um hospital. Lembrou que havia sofrido um acidente e sentiu que era deslocada de um lugar para o outro, mas não sabia que na outra ponta do que parecia agora ser um lençol estava o neurocirurgião que naquela noite, por uma espécie de sorte de escala médica, dava plantão na Santa Casa de Taubaté. Ela estava sendo transferida da maca dos paramédicos para a maca hospitalar, e direto para o centro cirúrgico.

O primeiro diagnóstico indicou fratura com luxação e esmagamento da medula entre as vértebras C4 e C5. Durante os capotamentos, o pescoço sofreu uma violenta e talvez demorada hiperextensão para a frente, movimento que resultou na lesão. Um pouco acima, e estaria morta.

– É na C1, por exemplo, que o pescoço é quebrado em enforcamentos – disse alguém, provavelmente respondendo a um residente de plantão intrigado com a lesão, enquanto o corpo de Mara era colocado sobre a maca hospitalar. – Um acidente como esse, há alguns anos e sem os aparelhos de hoje, dava em morte certa – falou a mesma voz.

Mara escutava tudo, mas não entendia muita coisa. Estariam falando dela? O que era C1? De quem mais poderiam estar falando?, pensou.

Em casos de fratura com luxação da coluna, o protocolo mandava que fosse feita uma descompressão imediata das vértebras, para evitar maiores danos neurológicos. Isso era alcançado com a ajuda de um equipamento que tracionava a coluna: um halo deveria ser fixado no crânio, preso com parafusos em quatro pontos da cabeça, e em seguida uma roldana com um fio de aço e um peso na ponta faziam o trabalho de puxar a cabeça, basicamente para esticar a coluna e, assim, desempilhar as vértebras. O procedimento deixaria Mara deitada em uma cama de barriga para cima; o único movimento possível seria o do globo ocular. Era para isso que ela estava sendo levada ao centro cirúrgico: para que furassem seu crânio e fixassem o halo. Em muitos casos, era essa ação dolorosa, incômoda e aparentemente medieval que evitava uma cirurgia invasiva e complicada para descomprimir as vértebras. A esperança era não ter que submeter o paciente a uma intervenção cirúrgica. Muito debilitada, havia boa chance de ela não sobreviver.

Mara não sabia que corria risco de morrer ali mesmo, nem que praticamente não respirava mais por conta própria, nem que já tinha perdido o controle sobre suas funções fisiológicas mais básicas, ou que estava sem sensibilidade abaixo do pescoço. Ouvia fragmentos de vozes, via rostos desconhecidos e uma iluminação esbranquiçada, mas estava estranhamente calma. Pensou em perguntar por Henrique, mas, quando tentou falar, a voz não saiu. Já estava entubada porque, quando a encontraram no carro, ela quase não respirava mais, o que indicava que talvez estivesse com uma lesão no nervo frênico, que nasce na terceira, na quarta e na quinta raízes cervicais e é o grande responsável pela movimentação do diafragma, o músculo da respiração. Se a lesão fosse confirmada, Mara jamais conseguiria voltar a respirar sem a ajuda de um aparelho. Mas essa não era a preocupação do neurocirurgião de plantão naquele momento – ele corria com a maca em direção ao centro cirúrgico para iniciar o desempilhamento das vértebras e estabilizar as funções vitais: só assim a paciente poderia sobreviver e ser transferida para um hospital em São Paulo, onde seria mais bem avaliada.

Se tivesse conseguido falar, Mara saberia que Henrique não estava ali, mas em um hospital em São Luiz do Paraitinga, para onde foi levado pelo casal que o resgatou na estrada. Depois do acidente, Henrique tinha conseguido subir o barranco, deixando Paulo e Mara no pântano.

Enquanto Mara tinha o crânio furado para a colocação do halo, Henrique estava sozinho em São Luiz do Paraitinga, esperando atendimento e a chegada da namorada, ou ex-namorada – embora essa não fosse mais uma preocupação, já que situações-limite como a que ele estava vivendo têm a capacidade de colocar a vida em perspectiva. Aguardando, começou a repassar obsessivamente as últimas horas, numa tentativa desesperada de encontrar nessa paranoica retrospectiva alguma evidência que provasse que ele estava apenas tendo um pesadelo e que nada daquilo tinha acontecido de verdade.

Assim que o carro parou de capotar, ele conseguiu sair pelo teto solar a tempo de ver as rodas para cima, girando, e Mara desacordada, com o corpo dentro do Range Rover e ainda sentada no banco, presa pelo cinto. A cabeça pendia para fora do vidro espatifado, inclinada para a frente, testa encostada ao solo: parecia estar morta. O carro havia parado meio de lado, rodas para cima, com a janela em que ela estava apoiada ao chão. O silêncio era assustador, e os feixes de luz dos faróis do carro, ainda acesos, atraíam uma quantidade enorme de insetos, que, alheios ao que se passava, giravam como se dançassem em homenagem àquela inesperada luminosidade.

Desesperado, Henrique começou a gritar, ajoelhado sobre o mato, dando tapas no rosto de Mara. Como Mara não dava sinais de vida, os gritos passaram a sair das vísceras, de onde saem os chamados mais angustiados.

Enquanto Henrique se debatia, aflito, Mara sentia-se flutuando. Sem a consciência de que havia sido vítima de um acidente, parecia estar dentro de um sonho bom do qual não queria mais acordar. Tinha se libertado de tudo ao redor e sentia seu corpo levitar no vazio; não havia mais peso, não havia mais dores, não havia mais relacionamentos complicados nem preocupações de nenhum tipo. Não havia mais encucações, brigas, tensões; era apenas sublime, aquela sensação. Ela estava sozinha, num lugar escuro dentro do qual podia enxergar apenas um feixe de luz que iluminava seu corpo. Parecia natural que tivesse a capacidade de ver seu corpo flutuar no vazio e, ao mesmo tempo, de estar dentro dele, voando de barriga para cima, braços e pernas largados, em direção a algum lugar. Não sentia medo, muito pelo contrário: era agora feita de alívio e êxtase. Estava nesse estado tão improvável quanto majestoso quando começou a ouvir – muito longe e muito abafadamente – um chamado desesperado. Só que ela não queria deixar aquela sensação escapar e lutou contra a urgência de fazer o trajeto de volta em direção à voz que ia ficando a cada instante mais forte. O chamado ganhou em angústia até o ponto em que ela não teve alternativa que não fosse escutar. Nesse instante, alguma coisa a fez optar pelo caminho da dor. Quando abriu os olhos, viu o rosto de Henrique quase encostado ao seu. Ao vê-la de olhos abertos, Henrique começou a chorar.

– Minha boca tá cheia de cacos – foi o que Mara conseguiu sussurrar, sufocada pelo corpo dele, pelos cacos de vidro e pela respiração já intermitente.

– Ajuda aqui, Paulo, a boca dela tá cheia de cacos – disse Henrique, sem perder o contato com os olhos dela.

Paulo, que também tinha conseguido sair do carro pelo teto solar e estava ali ao lado, aproximou-se e enfiou a mão na boca de Mara, tirando de lá punhados de cacos de vidro. Teve que fazer isso três vezes para ter certeza de que não restava nada. Em seguida, começaram a tentar desvirar o carro, para que pudessem abrir a porta e tirá-la dali. Mas, assim que os dois começaram a mexer no Range Rover, a dor no pescoço ficou insuportável.

– Para, para – implorou ela. – Não aguento a dor, para, para.

– Onde dói? – perguntou Henrique.

– O pescoço. Não tô aguentando.

Os dois tiraram o cinto de segurança que a prendia no carro e ficaram ali de joelhos, ofegantes, tentando entender como poderiam puxá-la dali e voltar à estrada em busca de ajuda. Depois de alguns segundos, Paulo levou Henrique para um canto.

– A gente já soltou o cinto, não tem nada prendendo ela dentro do carro, cara. Por que ela não consegue sair?

– Eu não sei, eu não sei – disse Henrique, levando uma das mãos à cabeça. – Fica aqui, não deixa ela dormir, e eu vou atrás de ajuda – falou, olhando para a escuridão que os cercava e pensando em encontrar uma forma de voltar à estrada. – Ninguém nunca vai ver que a gente caiu aqui… – suspirou.

Enquanto Henrique se afastava, Paulo entrou no Range Rover e, na parte de trás do carro, deu com as mãos apoio à cabeça dela.

– E assim? Melhora um pouco a dor?

Não melhorava, mas ela não queria continuar a falar, porque falar e respirar faziam com que a dor aumentasse demais. Ficou em silêncio, olhando a água do pântano que estava à sua frente. Viu a lua refletida nela, enorme e cheia, a mesma lua que tinha visto da estrada, só que agora mais alta. Pensou que, se estivessem na estrada, ela poderia finalmente ver a lua pelo teto solar. A imagem tinha tudo para ser linda, uma das mais bonitas que já tinha visto, não estivesse ela toda torta e presa dentro de um automóvel tombado quinze metros abaixo da estrada, com uma dor inimaginável no pescoço. Sabia que Paulo e Henrique já tinham tirado seu cinto de segurança e teve certeza de que não conseguia se mexer porque estava presa às ferragens. Não fossem todos esses problemas, aquele seria um cenário intensamente poético e romântico, que, afinal, ela só tinha conhecido porque o carro despencara. Foi tirada do devaneio pela voz de Paulo.

– Como tá, Mara? Ainda dói?

– Tá insuportável – disse ela, entre suspiros, mantendo os olhos fixos no reflexo da lua.

Nenhuma dor que já havia experimentado chegava perto da dor que sentia no pescoço. Tratava-se de uma nova escala no universo das dores insuportáveis. Quanto mais o tempo passava, mais difícil ficava respirar. Ela não tinha como saber que já havia perdido os movimentos das pernas, do tronco e dos antebraços e que, a cada minuto que permanecesse sem cuidados médicos, seu estado ficaria mais grave.

Quando a coluna vertebral é lesionada, existe o que pode ser entendido como um suicídio coletivo de neurônios – a lesão vai sendo naturalmente agravada, até que se injete metilprednisolona no sangue, um corticoide cuja função de impedir a ação dos radicais livres que aprofundam a lesão havia sido descoberta alguns anos antes e, justamente em 1994, virado protocolar para paramédicos. Se aplicado até oito horas depois da lesão, esse corticoide teria a função de interromper a morte em cadeia dos neurônios.

– Tá difícil respirar. Me deixa – sussurrou ela, largando os braços ao lado do corpo.

Ainda era capaz de mexer os braços, embora não mais controlasse os antebraços. Levantando os cotovelos, viu os antebraços largados como os de uma boneca de pano. Quebrei os braços, pensou, sem saber que a lesão era muito mais séria e que ficava pior a cada minuto. Em alguns minutos, já não teria controle sobre os braços que ela agora mexia.

Enquanto isso, Henrique corria. O problema era saber para onde correr. Onde estaria a estrada? Para que lado? Ele estava desorientado depois de tantas capotagens, respirando pela boca, ofegante. Tentou subir por uma das faces do barranco, mas depois de muito andar entendeu que a estrada não estava ali. Foi apenas na terceira tentativa, andando pelo que pareceu uma eternidade e tropeçando em troncos, esbarrando em galhos, apoiando-se em árvores, que encontrou a estrada. Vazia, deserta, escura, sem vida.

O carro tinha capotado em um dos pontos mais estreitos da serra; não havia acostamento nem tráfego porque se trata de uma estrada sinuosa, repleta de curvas perigosas e abismos, usada por poucos, especialmente à noite. Já na estrada, Henrique inclinou o tronco à frente e apoiou as mãos nas coxas, imaginando que deviam ser quase nove horas, talvez mais. Estava suando e respirando rápido demais.

Viu então o que parecia ser o farol de um carro subindo a serra. Ergueu o tronco e se colocou no meio da pista, braços para cima em sinal claro de que precisava de ajuda. O carro foi se aproximando e, quando chegou perto, se desviou para o lado e acelerou, sem sequer olhar para ele. Henrique voltou a inclinar o tronco, apoiando as mãos nas coxas. Ofegante, sentia o suor escorrer pelo rosto e pingar no asfalto. Levantou o tronco e olhou para a frente e para trás. Seria melhor subir ou descer a serra em busca de ajuda? Estaria mais perto indo para cima ou para baixo? Não sabia o que fazer e, antes de decidir, viu outro carro que subia a serra se aproximar. Mais uma vez, levantou os braços, e, mais uma vez, o carro acelerou e desviou-se.

Foi invadido por um tipo de desespero que nunca havia sentido. Pensou nos pais, em como estariam esperando que ele chegasse em casa, em como ficariam preocupados se demorasse muito. Não gostava de deixar os pais preocupados. Pensou na namorada, ou seria ex-namorada?, e se ela estaria encucada com a demora. Será que notaria que ele não havia voltado para São Paulo? E pensou no estado do corpo de Mara, inerte dentro do carro, a cabeça pendendo para o lado de fora da janela, jogada sobre o mato. Será que ela aguentaria esperar por ajuda? Chorando, lembrou-se da primeira vez que tinha visto Mara, quatro anos antes.

Estava em Atibaia, na casa de veraneio da família Gabrilli, com Beto, irmão de Mara, que tinha sido apresentado a ele por uma amiga. Naquele sábado, estavam todos na piscina da casa, que era um dos refúgios prediletos dos pais de Mara. O outro era o chalé que tinham no Iate Clube de Santos, em Angra dos Reis, comprado em 1989, onde guardavam o barco e esquiavam. Mas a casa de Atibaia era mais usada por ser perto de Santo André, onde moravam. A casa de Atibaia era um terreno de três alqueires com piscina, churrasqueira, sete quartos, quadra de tênis, sauna e uma grande adega – o pai de Mara gostava de colecionar bons vinhos e de receber bem. Na chegada, três empregados recolhiam as malas, e um mordomo servia aperitivos na sala de estar antes do jantar. Beto e Mara nunca foram especialmente fãs dessa tradição, mas a aceitavam porque sabiam que os pais adoravam isso. O esquema mudava um pouco quando iam sem os pais e com amigos: dispensavam os aperitivos e o mordomo e preferiam cuidar eles mesmos das refeições, ficando assim mais livres para conversar, fumar e beber.

Mara e Beto, um ano mais velho, compartilhavam boa parte dos amigos, mas nesse fim de semana específico o grupo na piscina era formado apenas por amigos de Beto. Mara chegou de carro sozinha e sem ser vista. A garagem ficava atrás da casa e muito perto do hall que dava para o seu quarto, um hall íntimo que ligava o quarto de seus pais ao dela e ao de Beto. Do outro lado da casa, ficavam os três quartos de hóspedes e, ao lado deles, um salão de jogos, com mesas de pingue-pongue, sinuca, pebolim e todos os troféus de Frei (pronuncia-se "frai"), o pastor-alemão da família, cachorro superpremiado, que a mãe de Mara havia comprado.

As salas de estar e de jantar não eram separadas por paredes, e havia, na de estar, uma escada caracol que levava a um quarto pequeno e inteiro de vidro, concebido para que Claudia, mãe de Mara, pintasse quadros, mas pouco usado. Já a pequena escada que levava ao andar de baixo conduzia a uma adega climatizada, onde havia dezenas de garrafas de vinho, um tonel de pinga e uma mesa com dois bancos. Era uma verdadeira taverna, muito frequentada por Beto, Mara e amigos.

Mara tinha tirado o sábado para pensar na vida e tentar entender por que estava se sentindo tão mal. Mais uma vez, o problema era um relacionamento que parecia ter fracassado. O namoro com Meco tinha desandado, e ela, ainda apaixonada, queria entender como lidar com aquilo. Era uma época em que estava morando com a avó depois de passar um ano e meio em Florença. Atibaia era um bom lugar para pensar, e para lá ela escapava sozinha desde que completara dezoito anos e ganhara um Escort XR3 do pai. Mas ela não sabia que Beto estava lá, muito menos que estava com amigos. Quando viu a movimentação na piscina, foi direto para o quarto e jogou a mala sobre a cama. Não queria ter que falar com meia dúzia de caras que não conhecia. Como estava morrendo de fome, em seguida foi para a cozinha, a fim de comer qualquer coisa.

A cozinha era um de seus lugares favoritos da casa. Era enorme, com quatro grandes balcões para as pias, sobre os quais ela gostava de ficar sentada, conversando enquanto alguém cozinhava. Era parada obrigatória na madrugada, quando, depois de ficar na sala ou na taverna com amigos, batia aquela fome fora de hora. Depois de fuçar e encontrar lariquices, decidiu que queria um almoço decente e foi fazer uma massa. Optou por penne, e pensou que poderia até chamar Beto para ver se ele queria servir a massa aos amigos. Encheu uma panela enorme de água e, pacientemente, esperou que fervesse sentada sobre o balcão, mãos apoiadas nele e pernas balançando. Depois de escorrer a massa, vendo aquela panela lotada de penne, teve a estranha ideia de jogar azeite e meter as mãos lá dentro para misturar tudo. Por que não?, pensou.

Mara gostava de se perguntar isso sempre que tinha dúvida sobre prosseguir com uma ideia aparentemente ousada: "Por que não?". Verdade que já tinha se metido em encrencas depois de não encontrar resposta e se atirar de cabeça em uma nova aventura. Mas dessa vez não estava se perguntando se deveria ou não fumar outro baseado, morar com o namorado que tinha conhecido há pouco tempo, sair da casa dos pais mesmo sob protesto, correr uma maratona de 101 quilômetros, ir para a cama com outra mulher ou cheirar mais uma carreira. Tratava-se apenas de enfiar as mãos cheias de azeite dentro de uma panela de macarrão – que mal poderia haver nisso? E, enquanto o penne escapava por entre os dedos, deslizando melado, Mara começou a rir. Quanto mais ria, mais rapidamente remexia aquela massa dentro da panela. Estava assim, rindo e misturando, quando ouviu uma voz na porta da cozinha.

– Quem é você?

Ela virou o pescoço para trás, ainda com as mãos na panela, mas agora paradas, e notou que ali estava um homem enorme, cabelos muito claros e dono do par de olhos mais azuis que ela já tinha visto.

– Mara. Irmã do Beto. E você?

– Henrique. Amigo do Beto.

– Lava as mãos e vem aqui – disse para ele.

Henrique fez o que ela mandou. Mara tinha 22 anos; os cabelos castanhos, lisos e longos, caíam sobre as costas largas e queimadas de sol. Era uma mulher esguia, mas forte. Fazia alguns anos que corria maratonas e cuidava da alimentação; e o corpo que Henrique via mostrava tudo isso.

– Me dá suas mãos – disse ela. Henrique mostrou as palmas das mãos e não se mexeu quando ela começou a jogar azeite nelas. – Agora enfia elas na panela e mistura o macarrão.

Henrique continuou, como um súdito, a seguir instruções. Nada é mais facilmente dominado do que um homem encantado pela beleza de uma mulher. Henrique estava pronto para pular na panela se Mara mandasse. E os dois ficaram assim, rindo e misturando aquela massa que, como a juventude, ia escapando por entre os dedos. Mais tarde, enquanto serviam o penne para Beto e seus amigos, trocavam olhares e sorrisos de canto de boca, como fazem aqueles que, no meio de um grupo, sabem que compartilham de um segredo. Travaram ali uma cumplicidade imediata que, em pouco tempo, levaria Henrique a trocar uma vida de drogas leves e rock and roll pesado por outra de corridas diárias, alimentação saudável e viagens pelo Brasil.

Fazia quatro anos que eles tinham se conhecido dentro daquela panela de macarrão. Agora Henrique estava sozinho no meio de uma estrada escura e deserta esperando por ajuda sem saber se Mara estava viva ou morta. Por que ninguém parava? E então ele se deu conta do que os dois motoristas que passaram por ele acelerando tinham visto: um homem de 1,98 metro, esfarrapado, imundo, tentando bloquear a passagem do carro que seguia viagem por aquele ponto isolado do trajeto. Ninguém pararia; ele teria que andar e sair dali para encontrar ajuda.

Começou a descer a serra e topou com o cano de escapamento do Range Rover, que devia ter caído na primeira capotada. Quando se abaixou para pegar o escapamento, ouviu o motor de um carro que vinha subindo. Por impulso, levantou o escapamento sobre a cabeça e foi para o meio da estrada. Funcionou. O carro, em vez de desviar-se e acelerar, foi diminuindo a velocidade até parar.

– A gente sofreu um acidente, minha amiga tá lá embaixo, não consegue sair – gritou Henrique, jogando o escapamento no chão e correndo ao encontro do casal que descia do automóvel. – O carro caiu ali – disse, e apontou para o abismo escuro. – Minha amiga tá lá embaixo, a gente não consegue tirar ela do carro – repetiu em tom de desespero.

– E você? – perguntou a mulher.

– Tudo bem comigo.

– Seu joelho não tá doendo?

Foi então que Henrique olhou para o joelho esquerdo e entendeu o porquê da pergunta. Havia ali um buraco tão fundo e largo que era possível enxergar o osso. Perna e canela estavam sujas de um sangue já seco e escuro. Com a constatação do ferimento, veio a dor, ausente até aquele momento. Uma dor absurda, que praticamente o impedia de andar. Enquanto Henrique olhava o joelho, o casal decidiu que a melhor coisa a fazer seria descer e ver se conseguiam trazer a amiga dele para cima, para levá-la a um hospital. Henrique precisava mostrar o local. Foram descendo, segurando-se como podiam em árvores e troncos, Henrique gritando de dor. Quinze metros abaixo, encontraram o Range Rover, rodas para cima, faróis ainda acesos, à beira de uma área encharcada. Viram o corpo de Mara, ainda dentro do carro, e Paulo sentado na parte traseira do carro, com as mãos dando apoio à cabeça dela.

Mara fazia força para continuar acordada. Embora ainda sentisse o gosto bom da sensação que teve quando, logo depois da queda, se deixou escapar, alguma coisa dizia que ela deveria permanecer alerta. A dor no pescoço tinha ultrapassado a escala do suportável há muito, e a vontade de fechar os olhos e se ver livre do sofrimento era enorme.

Ela tinha noção de que alguma coisa grave havia acontecido, mas, estranhamente, a possibilidade de morrer não a assustava. Com Paulo na parte de trás do Range Rover, esperou que a ajuda viesse sem se sentir atormentada por sentimentos pesados ou mórbidos.

Para tentar esquecer a dor, gastou um tempo elaborando a lista de tudo o que tinha para fazer em São Paulo naquela semana. Será que precisaria adiar algo? Teria que ir para um hospital? Por quanto tempo? Como faria para trabalhar com os dois braços engessados? Certeza absoluta que eles estavam quebrados. Será que as pernas também estavam? Não sabia; deviam estar presas nas ferragens, porque não conseguia mexê-las. Encontrar um lugar para morar era uma dessas coisas urgentes que teria que fazer naquela semana. Nos últimos anos, tinha saído da casa dos pais, morado na Europa, morado com a avó na volta, tentado viver com Paulo na casa dele – sem grandes índices de sucesso – e, finalmente, ido para o apartamento do irmão, o loft no Itaim, que ficou vazio enquanto Beto foi estudar cinema na França. Mas agora ele estava de volta ao Brasil, e ela teria que sair. Aliás, tinha passado da hora de sair e, na sexta-feira à tarde, prometera ao irmão que não voltaria para dormir no domingo. Para mostrar que falava sério, já havia tirado suas roupas do loft. Exatamente por isso, boa parte do domingo em Paraty tinha sido dedicada a matutar onde dormiria quando voltasse a São Paulo. Sentia-se oficialmente sem um teto, e retornar para a casa dos pais, em Santo André, estava fora de cogitação. A primeira ideia era ir para a casa de Paulo – embora essa ideia não a agradasse – até encontrar um apartamento. Para onde mais poderia ir? A culpa da demora em encontrar um lugar para morar, aliás, era apenas dela, não podia responsabilizar mais ninguém. Tinha olhado vários apartamentos, mas insistia em que queria algum espaço com vista, e não havia ainda encontrado a vista ideal. Outro compromisso que a esperava em São Paulo logo na segunda-feira era uma reunião para ver a possibilidade de ser sócia de uma empresa que estava sendo formada para vender painéis eletrônicos de alta definição na cidade. Esse compromisso provavelmente teria que ser adiado, pensou.

Mara trabalhava num negócio concorrente há um ano e meio, vendendo espaço publicitário em um painel que ficava na esquina da avenida Rebouças com a Henrique Schaumann. A proposta para se juntar ao quadro de sócios da nova empresa que se formava a tentava: os painéis eletrônicos se espalhavam por São Paulo e eram cada vez mais procurados como meio de propaganda. Ela estava até se especializando nesses painéis, e já tinha viajado para a Europa e para os Estados Unidos só para ir a feiras do setor. Tinha certeza de que faria uma boa carreira vendendo espaços publicitários não apenas porque a indústria crescia, mas também porque sabia que era boa vendedora. Por isso, passou dias analisando com o pai, empresário do setor de transportes em Santo André, prós e contras do novo empreendimento. O pai dissera que era bom negócio, e a reunião fora marcada para segunda-feira. Aquela semana seria, portanto, fundamental: casa nova, trabalho novo, vida nova. Se quiser fazer Deus rir, conte a ele seus planos. Quem mesmo tinha dito isso? Ela não conseguia se lembrar. Onde tinha deixado as roupas que tirara do loft, aliás? Ah, na casa de Paulo. Precisaria pedir para alguém buscar uma muda de roupa e levá-la para o hospital… Mas paciente não precisa de roupa em hospital, precisa? Nunca tinha ficado em um antes, não sabia nada a respeito do protocolo. Os pensamentos ricocheteavam em sua mente na forma de eletrizantes fragmentos. Foi tirada do transe pelo barulho da chegada de Henrique.

Ofegante, ele foi correndo até Mara, colocou uma das mãos em sua testa e perguntou se estava tudo bem com ela.

– Tudo ótimo comigo. E com você, Henrique?

Quando ela respondeu, ele entendeu o absurdo da pergunta que havia feito. Henrique riu; Mara tinha essa mania de achar que, diante do inevitável, a única atitude decente era o humor. Ficou aliviado: talvez então não fosse tão grave como estava parecendo.

– Meus braços estão quebrados – disse Mara, respirando com dificuldade. – Olha como estão – e mostrou os braços, levantando ombros e cotovelos até a altura da orelha.

Foi quando Henrique viu a falta de vida nos antebraços dela, moles como os de um espantalho de gelatina. O alívio que sentira segundos antes já tinha dado lugar a uma nova onda de desespero.

– Os braços não doem, mas devem doer já, já. Acho que preciso de um remédio – disse Mara, sem se fazer entender, enquanto executava o movimento com os cotovelos para cima e para baixo outra vez; movimento que, ela não sabia, estava prestes a perder.

– Melhor a gente não mexer nela – concluiu o rapaz que tinha ido ajudar. – Vamos voltar para a estrada, dirigir até um hospital e pedir ajuda.

E, novamente na companhia de Henrique, subiram o barranco e foram para o hospital mais próximo, que ficava em São Luiz do Paraitinga. Ao chegarem lá, Henrique quis voltar ao local do acidente com os paramédicos, mas foi impedido. O ferimento em seu joelho era mais grave do que poderia supor. Seriam necessários setenta pontos, três enxertos e dois anos para que a articulação voltasse a ter uma aparência normal.

Quando os paramédicos finalmente conseguiram chegar ao ponto em que o Range Rover estava, quase três horas depois do acidente, encontraram Mara ainda acordada, mas reclamando de dores insuportáveis no pescoço e falando dos braços quebrados.

– Eles chegaram, Mara. Chegaram! – gritou Paulo, aliviado, vendo quatro homens descendo o barranco com uma maca.

Mara notou a figura de um rapaz moreno e dono de uma barba espessa se aproximar. O rapaz se ajoelhou ao lado dela. Mara reparou que ele usava uma roupa laranja e que apoiou uma maleta branca no chão.

– Pode ficar tranquila agora. Vou imobilizar sua coluna, serrar o carro e tirar você daqui – disse ele.

Ao escutá-lo dizer que serraria o carro, foi invadida por um alívio imenso. Achou que já tinha aguentado o bastante e, aos primeiros barulhos da serra rompendo a lataria, desmaiou.

3

Mara acordou com uma voz chamando por ela. Foi até a janela e viu o pai e o Beto no jardim, cada um em cima de uma moto, e, ao lado deles, outra moto pequenina.

– Vamos, Mara, vamos dar uma volta – disse o pai.

De pijama mesmo, e quase caindo, saiu correndo, animada com a inesperada aventura. Tinha nove anos.

O pai de Mara, Luis Alberto Angelo Gabrilli Filho, chamado por todos de Gabrilli, de Angelo ou de Conde (apelido que veio da juventude em Santo André e que dizia respeito à beleza, que as mulheres consideravam arrebatadora, e à educação, que os homens consideravam invejável), adorava motos e tinha comprado uma para cada filho, para desespero de Claudia.

– Onde a gente vai andar? – perguntou Mara, subindo em sua Cinquentinha.

– Aqui dentro mesmo – disse o pai. – Você sabe que sua mãe não deixa andar na rua.

O problema com as motos tinha começado alguns anos antes, quando ainda moravam em um apartamento no centro de Santo André e Mara havia ganhado do pai uma Graziela, espécie de bicicleta motorizada. Claudia, com medo de que alguma coisa ruim pudesse acontecer, não deixou que a filha fosse para a rua, nem sequer para o térreo, e Mara ficava andando com aquela moto de uma marcha só pela sala, pelo corredor, em volta da mesa de jantar, sujando o apartamento todo de óleo e levando Claudia à loucura. Mas a casa para a qual tinham se mudado depois que Mara completou sete anos, também em Santo André, era muito grande, dois mil e quinhentos metros quadrados, sendo dois mil apenas de jardim, e permitia coisas como passeios internos de moto. Assim, ficaram os três, Gabrilli em sua 750 cilindradas, Beto numa 125 e Mara na pequenina Cinquentinha, andando dentro da propriedade até que Gabrilli, depois de uma rápida espiada para ver o que Claudia fazia, disse:

– Crianças, acho que sua mãe entrou no banho. Vamos para a rua?

E os três cúmplices naquele pequeno crime ficaram dando voltas no quarteirão.

A verdade é que os Gabrilli nunca fizeram cara feia para esportes, especialmente os outdoor. Esqui aquático era o hobby da família, que adorava oceano e barcos. Mara e Beto aprenderam a esquiar logo depois de aprender a andar. Quando Mara fez um ano, a família se mudou para Santos, onde podiam ir à praia todos os dias e onde o pai ancorava o barco recém-comprado. Claudia e Gabrilli começaram a jogar tênis e a esquiar logo depois de se conhecer, e, embora ele fosse bom esquiador, as honras da casa pertenciam a ela, que aprendeu até a solar, uma manobra tão difícil quanto arriscada, que dispensa o uso do esqui: o esquiador vai com o pé diretamente na água. Um pequeno galho é suficiente para dilacerar pés, canelas ou outra parte do corpo. E, ainda que nada parecido tenha acontecido, pequenas encrencas não eram incomuns.

Quando as crianças eram pequenas, houve um dia em que Claudia e Gabrilli decidiram deixá-las com Norma para poderem esquiar em São Vicente, no Baía de São Vicente Iate Clube. Como eram apenas os dois, ela começou puxando o marido, uma mão ao volante, outra acenando para ele em sinal de positivo, para mostrar que ele estava indo bem. Gabrilli, de onde estava, via que a mulher tinha apontado o barco para o pântano e acelerava ferozmente naquela direção. Começou a acenar com uma das mãos para que ela visse o que estava fazendo. Claudia viu o marido com um braço para cima e o outro segurando a corda e imaginou que ele estivesse comemorando – como se comemora um gol – o que devia estar considerando uma tremenda "esquiada". Não estava assim tão perfeito para aquela comemoração efusiva, mas não seria ela que tiraria o ânimo dele, e, portanto, continuou virada para trás fazendo sinal de positivo, até que o barco invadiu o pântano e os dois se viram no meio de um matagal encharcado, propriedade de aranhas enormes e de outros bichos grotescos.

Gabrilli, caído no meio daquilo, gritava alguma coisa que Claudia não conseguia entender. A fim de decifrar o que dizia o marido, ela teve que ir até a popa e colocar a mão em concha ao redor de uma orelha. Foi quando o ouviu dizer, possuído:

– Burrrrrrra!

Claudia entrou em estado de choque. O marido nunca tinha falado daquele jeito, nunca tinha sequer chegado perto de xingá-la. E, verdade seja dita, jamais voltaria a perder o controle. Mas ter visto de camarote a mulher dirigindo o barco rumo a um pântano tinha sido demais até para a tradicional educação de um conde.

O episódio não serviu para abalar a cumplicidade dos dois, que se conheceram em Santos, em 1964, em circunstâncias curiosas.

Claudia fazia faculdade de direito no Mackenzie, em São Paulo, e tinha combinado com uma amiga, com a irmã e com o namorado da irmã de passar o feriado de Finados no litoral para poderem ir ao Parque Balneário, hotel que hospedava a boate da moda e para onde iam os jovens que queriam dançar, paquerar e namorar. Ela era uma mulher magra, pele morena, cabelos negros, de olhos e boca grandes; tipo de beleza quase indígena, arrojada para a época, e que dificilmente deixava de ser notada. O Parque Balneário era uma espécie de point da moda. Além da boate, havia o restaurante, um jardim grande e iluminado com precisão e o lago, que completava o cenário romântico. O hotel era frequentado por turistas, e a boate, por jovens paulistanos. Claudia chegou e foi para o bar esperar a irmã e o namorado dela. Tinha vindo de São Paulo dirigindo seu Fusca e deixado as malas no apartamento de tia Lucia, irmã de seu pai, onde ficava sempre que ia a Santos. Depois de tomar um banho demorado e de passar excessivos minutos se maquiando em frente ao espelho – cuidado que por anos deixaria o marido na sala esperando –, colocou o vestido, pegou o Fusca e foi para o hotel. Estava exausta, mas o Balneário valia o esforço. Com sorte, encontraria um par para dançar a noite inteira. Dançar era uma mania e uma paixão, a maneira ideal de deixar o cansaço e as preocupações de lado.

Claudia nasceu e cresceu no bairro da Lapa, em São Paulo, filha mais velha de uma família de italianos. A irmã, Cleide, tinha nove anos a menos, e o pai era empresário do ramo de recauchutagem de pneus. Os pais se separaram quando Claudia tinha 22 anos. As duas moravam com a mãe, Semíramos. O episódio da separação dos pais tinha deixado marcas em Claudia, que acabou, de uma forma estranha, participando ativamente do rompimento. Na verdade, ela ainda se culpava por ter tomado a iniciativa de mandar o pai embora quando o viu agredir Semíramos. Naquela noite, Afonso saiu para nunca mais voltar, deixando para trás a esposa, as duas filhas e a receita do aluguel de três casas que ele tinha comprado na Lapa. Até o pai sair, viviam confortavelmente, mas então tudo mudou. Sabendo que a mãe não tinha muita noção do que era o mercado de trabalho, Claudia começou a revender no centro roupas que comprava no Tatuapé. Achou que era dela a responsabilidade de sustentar mãe e irmã. Não demorou a se transformar no homem da casa, começando a formar, por essa época, uma mistura de teimosia e espírito vencedor que não a abandonaria mais e que tinha herdado de seus ancestrais.

A mãe de Semíramos era uma alemã que Claudia não chegou a conhecer, mas aprendeu a admirar. Mulher forte e autodidata, falava nove línguas em uma época na qual não se esperava que mulheres falassem uma sequer. Anna Reinhardt morreu jovem e de causas desconhecidas, alguns meses depois de Claudia nascer. O avô, por outro lado, italiano de Veneza, era famoso pela seriedade. Um homem franzino, que andava pelas ruas de São Paulo de colete, relógio de corrente e chapéu-coco. Quando almoçava na casa de Semírames, chegava, ia direto para a mesa da cozinha e, se visse Claudia por lá, dizia simplesmente:

– *Anda! Sei un empiastro. Vá via!*

Tinham se conhecido na Europa, casado e vindo para o Brasil por volta de 1900. Foram direto para São Paulo, onde tiveram dez filhos, cinco homens e cinco mulheres. O mais velho, o tio predileto de Claudia, era Leopoldo, único a quem a mãe havia ensinado a falar alemão. Mas, embora não tivesse transmitido aos filhos o conhecimento de sua língua pátria, Anna fez questão de que todos entendessem a importância das artes – especialmente música e literatura. Semírames, a caçula, talvez tenha sido a que melhor compreendeu e assimilou a paixão da mãe pela música e pelas letras. Na infância, para escapar da frieza do pai, aprendeu a se trancar no quarto, onde lia e cantava à exaustão. Leu e cantou tanto que rapidamente o talento para declamar poesias e atingir notas altas à la Bidu Sayão virou passatempo da família.

Depois de casar com Afonso e de ter filhos, encontrou em Claudia a melhor audiência que já teve. A primogênita, ainda pequena, ouvia a mãe declamar, sem saber ao certo o que era aquilo e o que ela dizia, mas, emocionada, acabava aos prantos. Sempre que notava Claudia com os olhos vermelhos, Semírames emendava uma poesia alegre e engraçada ao final das mais intensas. Claudia enxugava as lágrimas e sorria. Anos depois, com Mara, a relação seria a mesma: Semírames declamaria, a neta choraria de emoção, e ela emendaria um poema engraçado e leve na sequência, para fazer Mara sorrir.

Quando o avô carrancudo morreu, os nove tios de Claudia desenvolveram uma rotina de visitação mútua, e, se iam à casa da irmã caçula, cantavam todos juntos um extenso repertório de músicas italianas e brasileiras, sendo "Sole mio" a mais interpretada, para deleite de Claudia e de Cleide, que assistiam a tudo sentadas na escada. Claudia cresceu nesse ambiente e, muito rapidamente, aprendeu a amar música, dança e poesia. Sonhava em ser atriz e poder dançar para multidões, mas sabia que a ideia de profissão tão exótica jamais passaria pelo crivo familiar. Então, preparou-se para ter uma profissão que permitisse alguma espécie de atuação diante de uma plateia: decidiu que seria advogada e falaria empolgadamente para júris, e mais júris, defendendo causas que considerasse justas e nobres.

Pelo lado paterno, Claudia encontrou no avô italiano o colo ideal. Antonio Marturano era um homem dinâmico, alegre, conhecido pelo bom humor incondicional e pela elegância, e poderia perfeitamente ter recebido o apelido de Conde à época. Chegou ao Brasil com sete anos e, ainda muito jovem, se estabeleceu como empresário no ramo de colchões. Como morava perto do Palestra Itália quando o clube foi construído, apressou-se em ser um dos primeiros a adquirir o título. Palmeirense doente, passou a vida se gabando de ser um dos primeiros sócios. Romanticamente, morreria dentro do clube, festejando uma vitória sofrida. Casou-se com Antonieta, filha de italianos, e teve cinco filhos – quatro mulheres e Afonso, o pai que Claudia expulsaria de casa. Quando, pouco depois dos vinte anos, Claudia teve que virar "o homem da casa", prometeu então que jamais dependeria de um marido na vida e que, se um dia tivesse uma filha, ensinaria isso a ela como um mandamento.

O trabalho com as roupas era extenuante, mas bem-vindo, porque rendia um dinheiro extra. Além disso, levava jeito. Soube que tinha talento quando, numa passagem pelo Tatuapé em busca de mercadoria, viu algumas saias plissadas que achou com cara de produto europeu. Pensou: isso vai vender feito água. Entrou na loja e negociou todo o estoque, sabendo que estava cometendo um ato de insanidade, porque não tinha como pagar por aquilo. Pegou uma amostra e foi imediatamente para uma grande loja de departamentos na avenida Rangel Pestana, centro de São Paulo. Mostrou a saia ao dono.

– Isso vai vender muito bem – começou dizendo. E, como ele não retrucou, continuou: – Não tem nada parecido no Brasil, e é a última moda na Europa. Tenho duzentas peças, a três mil e quinhentos cruzeiros cada. Estou vindo aqui antes de ir a qualquer outro lugar. – O homem continuou sem dizer nada, agora olhando a saia que estava em suas mãos. – Você quer ou não? – disparou, tentando esconder o nervosismo da melhor forma que sabia fazer: sendo agressiva. Ele topou na hora, sem sequer negociar, e Claudia saiu de lá com o dinheiro para comprar todo o estoque, que, ao contrário do que tinha dito para o lojista do centro, era de quatrocentas peças.

Dias depois, soube que o dono da grande loja tinha revendido cada saia a sete mil cruzeiros e na hora pensou que poderia ter pedido mais, mas acabou conformada, porque o lucro foi bom e providencial: o pai tinha acabado de sair de casa e o dinheiro era bem-vindo. Claudia tinha 27 anos e tudo isso na cabeça quando chegou ao Parque Balneário e foi para o bar com Regina, uma amiga de infância que também estava em Santos. A irmã e o namorado não demorariam, e ela achou que seria mais prudente esperar ali, e não na boate; não pegava bem uma moça solteira ser vista sozinha, e o local era bastante frequentado por alunos do Mackenzie, faculdade na qual havia entrado a fim de seguir o sonho de virar advogada. Pediu um suco e conformou-se com o fato de que demoraria em começar a dançar. O problema é que a irmã não chegava, e Claudia começou a se sentir mal ali no bar, achou que estava dando o recado errado e resolveu que iria embora. Era uma pena, porque tinha pensado em passar a noite dançando, mas não ficaria ali para abalar a reputação.

– Regina, vamos sair daqui. Isso não está com cara boa.

Contrariada, Regina sabia que de nada adiantaria argumentar. Quando Claudia tomava uma decisão, não voltava atrás.

Foram andando até o carro, que estava perto. Ao chegarem à porta do Hotel Atlântico, outra tradicional hospedaria de Santos e que ficava bem em frente à praia, viram um Karmann-Ghia, o esportivo mais cobiçado dos anos 1960, parado na porta com dois rapazes dentro.

– Para onde vão as moças bonitas? – perguntou o rapaz que estava no banco do passageiro.

Regina deu uma olhada rápida e depois sorriu para Claudia, que balançou a cabeça negativamente. Se não era para dançar, então ela iria para casa dormir, porque estava exausta – além da venda de roupas e da faculdade, tinha começado um estágio na Assembleia Legislativa e, com a nova rotina, era obrigada a sair de casa às seis da manhã e só voltava depois das sete da noite. Mas o rapaz foi insistente e perguntou outra vez.

– Regina, nem olha, para eles não acharem que a gente vai dar papo. Vamos embora, quero ir para a cama – disse Claudia baixinho e ainda andando, prevendo que a amiga acabaria caindo na conversa daqueles dois.

Enquanto pegavam a rua da praia em direção ao carro dela, o Karmann-Ghia ia acelerando bem devagar para poder acompanhá-las. A insistência estava deixando Claudia nervosa, mas ela não tinha para onde correr e, como já estava bem perto do carro, resolveu simplesmente ignorar. Em poucos minutos estaria longe dali, livre dos dois chatos. Mas Regina continuava olhando para ela com cara de quem gostaria de conversar com os rapazes, deixando claro que Claudia estava estragando a noite. Claudia ergueu os ombros para Regina, como quem quer deixar claro que não está nem aí. De rabo de olho, que era como conseguia enxergá-los sem mostrar que estava olhando, Claudia via apenas o rapaz ao lado do motorista: bonito, grande, de sorriso fácil. Mas estava mesmo muito cansada, e aquela insistência a estava deixando com raiva. Finalmente, depois do que pareceu ser uma eternidade, chegou ao Fusca e colocou a chave na porta. Nessa hora, uma garoa fina começou a cair.

– Ah, então é esse seu carro – disse o carona. – Podemos entrar?

– Mas é claro que não podem entrar – respondeu, abrindo a porta e deixando escapar, na voz, toda a irritação.

Quando o carona percebeu que nem um olhar ganharia e viu que começava a chover, disse:

– Então dá licença, porque está chovendo em mim – e fechou a janela.

Só que o motorista não estava a fim de desistir e, debruçando-se sobre o amigo, abriu novamente a janela.

– Vamos tomar alguma coisa e conversar? – disse, olhando para Regina.

Regina virou o rosto para Claudia como quem tenta negociar um "por favor, vamos dar uma chance aos rapazes", e Claudia entendeu que era hora de sucumbir.

– Onde seria isso? – perguntou para o motorista, que continuava debruçado sobre o amigo.

– Em qualquer lugar onde possamos dançar – disse o motorista.

– Você dança? – perguntou Claudia para o carona, tentando esconder a animação que estava sentindo com a possibilidade de terminar a noite como queria.

– Não – respondeu ele, agora seco e desanimado.

– Não tem problema, não tem problema – emendou o motorista antes que Claudia voltasse a ficar intransigente e dando uma olhada furiosa para o amigo. – Se você não gostar de dançar com ele, eu danço com você, eu sei dançar.

Claudia olhou novamente para Regina, que continuou com cara de "Vamos! Vamos!".

– Tá bom. Então vamos ao Pierrot, que fica aqui perto – disse Claudia, para deixar claro que ainda estava no controle.

Pierrot era uma boate pequenina, mas que tocava boa música e ficava na rua da praia mesmo. Claudia decidiu que, embora estivessem bem perto, Regina e ela iriam no Fusca. Os dois concordaram e foram seguindo as garotas. Na chegada, ela deu algumas voltas para encontrar uma vaga, não queria deixar o carro em qualquer lugar. Quando se preparava para descer do carro, sentiu uma mão na maçaneta. Era o rapaz do carro, o carona, abrindo a porta para ela. A caminho da boate, como chovia fino, ele pegou o casaco que estava usando e o colocou nas costas de Claudia. Era o Conde Gabrilli, mostrando todo o seu talento.

Dançaram e conversaram a noite inteira, ocasião em que ficou bastante claro que Gabrilli, de fato, não sabia coordenar passadas com o ritmo da música, mas uma boa dose de esforço e quantidades extras de educação foram suficientes para seduzir Claudia. Além do mais, Gabrilli era um homem de beleza muito acima da média: rosto quadrado, transbordando masculinidade, alto, forte e de gestos elegantes. A noite acabou algumas horas depois, e os quatro se despediram cordialmente, mas não sem antes trocarem telefones.

Na segunda-feira, já de volta a São Paulo, Claudia seguiu a rotina: faculdade, Assembleia, compra e venda de roupas. Cansada, voltou para casa pouco depois das sete.

– Tem um rapaz ligando e perguntando por você de cinco em cinco minutos – disse Semíramis.

Claudia riu; sabia que tinha causado boa impressão, mas não a esse ponto. Bastou esperar mais cinco minutos para que o telefone tocasse novamente. Gabrilli e ela combinaram de sair no fim de semana: ele a buscaria. O namoro começou no mesmo dia, e os dois não demoraram a entender o que tinham em comum: uma inesgotável energia para a vida, para sair, dançar e fazer esportes. Foi por volta do quinto mês de namoro que Gabrilli resolveu contar a Claudia a verdade sobre quem ele era. Ele já tinha se aberto com tia Lucia, com quem desenvolveu uma relação de afeto, e ela insistiu para que ele não escondesse nada da sobrinha.

– Se você diz que ela é a mulher da sua vida e quer pedi-la em casamento, então tem que contar o que está me contando – disse tia Lucia.

Gabrilli então convidou Claudia para jantar, disposto a revelar seu segredo. Escolheu o restaurante predileto dela, o Bambu, em Moema, onde poderiam comer e, depois, quem sabe, dançar. Mas, antes mesmo de pedir os pratos, respirou fundo e soltou:

– Eu já fui casado.

Claudia colocou na mesa o copo de água que estava prestes a levar à boca, e, antes que conseguisse se manifestar ou expressar qualquer reação, uma segunda notícia chocante foi jogada à mesa:

– E tenho uma filha de nove anos.

Ela permanecia imóvel, olhando para a cara dele na esperança de que tudo não passasse de uma brincadeira – ele era brincalhão, debochado, aquilo provavelmente era uma troça. Mas, vendo a seriedade com que Gabrilli continuava a encará-la, entendeu que aquilo podia ser tudo, menos brincadeira. Enquanto Claudia tomava fôlego para dizer o que estava pensando, ou para pelo menos organizar as ideias que passavam como raios por sua cabeça, ele tratou de esclarecer a história.

Muito novo, havia se envolvido com uma moça em Santo André, onde nasceu e ainda morava, e, aos vinte anos, quando soube que a moça estava grávida, resolveu fazer o que considerava certo: casar. Mas o relacionamento não se sustentou, e, quando a filha tinha poucos meses, eles se separaram. Ainda assim, ele continuou a dar à filha tudo o que era necessário, e nunca deixou de visitá-la, nem estabeleceu com a ex-mulher uma relação baseada em raiva ou rancor. Gabrilli, o Conde, nunca foi homem de adquirir inimigos, muito pelo contrário: saía pela vida colecionando parcerias. A habilidade para não criar confusão era sua marca mais característica, e, se ele era capaz de usar o talento nos negócios, não tinha motivo para não usá-lo em suas relações pessoais, e era isso o que tentava fazer com a ex-mulher e a filha. Claudia ouviu calada, mas com um olhar que Gabrilli preferia não ter conhecido. Quando o discurso acabou, ela disse que precisaria de um tempo para digerir tudo aquilo. E até o final do jantar não diria mais nada.

Claudia sabia desde o começo que não seria capaz de romper o relacionamento. Estava apaixonada, e, no fim das contas, ele tinha sido sincero. Foi conversar com tia Lucia e escutou que um amor como aquele não deveria ser deixado de lado. Por mais que saber que haveria sempre uma ex-mulher e uma filha fosse incômodo, não via nisso motivo suficientemente forte para justificar a separação. A verdade é que Claudia nunca acreditou que papéis fossem capazes de segurar coisa alguma, e a notícia de que não poderia se casar formalmente com ele, já que no Brasil dos anos 1960 o divórcio não era legal, não a perturbava. Depois de conversar com a tia, de ouvi-la reforçar a ideia de que Gabrilli era um homem sério e apaixonado, ligou para ele e impôs apenas uma condição:

– Quero conhecer sua filha.

Foi durante um fim de semana. Gabrilli passou para buscar a filha e disse que almoçariam com uma pessoa muito importante para ele. Claudia estava nervosa. Como seria recebida? O que sentiria? Mas bastou um olhar para entender que tudo ficaria bem. Rosângela era uma menina de nove anos, bem-humorada, bonita e muito parecida com o pai. Risonha e falante, não deixou espaço para constrangimentos. Desde muito cedo, foi incorporada à família que Gabrilli estava formando, desenvolvendo com Claudia uma relação de respeito e amizade, a mesma que teria, durante a infância inteira, com os irmãos. Tudo esclarecido, Gabrilli pediu Claudia em casamento. Como não poderia fazer uma nova união civil, teve uma ideia inusitada: os dois se casaram um ano e meio depois daquela noite em Santos, na embaixada da Bolívia, em São Paulo. O casamento pelas leis brasileiras só aconteceria onze anos depois, no dia 18 de abril de 1974, na casa de Santo André e durante uma festa para duzentas pessoas oferecida por um dos melhores amigos de Gabrilli, Nilson França, dono do Buffet França. Beto seria um dos padrinhos, e Mara, que tentava um penteado novo e revolucionário no cabeleireiro, chegaria atrasada, para desespero de Claudia.

4

Naquela manhã quente de verão, Claudia foi encontrar Mara debaixo da cama, depois de procurá-la pela casa inteira. Ficou de joelhos, encostou a cabeça no chão e perguntou o que ela estava fazendo escondida ali.

– Estou arrumando umas coisas para ir embora dessa casa.

– É mesmo, minha filha? E para onde vai uma menina de cinco anos sozinha, posso saber? – perguntou, dando as mãos para ela e convidando-a a sair.

– Poços de Caldas – disse Mara, arrastando seu corpinho para fora.

– Que lugar lindo. Você vai agora?

– Uh-huh – concordou mexendo a cabeça. – E me dá uma caixa de fósforos, que eu vou fazer um churrasco na estrada.

Claudia abaixou-se, pegou a filha no colo e deu nela um abraço apertado.

– Que tal ficar um pouco mais com a gente? – perguntou.

Mara balançou a cabeça, como quem concorda, mas Claudia sabia que ela não poderia cumprir a promessa por muito tempo. Aquela era uma criança diferente das outras.

Antes mesmo do nascimento, Claudia sentiu que havia alguma coisa estranha com o bebê que trazia no ventre. A criança chutava sua barriga a ponto de fazer com que ela se contorcesse de dor. Houve uma ocasião em que os chutes foram tão fortes que Claudia teve que se colocar de cócoras para aguentar a dor tão intensa. Fazia menos de um ano que ela tinha dado à luz Luis Alberto, logo apelidado de Beto; uma gravidez tranquila e prazerosa. Embora tenha nascido com menos de nove meses, Beto chegou corado, forte e já nos primeiros dias se mostrou uma criança calma e sorridente. Mas aquele outro bebê parecia ser exatamente o oposto.

Assim que Beto nasceu, o ginecologista havia pedido para que Claudia não engravidasse na sequência: como o primeiro filho tinha chegado prematuramente, seria prudente esperar uns dois anos pelo menos para engravidar outra vez, ele disse. Claudia tentou tomar pílula para não correr riscos, mas a pílula a deixava inchada e enjoada, e ela desistiu. Achou então que os cuidados e cálculos básicos seriam suficientes, mas não foram, e, quando Beto não havia sequer completado um ano, ela descobriu que estava grávida outra vez. Decidiu que não faria outra cesariana, porque queria ver o segundo filho sair de dentro dela, coisa que não havia feito na primeira gravidez e da qual tinha se arrependido. Aquela era uma grande ocasião, o bebê inquieto viria ao mundo, e ela fazia questão de ficar acordada para testemunhar a chegada de pessoinha tão brava. Era certamente um menino, ela pensava. Primeiro porque seu plano era o de ter mesmo dois meninos, e depois porque chutes tão fortes e certeiros só podiam indicar que havia em seu ventre um homem rebelde e ansioso para vir ao mundo. O obstetra tentou alertá-la sobre o risco de fazer um parto normal depois de uma cesariana, mas Claudia, que emprestaria sua teimosia ao bebê que estava prestes a nascer, não fez caso.

Vinte e oito de setembro de 1967 amanheceu mais frio do que o comum para aquela época do ano. Claudia acordou cedo demais, mas continuou deitada. Vendo o dia nascer pela janela do quarto do apartamento da rua Pará, em Higienópolis, para onde tinham se mudado depois do casamento, não quis acordar Gabrilli. Só quando as contrações ficaram mais fortes é que ela o chamou:

– Acho que essa criança inquieta está querendo nascer.

Sem tomar café da manhã, foram para a Maternidade São Paulo, na região da avenida Paulista. A bolsa estourou a caminho do hospital. Quando chegaram à maternidade, as dores eram fortes, mas suportáveis. Com o passar das horas, elas ganharam intensidade, e Claudia gritava a ponto de se fazer ouvir pelo corredor. Uma tia, que sempre estava presente em nascimentos da família, pediu que ela aceitasse a anestesia, dizendo que as cólicas ainda iriam piorar muito, mas Claudia, sem conseguir falar de tanta dor, balançava a cabeça, suando em bicas, como quem diz "de jeito nenhum, dessa vez quero estar alerta para o nascimento". Só quando as dores atingiram o nível do insuportável ela aceitou que as aplacassem. Por isso, quase não viu quando, já de noite, o médico puxou Mara para fora de seu ventre – nem se lembra de ter escutado o primeiro choro da filha, como tanto desejou. Mas pelo menos sabia que tinha conseguido fazer com que sua teimosia prevalecesse: o nascimento fora de parto normal.

Mãe e filha se viram pela primeira vez poucas horas depois. Claudia pegou aquele bebê miúdo nos braços e, mesmo emocionada, não pôde deixar de sentir uma ponta de frustração ao ver que tinha dado à luz uma menina – não era esse o planejamento familiar que havia idealizado: a menina deveria vir apenas na terceira gestação. Mas, como quase sempre acontece ao acharmos que nos é dado o poder de traçar o destino das coisas, o futuro não aconteceria como ela havia desenhado. Claudia passou meses sangrando, sem entender direito o que estava acontecendo. Quando finalmente descobriram a causa do sangramento, foi preciso fazer uma espécie de cesariana para suturar o útero. Depois disso, Claudia voltaria a engravidar, só que perderia o terceiro filho no começo da gravidez.

Mas os primeiros anos ao lado de Mara deram a Claudia e a Gabrilli a certeza de que um terceiro filho não caberia ali – Mara era o oposto de Beto em tudo, e dona de um tipo de agitação e inquietação que acabavam por consumir quase todo o tempo de Claudia, que passava horas correndo atrás da filha, pedindo que ela largasse isso, não subisse ali, não quebrasse aquilo e, especialmente, que não batesse no irmão. Com pouco mais de dez meses, a criança agitada começou a andar, e o apartamento logo ficou pequeno para acomodar a expansividade de Mara.

5

Mara tinha pouco mais de um ano quando Claudia e Gabrilli decidiram se mudar de Higienópolis para Santos. A decisão não foi duelada por meses – ao contrário, veio como uma rajada de vento, no verão de 1969.

Era final de janeiro, e os quatro estavam jantando no Clube São Vicente, do qual eram sócios e onde tinham um barco, quando Claudia disse a Gabrilli que gostaria de ficar mais tempo na praia.

– Por que não ficamos o ano inteiro? – sugeriu ele.

E a decisão foi tomada antes mesmo que a sobremesa chegasse. Gabrilli iria subir e descer a serra todos os dias para trabalhar em Santo André, e as crianças ficariam com Claudia e cresceriam livres e descalças, correndo pela praia. O novo arranjo serviria também para acomodar a crescente energia de Mara. Além disso, Claudia não tinha nenhum bom motivo para voltar. Havia abandonado o trabalho na Assembleia Legislativa a pedido de Gabrilli, e tudo o que fazia era cuidar das crianças. À noite, depois de colocar os filhos na cama, digladiava-se com a dúvida: teria tomado a atitude correta desistindo de uma carreira como advogada?

Não tinha sido uma decisão fácil. Primeiro, porque ela ainda sonhava em fazer defesas teatrais nos tribunais do país. E depois porque, pouco antes de se formar, havia sido convidada a integrar o escritório de Silvio Rodrigues, renomado criminalista da época. Ela conheceu Rodrigues no

Mackenzie, onde ele dava aulas, mas a aproximação aconteceu depois de uma prova. Claudia, que tinha gabaritado, foi chamada por Rodrigues para uma conversa particular.

– Você fez uma prova perfeita – disse ele. – Vou fazer algumas perguntas extras e, se você responder corretamente, garanto um emprego em meu escritório no dia seguinte à sua formatura.

Claudia ficou extasiada. Era bom demais para ser verdade. Tinha estudado os livros à exaustão, lido todas as notas de rodapé e feito milhares de anotações; sabia que não erraria, como de fato não errou. Rodrigues a cumprimentou e parabenizou. O emprego estava, portanto, garantido.

Quando, meses depois, ela conheceu Gabrilli e, na sequência, foi morar com ele, desistir da faculdade não era uma possibilidade. Por isso, mesmo grávida de Beto, conseguiu se formar com méritos e se preparar para o novo emprego. Mas, semanas depois do nascimento, Gabrilli não deixou muita margem para negociação.

– Ou você desiste do trabalho para cuidar da família ou continua trabalhando e eu fico em casa cuidando da família. Um dos dois fica em casa.

Ela não achou aquela uma ponderação justa, nem lógica, mas não quis enfrentar Gabrilli, muito menos pagar para ver. Por isso, como dona de casa, tinha agora todo o tempo do mundo para ficar com os filhos na praia e ensiná-los a dançar, nadar e esquiar, coisas que ela adorava fazer.

Em Santos, os três faziam exatamente isso: longas caminhadas pela praia, nadavam, esquiavam e, à noite, dançavam na sala. Quando os filhos não estavam a fim de dançar, Claudia dançava para eles. Mara e Beto sentavam no sofá e ficavam vendo a mãe deslizar. Era também um dos passatempos prediletos de Gabrilli, que, volta e meia, pedia para Claudia dançar para ele. Em Santos, Mara e Beto se tornariam exímios esquiadores, e quem frequentava o Baía de São Vicente Iate Clube conhecia a habilidade daquelas duas crianças. Seria também em Santos que um quinto membro se juntaria aos Gabrilli.

6

Ela era muito branquinha, cabelos cacheados, curtos e ruivos, pele cheia de sardas e voz de uma criança de cinco anos. Tinha saído de Cravinhos, no interior de São Paulo, para morar em Santos, onde, em 1969, conheceu os Gabrilli. Foi contratada como babá para substituir dona Luiza, uma alemã que insistia em falar com Mara e Beto apenas em sua língua pátria. Chegou à casa bem no dia em que Beto completou três anos. Quando Beto viu Norma entrar carregando uma pequena mala, deu a mão para ela e, puxando-a, disse:

– Vem conhecer minha irmã.

Mara tinha quase dois anos. Até morrer, no dia 30 de maio de 2008, Norma nunca mais deixaria o lar que a adotou, com exceção do período em que pediu demissão para ir trabalhar na casa de Roberto Carlos.

Os Gabrilli conheciam a família de Roberto Carlos porque passavam feriados juntos em Campos do Jordão e Serra Negra. Dudu, o primogênito, adorava brincar com Mara e Beto e, consequentemente, com Norma, que não desgrudava deles e ficou amiga da babá de Dudu. Então, quando um dia Dudu ficou sem a babá, Norma recebeu o convite para cuidar dele. Era justamente uma época em que ela estava pensando em mudar um pouco de ares, e decidiu aceitar. Mas sentia tanta saudade de Mara e de Beto que o próprio Roberto Carlos pedia para que o motorista a levasse para ver os dois na saída da escola. A limusine preta parava na porta, Norma descia, abraçava cada um deles e ia embora. Foi assim por quase seis meses, até ela resolver voltar para a casa de "seu Anjo", como ela chamava Gabrilli – acreditando estar falando seu Angelo –, e "dom Craudia", referindo-se a dona Claudia. Voltou cheia de fotos de Dudu, por quem ela tinha enorme carinho; as fotos ficaram em seu quarto até o último dia.

De volta aos Gabrilli, passou a ser treinada por Claudia para ser cozinheira, mas sem deixar de acompanhá-los em todas as viagens. Como eram muitas, Norma acabou conhecendo França, Itália, Estados Unidos, Portugal, Espanha, Áustria, Bélgica, Alemanha e Inglaterra. E, até Mara completar nove anos, elas dividiram o mesmo quarto. Como cozinheira, incentivada por Claudia, que passou a ela tudo o que sabia sobre receitas e cozinha, revelou um talento adormecido. Com seus pratos, atraía amigos de Mara e de Beto mesmo depois que eles se mudaram da casa dos pais. Era cozinhando, mais do que de qualquer outro jeito, que demonstrava gratidão e amor.

Em 2006, ao perder a visão em decorrência de uma arterite temporal que demorou a ser diagnosticada, continuou a cozinhar incrivelmente bem, ainda que ela mesma não comesse nada que não fosse arroz, chuchu e ovo. Quando Mara, já adolescente, chegava em casa perturbada com alguma coisa, em geral com uma paixão não correspondida, Norma subia para o quarto, e as duas ficavam conversando.

– Norma, reza para saber se ele gosta de mim – pedia Mara, recorrentemente.

Norma descia, rezava e voltava dizendo:

– Mara, ele gosta de você, só pensa em você, mas tem alguma coisa segurando esse rapaz.

Os candidatos, nas visões de Norma, estavam sempre apaixonados por Mara, mas alguma coisa os impedia de se declarar. Era assim que ela poupava sua menina do sofrimento.

Mara gostava de acordar cedo só para ficar sozinha na cozinha com ela. Enquanto Norma preparava o café, Mara ficava sentada com as pernas cruzadas na cadeira, bebericando um cafezinho e falando do que tinha feito na noite anterior. Quando o assunto era muito quente, Mara preferia entrar no quarto de Norma de madrugada mesmo. Sentada ao pé da cama, falava por horas e não escondia nada. Norma nunca casou, nunca teve filhos e passou quase quarenta anos se dedicando a cuidar de Claudia, de Gabrilli, de Beto e, especialmente, de Mara.

Quando eram pequenos, Mara e Beto adoravam apavorar Norma. Uma vez, no meio da galeria Lafayette, em Paris, onde passavam férias, Beto e Mara se desgarraram de Norma e ficaram escondidos atrás de uma arara, vendo a mulher de cabelinho de fogo enlouquecer. Não se sabe como – porque Norma não era capaz nem de dizer "oi" em francês –, ela deu um jeito de anunciarem o nome de Gabrilli no alto-falante da loja. Ao encontrar os dois, Norma só conseguia rir. Rancor, raiva e revanche eram para ela coisas tão desconhecidas como a língua francesa. Com a idade, os cabelos de Norma foram ficando ainda mais encaracoladinhos, e ela adorava usar os cremes chiques que Mara trazia das viagens. Mas do que mais gostava era da colônia Gabriela Sabatini, que Mara comprava de dúzia no free shop para deixá-la com um estoque. Depois do acidente, Norma precisou voltar a dar comida na boca de Mara, exatamente como fazia em Santos. Dessa vez, havia uma preocupação extra: não queria sujar, como ela dizia, aquelas roupas caras que Mara tinha. Para Mara, Norma foi mãe, irmã e melhor amiga. Quando morou na Itália e ligava para casa, ela era a única que dizia para Mara não voltar.

– Mara, eu morro de saudades todos os dias, mas ficar mais tempo aí só pode te fazer bem – dizia.

E, pela primeira vez na vida, Mara entendeu que havia um tipo de amor que vinha sem deveres e obrigações, um tipo de amor que era capaz de sofrer calado em troca da felicidade do outro.

Na noite do acidente, Norma estranhou quando não conseguiu pegar no sono e, ao notar que o cachorro latia desesperadamente, intuiu que alguma coisa ruim havia acontecido. Ao saber que Mara tinha ficado paralisada, só conseguia repetir: – Ô, meu Deus, e eu que pedi tanto para essa menina sossegar...

Passou anos achando inconcebível que Mara não pudesse mais se levantar da cadeira e sair correndo atrás dela, ou chegar de repente, pegá-la no colo e jogá-la na cama, coisa que Mara adorava fazer, e mais tempo ainda se martirizando por não ter conseguido protegê-la dos perigos do mundo – tinha acreditado que era capaz de não deixar que nada de ruim acontecesse àquela criança tão inquieta e sentia, de alguma forma, que havia fracassado em sua missão. Quando Mara tinha onze anos, o que poderia ter sido um dramático acidente deu às duas a convicção de que Norma era o anjo protetor de Mara.

Mara e Beto estavam no clube, aonde ainda iam com frequência, quando decidiram passear de botinho inflável motorizado. Era uma atividade corriqueira. Gabrilli tinha dado a eles a pequena embarcação, e os dois estavam acostumados a sair de botinho por horas e horas, indo cada vez mais longe, enquanto Gabrilli e Claudia esquiavam ou jogavam tênis. Mas nesse dia, quando Mara estava entrando no bote, um funcionário do clube veio correndo chamá-la.

– Mara! Mara! A Norma quer falar com você no telefone.

O São Vicente era um clube pequeno, e os Gabrilli, pela frequência, eram figuras bastante conhecidas – o que significa dizer que Norma também era. Mara prendeu o bote no píer e foi atender.

– O que aconteceu, Norma?

– Mara, não vai. Não sai de bote. Acabei de ter uma visão, e isso não vai dar certo.

– Tá maluca, Norma? O dia tá lindo, não vai acontecer nada.

– Não vai! Não vai! – insistiu ela quase em desespero.

Mara adorava a sensação de se insubordinar, de peitar uma ordem, mas jamais fez isso com Norma. Enfurecida, bateu o telefone, mas não saiu de bote. Ela estava na lanchonete tomando um sundae quando o céu escureceu. Não havia previsão sobre aquele tempo, mas o fato é que uma chuva medonha aportou por ali e, com a força do vento que a acompanhava, virou barcos, pequenos e grandes. Mara olhava aquilo de boca aberta. Norma estava certa.

Norma, aliás, parecia estar sempre certa. Era possuída pela sabedoria da vida, da roça, do mundo. Desde muito cedo, Mara a escolheu como confidente, e recebia em troca o conforto que só sabem dar aqueles que nos entendem sem julgar. Claudia adorava Norma, mas era a única da casa que conseguia gritar com ela. Quando isso acontecia, Mara se contorcia de dor. Norma não respondia, apenas balançava a cabeça, como quem concorda integralmente que havia feito alguma coisa errada; era feita de submissão e gentileza até a última célula. No dia em que Norma morreu, Mara foi surpreendida por um sentimento estranho. Não queria sentir aquilo, e, quanto mais evitava pensar na sensação, pior ficava. Mas a verdade é que, misturada à dor, havia uma sensação de alívio: nunca mais teria que ver Claudia brigar com Norma. Aquela era uma das maiores dores que já havia sentido. Quando acontecia, ela passava o dia se contorcendo de desespero: a voluntária submissão de Norma fazia Mara sangrar. Quando Claudia reclamava da comida, Mara queria morrer. Até porque, ela sabia, eram detalhes insignificantes, como dizer que queria azeitona verde em vez de preta em um determinado prato. Se nessas ocasiões Mara estava em casa, pulava em defesa de Norma. Dizia que aquilo não importava, que se danassem as azeitonas, que a mãe não tinha o direito de falar daquele jeito. E as vozes se elevavam, com Claudia iniciando um verdadeiro massacre verbal, que só fazia Norma encolher. Com a morte de Norma, ela nunca mais teria que presenciar aquelas cenas, e, ao pensar nisso, um alívio estranho a invadiu.

Mara continuou a ouvir a voz de Norma dentro de casa por meses depois que ela morreu.

7

Quando Mara tinha pouco mais de cinco anos, os Gabrilli voltaram para Santo André: era hora de colocar Beto na escola, e Claudia tinha decidido que eles só sairiam de Santos na hora em que o primogênito precisasse ser alfabetizado. Antes disso, nada de escola, apenas praia, clube, esqui e danças na sala. Para acomodar a tropa que amadurecia, Gabrilli comprou um apartamento grande no centro da cidade, bem em frente da Igreja do Carmo, que seria usado até que encontrassem uma casa confortável. Mara crescia rapidamente e, grudada em Beto, tinha se transformado em um moleque. Beto era o ídolo maior e, em retribuição, fazia qualquer coisa que a irmã quisesse. Aos olhos de Claudia, o filho era influenciado por Mara a fazer tudo o que não era recomendável, coisas que, ela acreditava, ele jamais faria sem o encorajamento da irmã.

Por exemplo, puxar Mara por metros e metros em um carrinho pelo jardim da casa da avó em Santo André. Para conseguir arrastar a irmã, Beto amarrou uma corda em seus dedos e, prendendo a outra ponta ao carrinho, correu tão rapidamente quanto pôde – estava determinado a fazer Mara se divertir e não notou quando a corda começou a penetrar em sua carne. Claudia ficou furiosa com os dois, mas especialmente com Mara, "que tinha inventado aquela brincadeira besta". Beto teria a marca daquele dia cravada nos dedos para sempre.

Mas havia brincadeiras mais criativas, como quando fingiam que eram guardas de trânsito e tentavam organizar o fluxo de veículos pelo apartamento de Santo André: bicicleta, patinete, velotrol. Mara era o guarda, Beto, o motorista. Outras vezes, trocavam de papel. Ou quando brincavam de lojistas. A loja de Mara era em seu quarto, e a de Beto, no quarto dele. Mara ia comprar coisas no quarto do irmão, e vice-versa. Havia dinheiro e notas fiscais envolvidos. Nos fins de semana, passavam horas jogando Detetive, muitas vezes com Rosângela, que ficava com o pai aos sábados e domingos. Mas a brincadeira da qual eles mais gostavam era sem dúvida a de cantar Secos & Molhados. Faziam isso quando viajavam para Santos, e normalmente Rosângela estava com eles. Beto imitava Ney Matogrosso, Mara e Rosângela compunham o grupo cantando como backing vocal. Uma vez que ensaiavam muito, achavam justo cobrar entrada dos pais e dos amigos do prédio. Nunca houve quem se recusasse a pagar.

Beto ensinou Mara a lutar e a treinou no braço de ferro. Durante muitos anos, ela desafiava os colegas de classe para a disputa, sem nunca ter perdido. Mas o resultado foi Mara achar que poderia se meter em qualquer parada, a ponto de se engalfinhar com um menino no colégio, no meio da quadra poliesportiva. Beto foi chamado para acudir, porque era o único capaz de acalmar a irmã.

– Se você não fizer alguma coisa agora, sua irmã vai matar o Frederico – disse uma aluna esbaforida.

Beto foi separar, mas não correu, porque sabia que Frederico era o chato da escola e provavelmente tinha feito alguma coisa.

Até os seis anos, Mara frequentou muito a casa da avó, mãe de Gabrilli, em Santo André, que funcionava como um playground. Gostava de plantar bananeira e virar estrelas. Tinha leveza e jeito para a ginástica e, se não fosse interrompida, ficava fazendo isso por horas, sem jamais cansar. Diante da hiperatividade da filha e da crescente inclinação dela para fazer tudo o que um menino fazia, Claudia achou que seria interessante colocá-la nas aulas de balé. Mas, desde o primeiro dia,

Mara adquiriu uma raiva imensa pela atividade, que começava pelo excesso de cor-de-rosa nas peças de roupa. Mara jamais gostou de cor-de-rosa e odiava ter que sair de casa vestida como uma boneca. Depois, as fantasias não faziam nenhum sentido para ela. Quando, durante uma apresentação de fim de ano, teve que se vestir de abelhinha, chegou ao limite. Mas, para agradar a mãe, fez o que mandaram. Pelo menos até o dia da apresentação, no Teatro Municipal de Santo André. Lá, diante dos pais e do irmão, virou protagonista. De cara, não saiu do palco com todas as outras abelhinhas depois da primeira parte da apresentação. Encantada com os cogumelos que tinham acabado de entrar em cena, e com a performance da melhor amiga que era um cogumelo, ficou ali estatelada e rindo, de costas para a plateia e de frente para a amiga-cogumelo, enquanto todas as abelhinhas saíam. Depois, na segunda parte, vendo que uma das abelhas com as quais estava de mãos dadas não acertava o passo, deu um puxão tão forte em seu braço que a menina despencou para o chão e levou duas outras abelhas com ela. Já no ato final, com todas as crianças em cena, lidou muito mal com a falta de luz no teatro: quando a luz acabou e ela viu que abelhas e cogumelos continuaram na mesma posição, esperando que a luz voltasse, saiu pelo palco dando estrelas e plantando bananeira. Se ninguém na plateia estava vendo o palco, por que ela não podia se divertir um pouco? Em seguida, quando a luz voltou, a plateia pôde ver todas as crianças guardando suas posições, e uma única abelha que ia e vinha virando estrelas. Claudia quase desmaiou de desgosto e, no dia seguinte, concordou em tirar a filha do balé.

Foi também na casa da avó que ela descobriu uma de suas brincadeiras prediletas. No quintal, o chão de cimento era irregular, e havia saliências que Mara usava para, deitada de bruços, se dar prazer. Ela não sabia exatamente o que era aquilo nem o que estava fazendo, só sabia que era gostoso. Passava muito tempo deitada se esfregando no chão e, como vivia fora de casa e se jogando no chão pelos mais variados motivos, ninguém jamais desconfiou do que ela fazia ali.

Quando a família se mudou do apartamento para uma casa, ela tinha sete anos. Mara e Beto estavam mais unidos do que nunca. Por essa época, Claudia decidiu que era hora de os filhos aprenderem inglês e contratou um professor particular. Rapidamente, os dois chegaram à conclusão de que detestavam ter que fazer a aula. Preferiam correr pela grama a ficar trancados na edícula, que era também o quarto de brinquedos, repetindo coisas como "the book is on the table". Um dia, Mara achou que seria engraçado colocar uma tachinha na cadeira do professor. Quando ele se sentou, deu um pulo e um grito, para delírio de Beto, que se atirou no chão de tanto rir. O professor ficou uma fera e expulsou os dois da edícula. O que ele não sabia é que a porta poderia ser trancada por fora e que Mara não hesitaria em fazer isso. Deixaram o homem lá dentro e foram brincar. Naturalmente, acabaram por se esquecer do professor, e ele só saiu porque Norma ouviu seus gritos desesperados. O professor nunca mais voltou, e Claudia culpou Mara pelo fiasco. Mas como as brincadeiras mais arrojadas quase sempre terminavam em pancadaria, com Beto levando a melhor sobre a irmã porque era mais alto e mais forte, um dia Claudia decidiu que era hora de chamar os dois para uma conversa mais séria. A ocasião era boa.

– Seu pai e eu vamos passar uns dias em Foz do Iguaçu e estamos pensando em levar vocês, desde que prometam que vão se comportar.

Beto e Mara olharam-se e concordaram com a cabeça.

– Mara, você fica proibida de provocar seu irmão. E você, Beto, absolutamente proibido de encostar um dedo em sua irmã. Ficou bastante claro?

Novamente, os dois concordaram e, rindo, saíram correndo para brincar. Mara tinha oito anos. Já no avião, Claudia notou que eles não respeitariam o acordo. Mara passou o voo cutucando o irmão, como quem quer tirar dele uma reação de insubordinação, e no hotel a bagunça continuou. Mara provocava com gestos e palavras, enquanto Beto, sempre mais obediente, olhava para a mãe. Quando Claudia achou que Mara já havia provocado demais, chamou a filha.

– Mara, pelo amor de Deus, chega. Não faça desta viagem um inferno, deixe seu irmão em paz.

Mas ela não parou, e Claudia chegou ao limite. Chamou Beto e disse:

– Não tem mais acordo. Se quiser, pode revidar.

E Beto, naturalmente, partiu para a pancadaria.

Mara, que não deixava por menos, saiu desferindo golpes, chutes e tapas, só que o irmão era mais forte e acabou batendo mais. Quando Gabrilli resolveu separá-los, a raiva de Mara chegou a níveis nunca vistos. Ela começou a se debater violentamente e a chutar tudo o que estava pelo caminho. Enquanto gritava e esperneava, não conseguia acreditar que a mãe tinha acabado de liberar Beto para bater nela, e descontava toda a ira por se sentir injustiçada, protagonizando um espetáculo que a família jamais esqueceria. Claudia olhava assustada. Não conseguia entender de onde vinham a rebeldia e o ímpeto transgressor da filha, muito menos por que ela era tão diferente do irmão.

Diferença que ficou ainda mais evidente no período escolar. Beto continuou seu destino: não dava trabalho e tirava apenas notas excelentes, sempre reconhecido pelos professores como uma criança exemplar. E Mara, como Claudia poderia ter previsto, demonstrou um tremendo desdém pelo colégio e uma incrível falta de capacidade para se concentrar; as notas refletiam o desinteresse.

Mara achava tudo estúpido e sem sentido. Era chato, por exemplo, ter que passar as manhãs copiando fichas com textos que a professora dava. Eram fichas e fichas que ficavam guardadas em um pequeno fichário de madeira, e de assuntos que iam de história a matemática, passando por português e ciências. Assim que acabava de copiar, ela já não se lembrava de nada e achava que tinha perdido todo aquele tempo. Quando Claudia ia buscar os filhos na escola, perguntava aos dois quantas fichas tinham copiado naquele dia. Beto sempre dizia um número que ia de três a cinco. E Mara nunca conseguia copiar mais do que uma. Até que um dia, diante da mesma pergunta, Mara respondeu:

– Copiei quatro fichas hoje, mãe.
– Minha filha, que ótimo. Parabéns. Me deixou muito feliz.

E, assim, Mara descobriria o revigorante poder de mentir para a mãe.

Mas havia ainda os problemas do lar, que, durante uma fase, estiveram todos concentrados na alimentação de Mara.

Mara não comia. Aos olhos de Claudia, ela vivia de luz, porque depois de três garfadas dizia:

– Não consigo mais.

Claudia insistia, mas Mara colocava a mão na barriga, fazia cara de dor e dizia:

– Ai, minha barriguinha.

Gostava apenas de alface, muita alface, e do cheiro do vinagre. Tinha paixão por cheiro de vinagre. Com o tempo, adquiriu técnicas para esconder o bife debaixo do arroz, o que, por um período, chegou a funcionar. Mas, em dias mais raivosos, empurrava o prato, cruzava os braços, fazia cara de brava e decretava que os trabalhos estavam encerrados. Preocupada, Claudia levou a filha a um médico, que deu o que talvez tenha sido o pior dos conselhos:

– Deixe ela na mesa até que ela coma o prato todo.

O que fez com que Mara passasse tardes na mesa, completamente sozinha, a ponto de ver Norma tirar da sua frente o prato do almoço, colocar o do lanche, tirar o do lanche e colocar o do jantar. Numa ocasião, ficou três dias na mesa, saindo só para dormir e tomar banho.

Certa vez, durante o jantar, quando estavam em Campos do Jordão, Mara deu suas usuais três garfadas e afastou o prato. Claudia colocou o conselho do doutor em prática e disse que ela só sairia da mesa depois de comer tudo. Mara ficou ali, sozinha, vendo o restaurante se esvaziar, os garçons limpar as mesas, recolher tudo do salão e até mudarem de roupa. Ainda assim não tocou na comida: não entendia por que ninguém via que ela estava bem e que aquela quantidade era suficiente, que não era sequer uma menina esquelética. O mesmo médico, quando soube que o primeiro conselho não estava adiantando, a não ser para que Mara passasse tardes inteiras na mesa, conseguiu dar uma sugestão ainda mais estúpida:

– Coloque ela na cozinha para comer com os empregados. Quem sabe, ao ver a volúpia com que eles comem, ela mude de ideia.

E lá foi Mara para a cozinha, o que se mostrou um enorme acerto, porque Mara, embora continuasse sem comer, adorava ficar sozinha na cozinha, conversando com Norma.

Como isso também não adiantou, Claudia decidiu que iria resolver as coisas do seu jeito. Uma tarde, quando Mara, depois das três garfadas não quis mais comer, Claudia abriu a boca da filha com uma das mãos e, com a outra, jogou comida lá dentro.

– Agora mastigue.

Mara começou a fazer os movimentos da mastigação.

– Isso, minha filha, muito bem. Agora engula.

Mara engoliu. Claudia sorriu. Então era assim que resolveria as coisas. Estava preparando outra colherada de comida quando teve um estalo:

– Mara, abra a boca.

Mara abriu, e a comida estava toda ali. Claudia tinha, novamente, chegado ao limite. Pegou Mara pelo pescoço e enfiou seu rosto no prato de comida. Quando a soltou, Mara fixou os olhos na mãe e vomitou em cima do prato.

8

O dr. Brandt chegou cedo ao hospital e encontrou Mara de olhos abertos na UTI. Fazia mais de duas semanas que ela estava ali, e seu pulmão ainda não tinha dado sinais de que conseguiria respirar sem a ajuda de uma máquina. Mara fez os únicos movimentos que era capaz de fazer para chamar a atenção do médico: balançou a cabeça para um lado e para o outro e piscou repetidas vezes. O dr. Brandt, já habituado à forma de comunicação que deveria manter com ela, pegou a cartolina que ficava no chão, perto da cama, e segurou-a ao alcance da visão de sua paciente. Nela, Mara via o alfabeto em grandes letras.

– Muita dor na garganta com o tubo – disse.

Como estava entubada e não respirava sozinha, "dizer" era piscar demoradamente para cada uma das letras que o médico apontava, mostrando a que queria usar para, no final da rotina de piscadas, formar palavras e frases. O tubo era uma reclamação recorrente desde que Mara recobrara a consciência na UTI. Todos os dias, várias vezes ao dia, manifestava aos médicos e enfermeiros o desconforto com o cano que descia goela abaixo para que ela pudesse respirar. E a dor piorava a cada minuto, a ponto de fazer com que ela, algumas vezes, chorasse de desespero. Um choro sem som, um choro angustiado e solitário. Entubada e precisando de uma máquina para jogar oxigênio em seus pulmões, não era capaz de emitir sons minimamente nítidos, nem de mexer os lábios, tampouco de chorar decentemente.

Claro que, mesmo que não houvesse aquele tubo saindo da boca, era bastante improvável que ela tivesse força na caixa torácica para expelir sílabas. Mas, sem o tubo, ela pelo menos poderia tentar se fazer entender por leitura labial e ficaria livre da incômoda dor na garganta. Enquanto Mara, revirando os olhos, tentava acompanhar os passos do dr. Brandt pelo cubículo, pensou que já estava alerta na UTI do Hospital Albert Einstein há quase vinte dias, comunicando-se com o mundo por meio de piscadelas. Tinha se transformado em um par de olhos, perdido completamente a conexão com o próprio corpo, que ela já não era capaz de ver nem de sentir – todas as sensações estavam agora confinadas ao rosto. O simples gesto de colocarem uma mão em sua testa – coisa que Norma sempre fazia quando entrava na UTI – era profundamente acolhedor.

Mara ouviu o barulho da cartolina sendo colocada no chão e lembrou que aquela placa por meio da qual ela agora se comunicava com o mundo tinha sido uma ideia que Claudia teve no dia em que a filha abriu os olhos – dez dias depois de ser operada pelo dr. Brandt. Na primeira vez que foi visitada por alguma lucidez, enxergou o pai e a mãe perto de sua cama na UTI. Tentou falar, mas notou que estava entubada e que tudo o que saía eram grunhidos sem força que quase ninguém era capaz de entender. Deitada, sem poder erguer a cabeça, era preciso que Beto se debruçasse sobre sua boca para traduzir os grunhidos. Beto era o único que conseguia decodificar a mensagem. Vendo aquilo, Claudia pediu ao filho que providenciasse uma cartolina suficientemente grande para comportar o alfabeto. A ideia era apontar as letras, uma a uma, e, ao chegar à letra que Mara queria usar, recomendar que a filha piscasse demoradamente, para assim formar palavras e frases. Beto saiu e voltou com a cartolina. Então, finalmente, entenderam o que Mara estava querendo dizer:

– Dá para vocês ficarem todos do mesmo lado da cama?

E eles foram se agrupar de um mesmo lado da cama, para que Mara não precisasse ficar revirando os olhos. O pescoço, protegido por um colar cervical sólido que era retirado apenas durante a fisioterapia, ainda tinha movimentos muito limitados.

Os primeiros dias de lucidez na UTI foram especialmente sofridos. A sensação de ter se transformado em um par de olhos, de não sentir mais o corpo, de não ter controle sobre o intestino ou sobre a bexiga, de não conseguir comer, de não poder erguer a cabeça, falar ou mesmo respirar sozinha, contribuía para que o incômodo fosse grande, mas nenhum desconforto se comparava ao provocado pelo tubo. Quando ouviu Mara indicar que não o aguentava mais, o dr. Brandt, neurocirurgião do Einstein que estava cuidando dela desde a chegada, explicou que seria possível fazer uma cirurgia relativamente simples que colocaria o tubo na traqueia e liberaria a boca. Disse que o procedimento não havia sido feito ainda porque a equipe tinha esperança de que ela conseguisse voltar a respirar sozinha, e nesse caso o tubo não seria mais necessário. Mas, diante das inúmeras tentativas fracassadas para que ela conseguisse inspirar e expirar sem a ajuda da máquina, talvez fosse mesmo hora da traqueostomia. Dessa forma, o respirador continuaria a trabalhar por ela, mas sem o inconveniente de um tubo descendo pela boca.

– Vamos apenas esperar seus pais chegarem para autorizar o procedimento, e ele será feito logo depois – disse o médico.

Mara balançou a cabeça negativamente, e o dr. Brandt voltou a erguer a cartolina para ela.

– Sou maior de idade – respondeu. – Estou autorizando.

Brandt sorriu, coisa que raramente fazia na UTI. Mas Mara estava se mostrando diferente de tudo o que ele já havia visto. Nem tanto pelas reações clínicas, que estavam dentro da normalidade de uma lesão na C4/C5, mas especialmente pela atitude. Ele sabia que havia escalas psicológicas bastante claras pelas quais passam pacientes vítimas de acidentes que deixam sequelas graves e possivelmente irreversíveis. O primeiro estágio é o de negação, quando o paciente vive quase em euforia, acreditando que nada aconteceu. Depois, vem a raiva, seguida da depressão e, finalmente, da aceitação. Mara, embora mantendo o mesmo nível de humor e disposição, não parecia estar em euforia ou negação. Alguma coisa dizia ao médico que aquela se tratava de uma paciente que havia saltado direto para o quinto estágio, a partir do qual o estado de espírito é capaz de proporcionar bem-estar e melhora – dentro do limite que a ciência e a anatomia permitem – e trazer felicidade. Era a primeira vez desde formado que Brandt lidava com um paciente assim.

A traqueostomia foi feita em seguida. Quando Claudia e Beto chegaram, Mara já estava sem o tubo na boca, e Claudia deixou claro ao dr. Brandt que não havia gostado do que considerou um ato de rebeldia da filha e de cumplicidade dele. Deveriam ter esperado que ela chegasse, disse secamente. A verdade é que Claudia e o dr. Brandt não estavam se dando especialmente bem. O que provavelmente desencadeou a antipatia foi um episódio na chegada de Mara ao Albert Einstein.

Ao dar entrada no Einstein, Mara teria que ser submetida a uma operação de risco. Exames indicaram que a tração feita em sua coluna no hospital de Taubaté não havia solucionado a luxação por completo, e seria preciso intervir de maneira mais invasiva para desempilhar as vértebras e retirar os fragmentos ósseos que estavam no local. Quando o dr. Brandt, já naquela época um dos mais renomados neurocirurgiões do Brasil, explicou detalhadamente a intervenção à família, Claudia, atordoada, perguntou se Mara corria risco de vida, e ele, quase atônito porque julgava ter deixado isso evidente, respondeu "claro que sim", antes de sair apressado para cuidar dos procedimentos. Cumpriam seus papéis: a mãe era apenas emoção, e o médico apenas razão, o que inviabilizava o diálogo; naquele cenário não haveria como construir afinidade.

No hospital de São Paulo, ao ouvir o médico confirmar seus piores temores, Claudia pensou que fosse desmaiar. Mas o saguão do Einstein estava lotado de amigos de Mara, e ela não era mulher de entregar os pontos, por isso, em segundos, já estava com as costas eretas novamente.

Continuar forte era a única das opções, até porque Gabrilli era um farrapo desde que, na madrugada anterior, recebera o telefonema que nenhum pai deseja receber.

No dia do acidente, Claudia e ele tinham ido para a cama cedo. Gabrilli estava animado com o fato de Mara querer ficar sócia da empresa de painéis eletrônicos e, antes de se deitar, comentou com Claudia que tudo se resolveria naquela semana. Ele iria com a filha à reunião e sacramentaria a sociedade. Estava começando a ver em Mara o mesmo senso empreendedor que ele possuía, coisa que Beto, sempre mais artístico e criativo, não parecia ter herdado. Gabrilli e Claudia conversaram um pouco mais e, depois, não demoraram a pegar no sono.

Enquanto isso, em seu quarto, Norma não conseguia dormir. Estava angustiada, com o peito travado, e incomodada com aquele cachorro, sempre tão calmo durante a noite, que agora não parava de latir. E então, no começo da madrugada, todos foram acordados de sobressalto pelo repicar do telefone, que sempre soa mais alto, estridente e dramático durante a noite. Do outro lado da linha, Beto, depois de ser tirado da cama pela namorada de Henrique, dizia que Mara tinha sofrido um acidente e que estava no hospital de Taubaté. Percebendo que os pais não estavam entendendo a gravidade do acidente, Beto teve que ser mais claro:

– Pai, a Mara está na UTI. A gente precisa ir pra lá agora.

Ao ouvir a frase, Gabrilli achou que seu coração iria parar de bater. Desligou o telefone e disse a Claudia que eles precisavam correr. Pegaram as primeiras peças de roupas que encontraram e entraram no carro para passar no apartamento de Beto e viajar até Taubaté, a quase 150 quilômetros dali. Tudo aconteceu tão rapidamente que, quando Norma saiu de seu quarto, Gabrilli e Claudia não estavam mais em casa. Temendo o pior, ela acendeu uma vela na cozinha e, ali mesmo, se colocou de joelhos e começou a rezar. Era com Mara, ela sabia, só podia ser com Mara.

Enquanto Norma rezava, Beto seguia sozinho em seu carro para o hospital. Tremendo, respirando de forma acelerada, tentava se convencer de que a irmã havia quebrado um dedo, uma perna; quem sabe um braço, mas não mais do que isso. Talvez estivesse na UTI apenas por precaução. Não era nada, com certeza não era nada, repetia para si mesmo em voz alta. Alguns quilômetros atrás, Gabrilli fazia força para não pensar no pior. Respirando com dificuldade, tentava se concentrar na estrada escura à sua frente. Calada, Claudia duelava com a ideia de que a filha poderia morrer. Não Mara, não a sua filha. Era, com certeza, um engano, no máximo uma perna quebrada. Enquanto se digladiava com todos os seus demônios, permanecia muda, olhar fixo no painel do carro, olhos cheios d'água. Quando chegaram, ainda estava escuro, mas não demoraria a amanhecer. Claudia desceu correndo do carro antes mesmo que ele estivesse completamente parado e entrou no hospital gritando:

– Onde está a minha filha? Eu quero ver a minha filha!

No corredor ao lado, deitado sobre uma maca, estava Henrique, que já tinha voltado do hospital em São Luiz do Paraitinga. A namorada, que tinha ido resgatá-lo, insistiu para que fossem direto para São Paulo: o joelho estava inchado, e ele precisava descansar. Mas Henrique repetia que queria ver Mara, e não houve como tirar essa ideia de sua cabeça. Foram, portanto, para Taubaté. Chegaram de madrugada, Mara estava no centro cirúrgico para a colocação da tração, e Henrique, exausto, deitou em uma maca abandonada no corredor. Acordou com os gritos de Claudia entrando no hospital, uma sensação de pavor e de dor que ele levaria anos para conseguir abrandar. Colocou as mãos no rosto, para ter certeza de que não estava dentro do pior dos pesadelos. Quando entendeu o que estava acontecendo, arrastou seu corpo ao encontro de Gabrilli, de Beto e de Claudia, que estavam falando com o médico.

– Ela quebrou o pescoço – dizia o homem.

– E daí? – perguntou Beto. – E daí? – insistiu, nervoso.

– Ela provavelmente vai ficar tetraplégica – respondeu o médico, percebendo que eles não estavam entendendo a seriedade do caso.

Beto ouviu "tetraplégica" e deu um passo para trás. Sem conseguir enxergar mais nada, foi se deixando cair até desmaiar. Enquanto

Henrique lidava com Beto, Gabrilli chorava como uma criança, e Claudia, vendo o mundo ruir ao seu redor, fez o que sempre fazia em situações difíceis e dramáticas – endireitou as costas e disse:

– Eu quero ver a minha filha agora.

O médico explicou que ela estava no centro cirúrgico para a colocação da tração e que eles a veriam assim que os procedimentos acabassem. Do outro lado do saguão, Paulo observava tudo sem nada dizer. Ao passar por ele, Claudia virou os olhos para encará-lo; seu olhar era feito de mil palavras agressivas. Cabisbaixo e atormentado, foi para fora do hospital e, andando de um lado para o outro com as mãos na cabeça, repetia para si mesmo:

– E agora? E agora?

Quando Gabrilli parou de chorar, decidiu que a filha deveria sair dali imediatamente e chamou um helicóptero-ambulância para levá-la a São Paulo. Estava convencido de que tinha ouvido um diagnóstico equivocado e que Mara jamais deixaria de andar, de esquiar, de correr pela casa. Era, claramente, um erro aquilo que o médico dissera. Gabrilli então lembrou que não tinha feito aquele plano de saúde familiar que sempre pensava em fazer. Havia adiado a iniciativa mil vezes, amparando-se na ideia de que nada de ruim jamais aconteceria com algum deles. Na semana anterior, Mara tinha entrado com a papelada que a incluiria no plano de saúde da empresa em que trabalhava, mas, por entraves burocráticos tão comuns nesses casos, ainda não havia sido aprovada – e, agora, nunca seria. Gabrilli tentou não se preocupar com isso; ele sabia que, se fosse preciso, venderia tudo o que comprara ao longo dos anos para dar o melhor tratamento a Mara. A questão naquele instante é que não havia heliporto no Hospital Albert Einstein, para onde Mara seria transferida, e esse era mais um problema. Mas ele estava determinado a tirar a filha dali de helicóptero, para não submetê-la a duas horas de estrada e de trânsito. Claudia sugeriu que tentassem um pouso no Palácio do Governo do Estado, ao lado do hospital. Achava que já tinha visto pousos de emergência no palácio antes.

Dali, uma ambulância levaria Mara para os cuidados do dr. Reynaldo Brandt, neurocirurgião que fora recomendado por amigos e que atendia no Einstein, num trajeto de alguns metros apenas. Depois de alguns telefonemas, Gabrilli conseguiu autorização para pousar no palácio.

O helicóptero da Amil chegou no final da manhã. O sol, forte, castigava. Perto do helicóptero, Gabrilli e Claudia, olhos franzidos e suando muito, mais pela angústia do que pelo calor, esperavam a maca que traria Mara direto do centro cirúrgico. Quando Claudia viu a maca se aproximar, saiu correndo. Mara estava entubada, corpo amarrado à plataforma, a cabeça com uma coroa de metal fincada em quatro pontos do crânio e ligada a uma máquina que respirava por ela. Claudia sentiu como se o sangue escapasse de seu corpo e chegou a pensar que desmaiaria. Mas não havia tempo para isso, e ela, mais uma vez, respirou fundo. Em seguida, pediu que os paramédicos, que andavam em direção ao helicóptero, parassem por um instante. Nessa hora, e só nessa hora, Mara abriu os olhos. Um sol forte e direto a cegou temporariamente. Ainda assim, conseguiu ver o contorno do rosto da mãe sobre o dela.

Claudia prendeu a respiração. Os olhos de Mara estavam vivos, grandes, comunicativos, pareciam querer dizer alguma coisa. Ela então levou uma das mãos ao rosto da filha, abaixou o tronco e disse perto de seu ouvido, antes de beijá-la:

– Minha filha.

Ao lado dela, Gabrilli observava chorando.

Mara queria responder alguma coisa, dizer que estava ali, que estava alerta, que tudo iria ficar bem, mas não havia como fazer isso, não havia, naquele instante, como abrandar a dor da mãe. Em seguida, foi colocada no helicóptero e, novamente inconsciente, partiu para aquela que seria sua casa nos próximos meses: o Hospital Albert Einstein. O outro helicóptero, chamado para levar Gabrilli e Claudia, decolou na sequência.

9

Quando Mara chegou ao Einstein, já havia uma equipe liderada pelo dr. Brandt esperando. Depois de submetê-la a alguns exames, o neurocirurgião não precisou de muito tempo para entender que teria que operá-la para estabilizar o pescoço e dar a ela melhores chances de sobrevivência. Para operá-la, teria que conseguir autorização da família, iniciativa que os médicos conhecem como consentimento autorizado – na impossibilidade de falar com o paciente e obter dele uma autorização, o médico deve procurar a família. A cartilha de código ético diz que nenhum profissional pode submeter alguém a uma intervenção, ou sequer a anestesia, sem que o procedimento tenha sido detalhado e autorizado.

Claudia e Gabrilli já estavam no Einstein, e Brandt então explicou que a cirurgia era para fixar a coluna, que não tinha sido completamente desempilhada com o procedimento em Taubaté. A tração fez o máximo possível, o que no caso de Mara infelizmente não foi o suficiente. Agora era preciso retirar a tração, porque, se Mara permanecesse sem mexer o pescoço por muito mais tempo, os riscos de não sobreviver seriam grandes.

– Com a tração e deitada, o risco de pneumonia, escaras, tromboses, embolias e outras complicações aumenta muito – disse o médico na antessala da UTI. – Por isso, o risco é maior se não fizermos a cirurgia – continuou.

Ainda sobre os perigos da condição dela, Brandt explicou que, por causa da incapacidade respiratória, a pressão arterial estava sendo controlada artificialmente, já que o corpo havia perdido os reflexos que mantinham o sangue circulando adequadamente. Era fundamental que a pressão fosse controlada a qualquer custo, para que todos os órgãos pudessem ser devidamente irrigados de sangue. Quando chegou ao Einstein, Mara tinha períodos de apneia, o que complicava ainda mais o quadro.

– Mas esse é outro problema. As funções respiratória e circulatória, podemos recuperar depois – disse ele. – Há procedimentos, há equipamentos e há remédios para isso. O urgente agora é intervir para estabilizar a coluna e permitir que ela consiga movimentar o pescoço o mais rapidamente possível, evitando assim maiores danos e, se tudo correr bem, possibilitando o início de uma reabilitação.

Gabrilli deu uma olhada para Claudia, e isso bastou para que ele soubesse o que fazer.

– Podem operar – disse ele.

Em pouco tempo, a sala de espera do centro cirúrgico ficou lotada. Havia os amigos de Mara, os de Beto e dezenas de familiares. Todos conversavam entre si, tentavam entender a situação, como tinha sido o acidente, quem estava dirigindo. A notícia de que Mara provavelmente não resistiria se espalhou. Em um dos cantos da sala, isolado, Paulo observava o tumulto. Ninguém falava com ele, e, quem o flagrava ali, olhava com o mesmo tom de reprovação que ele vira no olhar de Claudia.

Quando a cirurgia acabou, depois de quase quatro horas, o dr. Brandt foi falar com Gabrilli e Claudia. Disse que, tecnicamente, tudo havia corrido bem. A coluna fora fixada com o auxílio de um arame, e as vértebras, refeitas com partes do osso da bacia, que não fariam falta. A tração tinha sido retirada, e ela agora estava com um colar cervical e sedada. Mas ainda respirava por aparelhos, e ele não poderia garantir que ela, um dia, se livraria deles. O dr. Brandt sabia, por experiência, que em um caso como o dela não havia certeza de quase nada. O que ele sabia de fato é que havia sido causado um considerável dano à medula, que Mara não tinha percepção do pescoço para baixo e que, ainda assim, não poderia ser descartada a possibilidade, ainda que remota, de que ela viesse a se recuperar. Poderia demorar meses, anos. Naquele instante, nada estava escrito em pedra; seria preciso esperar que ela acordasse e reagisse. Tudo isso ele explicou a Gabrilli, a Claudia e a Beto na antessala da UTI, logo depois da operação.

Beto e Claudia não saíram do hospital durante as quase duas semanas em que Mara permaneceu em estado semiconsciente. Gabrilli ia e vinha, cuidando de burocracias e das questões financeiras da internação. Não contou imediatamente a Claudia, mas, para bancar o tratamento, teria que vender imóveis. Como os que estavam em seu nome eram usados pela família – Atibaia e Angra –, optou por vender as casinhas que Claudia tinha herdado do pai na Lapa. Claudia só saberia disso alguns anos depois.

Enquanto Beto tentava ver a irmã, pedindo acesso a locais onde apenas médicos eram autorizados, Claudia rezava. Não tinha por que acreditar em rezas, da mesma forma que não tinha por que duvidar delas. Por isso, durante os quase quinze dias em que Mara esteve em coma induzido, ficava andando de um lado para o outro repetindo:

– Eu quero, eu posso, eu venço. Deus está comigo, e comigo ninguém pode.

Finalmente, depois da primeira semana, o organismo de Mara começou a dar sinais de reação. A coluna parecia estabilizada, e os constantes exercícios de fisioterapia – que eram feitos mesmo quando ela estava desacordada e tinham como objetivo aumentar a circulação, evitar escaras e embolias – estavam dando resultado. Quinze dias depois de chegar ao hospital, Mara, já mais alerta, comunicava-se com o mundo por meio dos olhos, indicando que reagiria.

Quando recobrou os sentidos, perguntou ao dr. Brandt o que havia acontecido. O médico pediu um minuto, saiu da sala e voltou com um equipamento de luz e vários exames de raios X. Foi tirando os exames um a um dos envelopes, colocando-os contra a luz e explicando diagnósticos e prognósticos da maneira mais clara que conseguia, como um professor. Virando os olhos para ver tudo o que ele mostrava, Mara escutava atentamente. Quando ele terminou, ela quis saber quais as chances de voltar a andar. O dr. Brandt desligou o equipamento de iluminação, se aproximou da cama e disse:

– Um por cento.

O número não era um chute; havia uma lógica no raciocínio de Brandt. Ele sabia que era bastante improvável que ela voltasse a andar, mas também sabia que não era impossível. A medicina, por mais estatística que seja, não pode desconsiderar as diferentes reações de pessoa para pessoa, e ele, de forma alguma, poderia afirmar que ela não tinha chance de melhorar. Então, disse o número mais baixo que conseguiu pensar e que era diferente de zero.

– Um por cento? – grunhiu Mara com o tubo na boca.

– Um por cento – confirmou ele esperando a reação dela, que apenas sorria, mas secretamente pensava: "Que bom, tenho alguma chance".

Quando ele saiu e Mara ficou sozinha, ela enxergou o que ainda não tinha observado naquela UTI localizada no décimo andar de um dos bairros mais altos de São Paulo: a vista. Pela janela, podia ver o skyline da cidade e muitas árvores. "O que você foi fazer, Mara?", disse para si mesma. "Queria vista, não queria? Melhor do que essa, em São Paulo, é difícil."

Enquanto isso, Brandt ia para casa se lembrando da conversa que tivera com Mara. Ela o havia instigado a falar francamente, e não tinha nada que ele apreciasse mais do que falar francamente. Por dizer sempre a verdade, era considerado um homem frio, embora não se visse assim. Mara, por exemplo, já deixava de ser apenas um caso para ele. Havia nela algo que Brandt ainda não tinha sido capaz de definir, mas que a distinguia dos demais. Ela se comportava, desde o dia em que chegou de Taubaté, como alguém que entendia perfeitamente que não adiantava olhar para trás ou se entregar a lamúrias. Parecia querer dizer: "Olha, eu sei que me ferrei e que talvez não saia bem dessa, mas me diz aí como posso ajudar vocês a me ajudarem".

Quando completou sua formação nos Estados Unidos, onde fez residência, Brandt aprendeu a ser absolutamente verdadeiro com pacientes. Sabia que compartilhar conhecimento com eles, e formar uma parceria para que as decisões fossem tomadas em conjunto, era o melhor caminho. A cultura médica americana determina que não haja segredos entre médico e paciente, até sob pena de uma condenação, caso o paciente se sinta enganado. Lá, Brandt aprendeu a ser claro e direto, mesmo com doenças fatais em crianças. Ao voltar para o Brasil, entrou em choque com a medicina paternalista que era praticada no país – um tipo de medicina na qual o médico assume toda a responsabilidade e diz ao paciente: "Vai ficar tudo bem, fica sossegado", mesmo sabendo que ele não vai passar daquela noite.

Um episódio específico que aconteceu no começo da carreira acabou por defini-lo.

Em 1974, recém-chegado da residência nos Estados Unidos, Brandt recebeu a ligação de um colega pneumologista que havia sido seu professor na faculdade. Era um homem por quem tinha enorme carinho e com quem muito aprendeu a respeito da medicina. Naquele dia, o ex-professor queria passar a Brandt um paciente com metástase cerebral decorrente de um câncer de pulmão. Era um caso extremamente grave, e Brandt imediatamente aceitou receber o paciente. Durante a consulta, quando o homem perguntou a Brandt se era grave o que ele tinha, Brandt foi claro: não havia esperança. No dia seguinte, recebeu um telefonema do ex-professor.

– Brandt – começou ele. – Eu gosto muito de você, mas nunca mais vou te encaminhar nenhum paciente.

Brandt se mostrou surpreso e quis entender o que o professor dizia.

– O que você fez com esse homem não se faz. Você tirou dele toda a esperança de vida. Se quiser um conselho, fique com este: nunca mais faça isso.

O episódio mexeu com suas convicções. Será que deveria se adaptar à cultura local, esquecer o que aprendera? Será que tinha exagerado ao dizer a verdade? Pensou como seria se agisse diferentemente, o que teria dito ao paciente. Foi quando soube que, mesmo se tentasse, não conseguiria, não poderia jamais adotar o tom paternalista, não poderia trair sua crença. Acreditava ser seu dever dizer apenas a verdade a um paciente. O que ele não sabia é que, dessa vez, estava diante de uma paciente que exigiria um pouco mais do que a verdade, e que estava disposta a retribuir na mesma moeda.

Alguns dias depois da traqueostomia, quando Brandt entrou na UTI, notou que Mara queria falar com ele.

– Como vai ser a minha vida sexual? – perguntou ela sem fazer uma introdução.

– Vai ser diferente, mas vai continuar a existir.

Mara sorriu.

– Ontem fiz sexo aqui – disse grunhindo.

Brandt demorou a entender, pediu que ela repetisse tudo algumas vezes, e, mesmo quando as palavras fizeram sentido separadamente, a frase ainda não fazia. Quando a viu rir outra vez, achou que ela estivesse brincando, mas logo entendeu que não era uma piada e que ela realmente havia transado na UTI. Muito lentamente, e com a ajuda da cartolina, Mara explicou a ele o que tinha acontecido, mas não entrou em detalhes temendo assustá-lo, sem saber que o médico já tinha aprendido a não mais se surpreender com as atitudes dela. Quando Mara acabou de contar, Brandt sorriu. Aquele era, sem dúvida, um caso diferente dos outros.

O episódio sexual, na verdade, aconteceu durante uma das primeiras visitas de Paulo à UTI, coisa que se repetia diariamente, a despeito de Claudia deixar claro que não gostava de vê-lo ali. Quando ele entrou, Mara pediu que fechasse a cortina. Paulo achou que ela queria conversar, talvez repreendê-lo, mas ela deu uma ordem:

– Quero que você me beije.

Ele então se abaixou para beijar seu rosto, e ela balançou a cabeça.
– Não aí. Lá embaixo.

Ele olhou para os lados, para ter certeza de que estavam sozinhos. Disse que não seria apropriado, que não faria aquilo, que não queria ser flagrado transando com alguém que estava na UTI, sem conseguir se mexer, dias depois de ter sido o responsável pelo acidente que a colocou ali.

– Era o que faltava, Mara. Aí a sua mãe entra e vê o cara que quebrou seu pescoço abusando de você na UTI. Não dá. Para, vai.

Mas Mara estava determinada a não deixá-lo sair sem beijá-la e sem tocá-la. Na verdade, ela queria mais, queria dar prazer a ele também, beijá-lo e tocá-lo de alguma maneira, mas não conseguia ver como faria isso. Percebendo que ela não pararia de grunhir, e agora já com tesão, ele então enfiou uma das mãos embaixo do lençol e colocou o dedo médio dentro dela enquanto beijava seu rosto e seu ouvido. Na mesma hora, Mara percebeu que estava molhada e que era capaz de sentir o dedo dele de uma forma que nunca antes havia sentido. As sensações internas estavam todas ali, e, o mais surpreendente, sentia o próprio cheiro: o dela, o dele, o cheiro da excitação deles, o mesmo cheiro do primeiro encontro, o mesmo cheiro que tanto os embalava. Paulo continuou a masturbá-la por algum tempo, até que escutaram alguém se aproximando e ele tirou o braço de dentro do lençol. Mara estava feliz como ainda não tinha estado desde que chegara àquela UTI. O sexo, essa parte da vida que sempre fora tão fundamental para ela, continuava vivo.

No dia seguinte, revelou aos enfermeiros que queria ser depilada. Não sabia quanto tempo ainda ficaria ali, mas nem por isso deixaria de tirar os pelos: pernas, virilha, axilas. E assim teria início a rotina de depilação no hospital. O episódio sexual na UTI havia sido bom, mas Mara ainda levaria algum tempo para entender que a perda da sensibilidade externa tinha aguçado sensações internas antes desconhecidas. A penetração passaria a ter novas cores. Existia agora dentro de seu corpo um universo de prazeres completamente novos, muitos a serem descobertos. De certa forma, tinha passado a existir de dentro para fora.

Talvez o primeiro indício dessa mudança tivesse vindo com a sensação da agulha da injeção penetrando sua carne. Embora não fosse mais capaz de sentir a agulha tocar a pele, muito menos de experimentar a dor do furo, era perfeitamente possível perceber o objeto pontiagudo furando a carne e, depois disso, descansando no meio dela, coisas que jamais havia sentido antes, percepções talvez ofuscadas pela dor do furo. Era como se os circuitos externos tivessem sido desligados e, em seu lugar, todo um novo sistema interno nascesse. Mas Paulo não faria mais sexo com Mara na UTI – não tinha força para isso. Estranhamente, quem o visse andando pelos corredores do hospital teria a certeza de que o estado de espírito dele era bastante pior do que o dela.

Ele, que já estava longe de ser unanimidade antes do acidente, muito por culpa do temperamento fechado, agora havia virado uma ilha cercada de um abissal oceano de raiva por todos os lados. Embora estivesse completamente excluído do grupo de amigos e parentes de Mara, insistia em frequentar o Einstein e a UTI. Para Claudia, aquilo era uma afronta. Quando chegava e o encontrava ali, dizia em voz alta:

– O que ele está fazendo aqui? Mandem ele embora.

A única pessoa que jamais o responsabilizou por toda a situação foi justamente aquela que tinha todos os motivos para reagir de outra forma.

Mara gostava de receber a visita de Paulo. Gostava de ouvir sua voz, gostava de saber que ele estava por perto. Na verdade, quando se lembrava do acidente, sentia-se responsável por ter entrado no carro naquele fim de tarde mesmo sabendo que, quando contrariado, o namorado pisava no acelerador. A verdade, que Mara conhecia, era que Paulo sempre fizera isso. Por que ela nunca cumpriu a promessa íntima de não mais entrar no carro com ele quando estivesse alterado? Por que nunca impôs esse limite? Por que entrava no carro, mesmo vendo que ele estava puto com ela? Entendia que sentissem raiva dele, mas também entendia perfeitamente por que ela não era capaz de sentir isso: era corresponsável, e ainda o amava.

Aliviada por entender que haveria vida sexual depois do acidente, decidiu que era hora de se concentrar na respiração. Passar o resto da vida ligada a uma máquina não era uma perspectiva animadora, e ela precisava fazer alguma coisa a respeito. Todos os dias na UTI, mais de uma vez ao dia, se entregava a algumas horas de fisioterapia respiratória. Fazia exercícios e, ao final, tinha que assoprar um tubo que, ligado a um respirômetro, media o volume de dióxido de carbono que saía de seus pulmões. Deitada e imóvel, tudo o que via eram os olhos da fisioterapeuta que olhava na máquina a marcação depois do sopro. E imediatamente entendia que tinha sido um completo fracasso: a expressão da terapeuta era sempre de sofrimento, quase de desespero, diante da total imobilidade do ponteiro. As moças tentavam disfarçar a frustração, mas, quando se olhavam entre si, Mara percebia que havia falhado.

Era provável, ela então soube, que o nervo frênico estivesse lesado, e nesse caso ela jamais voltaria a controlar a entrada e a saída de ar em seus pulmões. E, infelizmente, explicaram a ela, não havia exame que pudesse determinar isso. Só seriam capazes de saber se ele estava lesado no caso de ela não conseguir respirar sozinha. Se conseguisse, então era porque o nervo tinha apenas um edema que a impedira de respirar por conta própria por um período e havia se regenerado. Mara ouvia falarem em nervo frênico, mas não entendia direito o que queriam dizer, nem como ele funcionava, e a existência de um protagonista desconhecido começava a incomodar. Dias depois, chamou Beto, que praticamente não saía de sua cabeceira, numa concessão que faziam a ele por causa do estado de lucidez da irmã, para conversar. Não era comum pacientes tão alertas ficarem tanto tempo em uma UTI. Os colegas de ambiente de Mara entravam desacordados, e assim permaneciam até saírem em alguns dias: alguns, mortos; outros, vivos. Ela, não. Nem saía, muito menos morria, e fazia questão de permanecer alerta: não queria tomar remédios para dormir. Então, começou a observar a rotina da UTI. Ouvia os enfermeiros contar que fulano tinha morrido, que o outro não ia resistir muito mais, percebia o movimento e, quando a UTI tinha que ser lavada e ela desligada do respirador, era retirada dali acoplada a um aparelho com o qual, manualmente, um enfermeiro bombeava o ar para dentro de seus pulmões. Um dia, sozinha em seu cubículo, tossiu uma tosse fraca, mas suficiente para arrancar o tubo de sua garganta. Ficou em pânico, porque notou imediatamente que não era capaz de respirar nem uma molécula de ar por conta própria e iria morrer sufocada. Revirando os olhos, viu dois enfermeiros conversando de costas para ela. Tentou gritar, mas a boca abriu e dela não saiu nem um som. Nem mesmo seu sufocamento, que agora estava a pleno vapor, emitia um grunhido, um gemido. Seria esse o fim? Estava com a boca aberta e os olhos arregalados quando foi vista por uma faxineira que entrou em seu box para trocar o lixo. A faxineira notou que a agitação com a cabeça e os estranhos barulhos feitos com a boca, que pareciam beijinhos, não podiam ser normais e deu um grito. Foi então que os enfermeiros perceberam o que estava acontecendo e saíram correndo.

– Me arruma livros de anatomia – disse ao irmão naquele dia.

Era uma fase em que Mara permanecia deitada. Não suportava outra posição, nem mesmo com o tronco levemente erguido. Uma das enfermeiras inventou a posição na qual ela se sentia melhor: meio de lado, com o bumbum para cima. Toda vez que tentavam elevar a parte de cima da cama hospitalar, Mara ficava tonta e sentia-se fraca. Mas, completamente na horizontal, embora ainda se percebesse apenas como um par de olhos, era capaz de pensar e reagir. Quando Beto voltou com os livros, ela pediu que ele começasse a ler em voz alta. Em poucos dias, tinha desvendado o tal nervo e entendido sua função na expansão do diafragma. Estruturou sua cabeça para pensar nele como se fosse um ser, e estabeleceu a meta de conduzir os exercícios de acordo com a imagem que formou dele. O frênico não era mais um desconhecido.

Mas, apesar dos esforços, a rotina na UTI continuou a mesma: dia após dia, Mara fazia os exercícios de respiração e, na hora de assoprar o respirômetro, fitava os olhos das fisioterapeutas. Dia após dia, elas diziam que ela tinha fracassado. Até que, em uma ocasião, pensou ter visto reação no rosto da fisioterapeuta. Ao olhar outra vez para a fisioterapeuta, teve certeza que alguma coisa diferente tinha acontecido. Foi pouco, foi quase nada, mas o ponteiro havia se mexido, disseram. O frênico estava vivo. "Se consigo respirar sozinha, posso ser livre", pensou. E naquele instante soube que tudo ia ficar bem. Ainda assim, não poderia abandonar o respirador de uma só vez. Durante um tempo, seria ele a fazer a maior parte dos trabalhos. Mas Mara sabia que, com aquele sopro tão tímido, tinha iniciado uma parte fundamental da recuperação.

Outro desafio era o de tentar comer pela boca. Desde o acidente, ela se alimentava através de uma sonda nasogástrica, que entrava pelo nariz e jogava o alimento líquido diretamente em seu estômago. Mara já estaria apta a tirar a sonda, mas não conseguia ver comida pela frente. Só de pensar nisso, sentia náusea. Por esse motivo, mantinham a sonda. Até que, durante uma madrugada na UTI, uma das muitas em que permanecia alerta, encanou que só se livraria daquele respirador quando passasse a comer bem, e pela boca. Chamou o enfermeiro e pediu uma vitamina de banana, a única coisa que imaginava suportar. Ela sabia que não estava exatamente em um hotel, mas imaginou que um pedido tão exótico talvez pudesse ser atendido. O enfermeiro disse que ia ver o que conseguia. A partir daquele dia, Mara começou a tomar vitaminas de banana na UTI durante as madrugadas.

De dia, quando não estava sendo submetida a exercícios de fisioterapia, pedia para Beto ler os capítulos dos livros de medicina que falassem da coluna vertebral ou para que ele escovasse seus dentes. Escovar os dentes tinha virado uma mania. A sensação das cerdas massageando a gengiva era a quintessência do prazer, mais ou menos como o que sentia antes do acidente quando estava tensa e alguém chegava para fazer uma massagem em suas costas. Dias depois de conseguir movimentar o ponteiro do respirômetro, foi mandada para a semi-intensiva. Tinha ficado quase trinta dias na UTI.

Agora a luta para se livrar da máquina se intensificava. Quanto mais ar ela conseguisse expirar, mais rapidamente poderia ir diminuindo o diâmetro da cânula da traqueostomia, até chegar a uma tão fina que não se faria mais necessária. Foi quando a máquina e ela iniciaram um dueto. Mara dava o comando através de uma pequena respirada, e a máquina continuava por ela. Quanto mais ar Mara conseguia expirar, menos o respirador participava da rotina. A equipe médica era a responsável por dosar esse equilíbrio, com base na melhora respiratória dela. Mas, nesse novo cenário, o problema passou a ser dormir. Respirar tinha virado uma ação consciente. Mara precisava se concentrar em colocar o ar para dentro e para fora a todo instante, precisava comandar "expirar" e "inspirar" para fazer acontecer. Só que, quando pegava no sono, não havia mais a concentração para isso, e ela parava de respirar. Nessa hora, o respirador entrava automaticamente, fazendo um bip insuportável. E, várias vezes durante a noite, ela acordava assustada.

Nessa fase, a única coisa capaz de relaxá-la eram as tapotagens: leves, rítmicas e sequenciais batidas nas costas, com as mãos em formato de conchas. Mara gostava de sentir a vibração que a tapotagem provocava dentro de seu corpo: a parte do corpo que ela agora sentia viva e pulsante. Era o que a fazia dormir. Houve uma noite, ainda na UTI, em que Mara acordou com Gislene e Gisele, as fisioterapeutas que a atendiam, mexendo nela. Gisele manuseava as pernas, e Gislene estava na cabeceira da cama, segurando uma das mãos de Mara, estendida para trás, acima da cabeça. Gislene mantinha um de seus braços esticados e, dedos entrelaçados ao dela, batia a palma de sua mão na de Mara, provocando uma vibração que era sentida até na barriga. Mara adorou aquilo. Perguntou como podia ajudar, mas Gislene disse que não havia nada que ela pudesse fazer. Mara não gostou do que ouviu. Queria participar, queria colaborar, queria um treinamento de quartel, queria ouvir "Vamos lá! Um, dois, três, só mais vinte e cinco!", queria ser submetida a esforços máximos. Imaginava que sua participação ativa era fundamental para a recuperação e recusava-se a acreditar que, por não poder se mexer, estava incapacitada para ajudar. Enquanto isso, Gisele observava Mara. Trabalhava com esse tipo de reabilitação há muitos anos, mas nunca tinha visto um paciente tão determinado a sair daquela situação.

Tampouco tinha visto um familiar largar tudo para passar o dia no hospital. A rotina era pesada, e, na maioria das vezes, as pessoas retomavam sua vida aos poucos e passavam a fazer visitas noturnas. Beto era, para Gisele, outra história comovente. Ele não saía do hospital. Quando era hora de elevar os pés de Mara, corria para fazer isso. Quando era hora de escovar os dentes, era ele que se antecipava e os escovava. Mara queria ouvir música, ele arrumava um jeito. Mara pensava em pedir alguma coisa, e Beto já tinha providenciado tudo. Gisele sabia que, em boa parte, a autoestima de Mara era mantida pelo irmão, e não conseguia deixar de se emocionar vendo Beto ao lado dela. Nas raras ocasiões em que Beto não estava por perto, havia dois reservas imediatos: Alex, o amigo com quem ela tinha ido jantar dias antes do acidente, e Patricia, a melhor amiga; os dois passavam diariamente pelo hospital. Beto tinha voltado da França dias antes do acidente, onde trabalhava numa produtora de vídeos depois de se formar em cinema, em Nova York, pela New York University. Quando decidiu fazer as malas, ele não sabia ao certo por que estava deixando a Europa para trás. Sentia apenas uma vontade quase visceral de voltar para casa. Na época, ligou para Mara e perguntou se ela se importaria em procurar outro lugar para morar, já que ela estava ocupando o loft que era dele. Mara ficou tão contente por saber que o irmão estava voltando que em nenhum momento pensou no trabalho que teria para sair dali na correria e arrumar outro lugar.

Voltar a morar com Paulo estava fora de questão. Já tinha tentado morar com ele na Granja Viana e, meses depois, no Bixiga, para onde ele havia se mudado. A experiência não tinha sido bacana. Paulo era cheio de manias, e Mara gostava de liberdade. O relacionamento funcionava melhor quando estavam em casas separadas. Tinha tirado todas as suas roupas do loft na sexta-feira anterior ao acidente, para mostrar a Beto que não iria mesmo voltar, mas a ideia de ter que passar um tempo com Paulo não a agradava. Queria ter usado o fim de semana para procurar um teto, mas, quando Paulo e ela decidiram, no sábado pela manhã, pegar o carro novo dele e sair pela Rio-Santos, teve que adiar os planos. Henrique foi o convidado de última hora, e Beto, que queria ficar arrumando suas coisas no loft, preferiu não ir. Mara, Henrique e Paulo saíram para o passeio pelas praias no Range Rover dele no sábado por volta das onze da manhã.

Na UTI, Mara se lembrou de como decidiram sair para a praia meio de supetão. Viu a própria imagem, já no carro, prendendo o cabelo com um elástico para poder deixar o vidro aberto durante a viagem. Gostava de sentir o vento bater em seu rosto, mas o cabelo tinha que estar preso. Agora não havia mais cabelo para prender. Os muitos procedimentos pelos quais teve que passar, desde o hospital de Taubaté, obrigaram as equipes médicas a cortar seu cabelo. Como lutava para sobreviver, aquela não era uma questão estética, e ela não demorou a descobrir que não apenas estava com o cabelo muito curto, mas que não havia mais um corte; tinha uns pedaços da cabeça com mais cabelo, pedaços com menos e até outros sem cabelo algum. O estranho look deu a ela o apelido entre os enfermeiros de "punk da UTI".

– Você quer que a gente chame o Pombo, o cabeleireiro do hospital? – brincavam os enfermeiros da UTI.

Mara ria, porque sabia que ele era chamado assim por fazer merda na cabeça das pessoas. Balançava a cabeça negativamente, dando a entender que ficaria com o cabelo estilo punk mesmo – cabelo que, aliás, ela tinha até curtido. Ainda assim, questões estéticas estavam longe de ser o maior problema. Vencida a luta para acordar o frênico, a batalha agora era para emitir alguns sons.

As primeiras tentativas de falar alguma coisa não deram em nada – nada saía de dentro dela. A falta de força para respirar deixava Mara sem força para falar. Tentar falar era tarefa penosa, que exigia esforço e concentração. Ela já tinha corrido algumas maratonas e nunca se cansou tanto como agora, quando tentava falar. No começo, era uma sílaba, e aos sussurros, por respirada. Ela entendeu que, durante muito tempo, teria que se comunicar com o mundo falando como uma operadora de telessexo: sussurros, gemidos e sílabas intercaladas. Entre os amigos, ficou popular a piada de que Mara conseguiria emprego fácil no banco de sêmen do hospital. Mas ela sabia que só havia um caminho para mudar esse cenário: sair do respirador, recuperar a capacidade de colocar ar para dentro e para fora em volumes maiores e, assim, deixar o diafragma mais forte. Pensando nisso, se entregava aos exercícios de fisioterapia respiratória como um soldado em treinamento para a batalha que pode libertar seu povo.

Um dia, já na semi-intensiva e se alimentando pela boca, cismou com comida japonesa e pediu que alguém trouxesse sushi e sashimi para o quarto. Tinha reaprendido a sentar sem ficar tonta ou sofrer queda de pressão, e já era possível erguer a parte de cima da cama e ver as pessoas de frente. Sentada era também melhor para engolir. Como fazia quase dois meses que estava no hospital, achou que era hora de comer as coisas das quais gostava. Sempre que manifestava desejo de alguma comida diferente, Beto providenciava. Nessa noite, devagar e aos pedacinhos, que era como conseguia comer, se empanturrou de gengibre e de raiz forte, coisas que ela especialmente amava na cozinha oriental. Estava ainda se deliciando quando, de repente, teve uma crise de tosse tão forte que a cânula da traqueostomia, a essa altura já bastante fina, foi cuspida de sua traqueia.

Quando um enfermeiro apareceu correndo para recolocar a cânula que levava ar a seus pulmões, Mara disse, aos sussurros, que não seria mais necessário: estava respirando sozinha. Ele argumentou que ela precisaria da traqueo para respirar mais adequadamente, que ainda não tinham alcançado o menor diâmetro do tubo e que a cânula tinha escapado por acidente. Ela insistiu, e um médico foi chamado. O médico explicou que a cânula precisaria ser reinserida na traqueia, e ela continuou inconformada e voltou a sussurrar lentamente e entre respiradas:

– Mas, doutor, meu corpo rejeitou esse troço. É sinal que não preciso mais.

O médico decidiu então que faria alguns testes para ver como ela reagiria sem a cânula. Quando ele tapou o furo em sua traqueia com uma mão, a voz de Mara começou a ser ouvida.

Ao ouvir a própria voz outra vez, ficou alucinada. Fazia dois meses que não se ouvia. E, eufórica, foi cantando qualquer palavra que passava pela cabeça: vidro, teto, geladeira, garrafa... Como era bom pronunciar o "erre" duplo, que som espetacular o do "erre" duplo. Nessa noite, falou sozinha por horas até pegar no sono.

Três dias depois, ao receber a visita do dr. Brandt, quis exibir a tímida voz que havia recuperado com a retirada do tubo e o fechamento do furo em sua traqueia, e desandou a falar palavras aleatórias. Elas saíam com dificuldade, pausadamente, aos sussurros, mas era uma voz, era a sua voz. Beto e Brandt, sentados no sofá do quarto, riam da alegria dela. Só que, diante da possibilidade de ela nunca mais parar de falar, Brandt recomendou que Beto levantasse e destapasse o furo na traqueia. Quando ele fez isso, a voz dela voltou a ser um sussurro, e o médico pôde finalmente se fazer ouvir, enquanto Beto ria.

– Mara – disse o dr. Brandt. – Acho que estamos prontos para a alta.

10

Eles chegaram a Pittsburgh no dia 22 de outubro de 1994. Fazia muito frio, mas o sol deixava a situação mais amena. Enquanto Claudia ia ver o apartamento que tinham alugado – para ela e Beto –, Mara e o irmão foram direto para o imponente Health South Harmarville Rehabilitation Hospital, um lugar ainda maior do que o próprio nome, onde Mara passaria os próximos meses. Beto estava ansioso para mostrar à irmã como Harmarville era diferente do hospital de Boston, para onde ela tinha sido levada quando, no dia 12 de outubro, recebeu alta do Einstein, depois de cinquenta dias de internação.

A viagem até Boston tinha sido bizarra. Mara se sentiu como uma espécie tropical do dr. Hannibal Lecter, o médico canibal protagonista de *O silêncio dos inocentes*: presa com ferros por todos os lados, o pescoço e o rosto fortemente travados, o corpo completamente imobilizado – tudo para evitar que possíveis turbulências desestabilizassem a coluna recém--reconstruída. Além do paladar, a diferença entre ela e o personagem do filme, pensou no caminho até o aeroporto de Guarulhos, era que ele pelo menos poderia tentar se desvencilhar dos ferros; ela, não. E, de quebra, havia um tubo de oxigênio a seu lado, recomendação médica para evitar o risco da falta de ar quando o avião atingisse maiores altitudes – já que apenas recentemente ela tinha voltado a respirar sem a ajuda de um aparelho.

Gabrilli tinha reservado toda a primeira classe do voo para Beto, Claudia, Mara, Gisleine e uma enfermeira do Einstein contratada por exigência do dr. Brandt apenas para acompanhar Mara no voo: se ela não conseguisse respirar, a enfermeira estaria lá para salvá-la. Já Gisleine ficaria algumas semanas para auxiliar no que fosse preciso. Mesmo com o circo armado, Mara estava animada. Sempre quis conhecer Boston, e quando, durante uma sessão de fisioterapia, Gisele falou que os dois melhores centros de reabilitação ficavam em Boston e em Pittsburgh, na mesma hora optou pelo primeiro, ainda que Gisele e o dr. Brandt tivessem recomendado fortemente que ela fosse para Pittsburgh, aquele que conheciam de perto.

Chegando a Boston, não demorou a perceber que tinha feito a escolha errada: a equipe médica era fria e a tratava quase com indiferença. No primeiro dia, passou horas evacuando e perguntou o que tinham dado a ela.

– Você tomou laxante, como tomam todos os pacientes daqui – disse o enfermeiro que veio ao seu quarto. Mara não acreditou naquilo. Nunca teve intestino preso, nem mesmo depois do acidente, e não ia ficar tomando laxante sem precisar.

– Mas eu não preciso, não tenho problemas intestinais – falou lentamente, como conseguia falar, e com sua voz de atendente de banco de sêmen.

O enfermeiro riu debochado e, antes de sair, disse:

– Aqui todo mundo toma.

Seguiram-se dias de tristeza e de dor. Era a primeira vez desde o acidente que sentia aquele vazio. Estava com infecção na bexiga, causada por má higienização, com disenteria e sozinha. Quando pediu que alguém escovasse seus dentes, ritual que ainda dava enorme prazer a ela, ouviu de um enfermeiro:

– Pede para alguém da sua família fazer isso.

Depois de três dias em Boston, Mara chamou Beto e sugeriu que ele voasse até Pittsburgh para avaliar se lá seria uma opção melhor. Beto voltou no dia seguinte.

– Vamos arrumar as malas. Você está de mudança.

A mudança envolvia colocar Mara em uma maca, contratar uma ambulância e acomodá-la em um avião. Não era simples, mas precisava ser feito.

Ao desembarcarem em Pittsburgh, foram direto dar um passeio pela área do centro de reabilitação. A intenção de Beto era mostrar a Mara como aquele era um lugar diferente e, sobretudo, chegar ao ginásio, onde ele esperava que a irmã pudesse se animar; vê-la naquele estado de melancolia estava deixando Beto angustiado. Quando visitou o ginásio pela primeira vez, o lugar estava repleto de atletas cadeirantes, que jogavam e pareciam se divertir. Naquela tarde, enquanto empurrava Mara pelas alamedas arborizadas do gigantesco centro de reabilitação, formado por meia dúzia de prédios, ele torcia para que houvesse a mesma movimentação de atletas, o que certamente a deixaria animada. Por tudo isso, quando entraram, foi um alívio ver que um jogo de basquete estava em andamento.

Beto estacionou Mara num canto da quadra, e ficaram assistindo ao jogo dali. Imediatamente, Mara fixou o olhar em um rapaz loiro de cabelos compridos que parecia coordenar muito bem a cadeira e os movimentos com a bola; jogava de um jeito leve, cheio de ginga e sorrindo a todo instante. Era jovem, talvez tivesse a idade dela ou um pouco mais. O que teria acontecido com ele? Ela ainda tentava desvendar o jovem de cabelos amarelos quando ele olhou para fora da quadra e a viu. Ela observou atônita ele se levantar da cadeira e sair andando sem apresentar nenhum tipo de entrave físico. Se aquele era o tipo de tratamento que davam em Harmarville, ela tinha tomado a decisão correta ao ir para lá. E agora ele vinha ao encontro dela.

– Por que você está sem almofada? – perguntou secamente, e sem se apresentar.

Mara levou alguns segundos para entender que não se tratava de um milagre, que era apenas um fisioterapeuta que queria saber por que ela estava sentada diretamente na cadeira, sem uma proteção para a bunda. Antes que pudesse programar seu cérebro para responder em inglês, viu o rapaz se afastar e voltar com uma almofada. Mara estava sendo apresentada àquela que seria uma companheira inseparável pelos próximos anos. Muito tempo depois, Mara, como deputada federal, seria a responsável por colocar essa almofada para cadeirantes numa portaria do Ministério da Saúde que obrigaria a distribuição gratuita das mesmas pelo SUS. Mas, naquela hora, a pergunta do rapaz de cabelos amarelos parecia apenas deslocada. Dale era o nome dele, um entre dezenas de fisioterapeutas em Harmarville. Enquanto colocava a almofada sobre o assento da cadeira, levantando Mara com a ajuda de Beto, explicava a importância de tirar a pressão da bunda de duas em duas horas para evitar o aparecimento de escaras, que são feridas que se formam devido à imobilidade e a partir do osso, de dentro para fora, difíceis de serem curadas. Disse que a almofada a ajudaria e que ela não poderia mais ficar sem uma. Mara já sabia das escaras, coisa que até ali tinha conseguido, com a ajuda da equipe do Einstein, evitar, mas não queria interromper a explicação detalhada de Dale, então deixou que ele continuasse.

– As escaras são consequência da falta de circulação – ia dizendo ele – causada pela imobilidade do paciente. Sem circulação, o oxigênio deixa de passar pelo sangue, e os ossos das nádegas, sem ar, começam a furar a pele até rasgá-la, momento em que a ferida fica visível. A almofada alivia essa pressão sobre as nádegas.

Mara gostou imediatamente de Dale, e sorriu para mostrar o que sentia.

Ainda à beira da quadra, Dale quis saber o que havia acontecido com ela e qual o tipo de lesão. Depois de escutar com enorme paciência os lentos sussurros de Mara a respeito do acidente e da estadia no Einstein, disse que coordenaria pessoalmente o tratamento e, sorrindo, voltou à quadra, pegou sua cadeira e continuou a jogar. Mara entendeu que havia chegado ao lugar certo.

Harmarville era uma cidade. Havia prédios, trânsito de cadeiras de rodas e muletas entre os estabelecimentos e atividades infindáveis para todo tipo de paciente. Empurrada por Beto pelas alamedas do centro, Mara se permitiu sonhar que poderia sair dali andando, ou pelo menos mexendo os braços. Ficou feliz por ter tomado a decisão de deixar Boston. Mas logo descobriria que a rotina em Harmarville não era exatamente um jogo de basquete.

Os dias começavam cedo. Às seis e meia, armado de um prontuário em uma prancheta, entrava em seu quarto um médico, que fazia Mara se lembrar de seriados americanos, para fazer as perguntas mais mundanas: "Comeu ontem?", "O que comeu?", "Fez xixi?", "Quantas vezes?", "Tomou os remédios?", "O que sentiu?". Pela quantidade de perguntas, parecia papo de primeiro encontro, e Mara só tinha levado papos às seis e meia da manhã com as pessoas com as quais havia dormido. Agora, sua audiência era feita de homens e mulheres de jaleco branco.

O aviso de que o médico estava chegando era dado pelos enfermeiros, que entravam no quarto de Mara para abrir a janela antes de os jalecos brancos chegarem. Depois disso, Mara ficava meio acordada, meio dormindo, sabendo que estava prestes a ser interrogada.

Dale também aparecia cedo na sala de fisioterapia, que era para onde ela ia depois do café da manhã. Mara notou que Dale era dinâmico, incansável, exigente e parecia compartilhar do humor dela. Uma manhã, alguns dias depois de sua chegada, Mara apareceu para os exercícios usando uma meia com desenhos de pequeninos porcos-espinhos:

– Que bichinho é esse, Mara? – quis saber o fisioterapeuta.

– *Hairy-pigs* – tentou ela, sem ter a mais vaga noção de como se falava porco-espinho em inglês.

Dale passou o dia repetindo *"Hairy-pigs! Hairy-pigs! I love them"*.

Foi também Dale que apresentou Mara a seu novo meio de locomoção, uma das mudanças mais drásticas pela qual ela passou em Harmarville: a cadeira de rodas que ela controlava com a cabeça. A primcira foi uma que Mara movimentava através da técnica conhecida como "sip-and-puff", controlada por um dispositivo que ficava ao alcance da boca: bastava soprar para fazer a cadeira se mover. Depois de alguns dias, quando conseguiu fortalecer e mexer um pouco mais o pescoço, ganhou de Dale uma cadeira de rodas que movimentava usando a cabeça: acelerava pressionando o encosto com o pescoço para trás, e, quando queria parar, bastava tirar a pressão do encosto. Para fazer curvas, o comando também era dado pela cabeça – se pressionava o encosto virando o rosto para a esquerda, fazia a curva para aquele lado. A cadeira mais parecia uma poltrona, de tão larga e pesada – pesava quase 130 quilos –, e era completamente diferente das que ela havia usado até ali.

Dale mostrou a ela como usar a cadeira, e em poucos dias Mara já estava familiarizada com o equipamento, sendo capaz de ir e vir pelas dependências do hospital sem depender de outra pessoa. Nem mesmo o episódio do acidente provocado pelo espasmo foi capaz de fazer com que ela abandonasse o equipamento.

Nesse dia, Mara tinha marcado um almoço com Beto no refeitório, um lugar grande, cheio de mesas e bancos e onde a comida era servida no estilo bandejão. Em Harmarville o refeitório era dividido por tipos de comida: o lugar do cachorro-quente, o lugar do hambúrguer, o da comida mexicana. Quando Mara chegou, Beto já a esperava em uma das mesas coletivas. Como sempre faziam, entraram na fila para se servir e, à mesa, ela contou tudo o que tinha feito naquele dia. Um discurso ainda cheio de pausas, meio aos sussurros e bastante ofegante: seriam necessários mais tempo e muitos exercícios respiratórios para fazer a caixa torácica e o diafragma recuperar a capacidade de inspirar e expirar amplamente. Mas, empolgada, ela falou tanto que, quando notou, já era hora da terapia recreacional, a parte leve do dia, e ela estava atrasada.

– Beto, tenho que ir. A gente se vê mais tarde – disse isso e foi saindo apressada em direção à porta.

O irmão ainda mastigava a sobremesa quando viu o que estava para acontecer. Mara teve um espasmo, e sua cabeça ficou tensionada para trás, presa ao comando "acelerar", e em "alta velocidade". E, acelerando, ela foi indo para cima da pilha de pratos descartados. Beto não teve tempo de reagir, apenas viu quando a irmã enfiou a cadeira no meio de dezenas de bandejas, fazendo cair pratos por todos os lados e chamando a atenção de todo o recinto.

Mara olhou para o chão e disse um "*I am very sorry*" para todos os que estavam se abaixando para recolher pratos, talheres e restos de comida que ficaram pelo caminho. Mas não teve tempo para se sentir constrangida, estava muito atrasada. Virando a cadeira, se mandou para a prática. No dia seguinte, Dale, que já sabia do acidente das bandejas, riu mais do que havia rido com o episódio do porco-espinho. E Mara ganhou de presente da clínica um par de joelheiras, sendo instruída a não mais pilotar sua cadeira sem elas – afinal, seu joelho funcionava como um para-choque.

Desde o acidente, espasmos passaram a ser comuns, e Mara estava aprendendo a lidar com eles. O primeiro foi no hospital em São Paulo, na semi-intensiva, e ela notou que amigos e acompanhantes, quando viam seu corpo se contorcendo de maneira aparentemente involuntária, faziam expressão de horror e choque. Como as tremedeiras passaram a ser constantes, acrescentaram à medicação intravenosa uma dose de diazepam, que a deixava grogue. Ao perceber que a sonolência tinha aumentado, ela quis saber do enfermeiro por quê, e ele explicou que, dessa forma, podiam diminuir ou até eliminar os espasmos. Quando ele saiu do quarto, Mara ficou sozinha pensando que aquilo não podia fazer sentido. "Se meu corpo não se mexe", raciocinou, "e o espasmo faz com que ele se mexa, o espasmo não pode ser ruim, a despeito do que os outros sintam quando me veem tendo um." Em vez de evitá-lo, bastava surfar na onda que ele gerava, pensou. "Vou encarar como uma onda e aprender a deslizar por ele", decretou a si mesma. Com o tempo, descobriria que o espasmo é a manifestação de um corpo que não se mexe para indicar as mais variadas coisas, como dor, cansaço ou até fadiga muscular, e que medicamentos com o princípio ativo baclofeno agem sobre o sistema nervoso central, interrompendo a tremedeira involuntária. Sua intuição naquele dia no Einstein estava certa: era preciso controlar o espasmo, mas não calá-lo. Só que nadar contra a corrente médica é para bravos.

Meses depois de voltar ao Brasil, ela decidiria se testar por conta própria: começaria dobrando a dosagem, até perceber que depois de duas semanas seu corpo manteria os espasmos com a mesma regularidade, embora ficasse ainda mais grogue. Durante esse período, jantando em um restaurante paulistano sofisticado, teria um espasmo tão forte que o tênis que usava pararia na mesa ao lado. Nessa hora, ela suspenderia a medicação, contrariando outra vez os médicos: se o dobro da dose não era capaz de interromper a tremedeira por completo, então alguma coisa estava errada. Por outro lado, assim que parasse a medicação – numa segunda fase de testes por conta própria –, os espasmos aumentariam demais e passariam a ser ainda mais violentos. Definitivamente alguma coisa ali não fazia sentido, e, como ela imaginava, a medicação jamais seria capaz de enganar as necessidades de seu corpo. Duas semanas depois, ainda sem medicação, a surpresa: os espasmos diminuíram. E seria assim que ela começaria a aprender a se relacionar com os espasmos, surfando no tsunami que cada um deles para sempre teria a capacidade de criar, mas sem uma medicação para calá-los. Se seu corpo quase inerte estivesse a fim de se mexer, não seria ela que iria negar a ele o privilégio. Com o tempo, seria capaz de detectar a iminente chegada de um espasmo e preparar a assistente, ou quem estivesse por perto, para ajudar a fazer com que ela surfasse na onda; e nunca mais chutaria o sapato na testa de alguém.

Mas em Harmarville nem o bom humor de Dale era capaz de atenuar o sofrimento do tratamento. Com o acidente, Mara desenvolveu absoluta intolerância a ficar deitada de barriga para cima. Sempre que a colocavam nessa posição, o frio e o desconforto eram enormes. Além disso, por causa da bunda bem formada, quando estava de barriga para cima o volume das nádegas apoiadas na superfície fazia a coluna se arquear demais. A posição ficava levemente suportável se alguém estivesse mexendo em seu corpo ou se as solas de seus pés estivessem apoiadas em uma superfície. Mas apenas deitada em posição de morto era coisa que a fazia se sentir como um bicho atropelado – ela abominava essa posição. E, durante a terapia com a equipe de Dale, ela tinha que ficar muito tempo assim. Havia um exercício particularmente cruel. Nele, Mara deitava de barriga para cima em uma espécie de maca rente ao chão. Isso feito, amarravam suas mãos e cotovelos em pequenas pranchas com rodinhas, como se fossem pequenos skates. E então pediam que ela tentasse abrir e fechar os braços, numa espécie de polichinelo bizarro. Nessa posição, só conseguia ver o teto da sala de reabilitação e, como dava, tentava se concentrar para fazer seus braços movimentar as pranchas. Fazia força, muitas vezes em doses brutais, mas as pranchas permaneciam estáticas. Toda vez que tentava o movimento, sentia vontade de chorar, um choro que não era emocional, mas físico; um choro estranho, sem emoção. Um choro que ela passou a chamar de orgânico – o choro do corpo que tenta se mover e não consegue.

Para atenuar o desconforto, gastava o tempo pensando na infância, nos dias em que, ainda criança em Santo André, passava horas na grama fazendo exercícios de alongamento. Era o que mais gostava de fazer, e, de tanto insistir, adquiriu flexibilidade invejável. Depois, já adolescente, voltava da aula, trocava de roupa e corria para a grama, para ficar se alongando, plantando bananeiras e fazendo polichinelos. Norma precisava gritar várias vezes para que ela parasse com aquilo e fosse almoçar.

Enquanto tentava mover seus braços alguns milímetros em Harmarville, lembrou-se do verão de 1982, quando foi com Beto para a Europa, e da sensação de liberdade que sentira ao esquiar na neve pela primeira vez. Dale a observava na prancha, e ela aproveitou para fechar os olhos e tentar se imaginar deslizando montanha abaixo, sentindo a plenitude que experimentara naquela viagem sem os pais, livre para fazer o que quisesse longe de casa. Tinha sido uma aventura memorável. Ela e Beto passaram mais de um mês em Gryon, na Suíça, com os filhos dos França, uma família amiga. Nem o tombo que tinha levado no último dia, que a obrigara a voltar para o Brasil com a perna engessada e em uma cadeira de rodas, tinha conseguido estragar a farra.

Mas era engraçado que ela agora pensasse nessa fase com carinho, porque a verdade é que aquele havia sido um período cheio de altos e baixos.

Antes de ir para a Suíça, Mara havia terminado o ginásio e trocado o colégio Santa Maria pelo temido Bandeirantes. Tinha quinze anos e, na volta, teria que fazer o colegial numa escola conhecida por ser rígida e difícil. Para alguém que desprezava estudar, a imagem que o Bandeirantes possuía era aterrorizante. Ela era o tipo de aluna que passava sempre raspando e, por isso, começou a intuir que 1982 seria um ano estressante. Mas, em vez de estudar, gastou 1982 se apaixonando pelos mais variados rapazes e, embora soubesse que devia, não conseguiu colocar matemática, química e geografia em primeiro plano.

O primeiro candidato, Nei, era filho dos França, e fez parte da viagem de esqui à Suíça. Mas o romance não saiu do sonho, e Mara então entregou seu coração platonicamente ao professor de tênis. Com isso, intensificou as aulas, e, embora essa história também não tenha se concretizado, serviu para aprimorar muito seu saque e voleio. Em seguida, Raul voltou para sua vida. Raul tinha sido, aliás, o primeiro amor. Aos nove anos, Mara o vira no clube e imediatamente entendera que estava apaixonada. Gastava os dias pensando em Raul, encantada com sua beleza. Mas, depois de um tempo, perdeu contato com ele, e foi apenas em sua festa de quinze anos – festa-surpresa que Claudia deu à filha – que reencontrou o primeiro amor. Raul estava ainda mais bonito e foi o primeiro homem a levar Mara para jantar fora.

Mil novecentos e oitenta e dois passou voando, e, com tantas coisas acontecendo, a notícia que recebeu no fim do ano, a de que tinha repetido o primeiro colegial no Bandeirantes, não chegou a ser um escândalo, mas o que veio a seguir, sim.

Mara soube que teria que sair do Bandeirantes porque, como repetente, não estava autorizada a continuar estudando ali. Ficou arrasada: tinha feito boas amizades e não queria sair. E, afinal, havia se esforçado demais para não repetir: quando soube que precisaria tirar dez em quase todas as matérias para evitar o desastre, trancou-se no quarto e estudou como nunca na vida. De fato, tirou as notas que precisava nas matérias pendentes, mas fracassou naquelas em que bastava uma nota baixa. O plano então foi colocá-la em outro colégio da rede, o Jabaquara. Se as notas que obtivesse fossem sólidas, seria reintegrada ao Bandeirantes para o segundo colegial.

No Jabaquara, descobriu a arte de estudar. Mordida com a repetência e humilhada pela expulsão, passou boa parte de 1983 trancada no quarto, ela mesma intrigada com o inusitado interesse pelos estudos e pela força de vontade para deixar todas as possibilidades de romance para lá. Obteve nota máxima em quase todas as matérias e pôde, finalmente, voltar ao Bandeirantes.

A volta se mostrou promissora: no primeiro dia de aula, conheceu aquelas que seriam duas das melhores amigas por muitos anos: Beatriz e Patricia.

Beatriz não foi com a cara de Mara imediatamente. Achava que Mara era uma patricinha metida a bicho-grilo que puxava o saco dos professores levando chá para eles todos os dias. Mas Patricia era uma velha conhecida de Santo André – na juventude, Gabrilli havia inclusive namorado a mãe dela –, e, como era muito amiga de Beatriz, não demoraram a formar um trio. Estudavam juntas, saíam juntas e fumavam juntas. Patricia, sempre mais careta, às vezes acabava repreendendo as duas, mas Beatriz e Mara não davam bola para as broncas que levavam. Juntas, Beatriz e Mara experimentaram maconha dentro do carro de Beto. Gostaram tanto que inseriram o baseado em suas vidas com frequência. Como Beatriz morava em Santana e Mara em Santo André, quando saíam, Mara tinha que percorrer os mais de quarenta quilômetros entre os municípios, trajeto que nunca fazia em menos de uma hora. Era a circunstância ideal para fumarem. Durante o terceiro colegial, quando Mara já tinha um carro, o que mais faziam juntas era sair, fumar e paquerar.

A amizade ganhou contornos ainda mais coloridos depois de uma viagem a Garopaba, em Santa Catarina.

Estavam com amigos, e, num fim de tarde depois da praia, Beatriz e Mara se deitaram na mesma cama para conversar. A conversa evoluiu para carícias, e as duas acabaram transando. Passaram a noite juntas, Mara com a certeza de que aquilo era a coisa mais natural que já tinha feito. No dia seguinte, ao acordarem lado a lado, começaram a rir. Ficaram juntas outra vez, numa viagem a Paris, sem que com isso a amizade perdesse as características.

Mara pensava em Beatriz e naquela aventura sexual enquanto, na sala de fisioterapia de Harmarville, tentava lidar com o frio que sentia por estar de barriga para cima. A cada dia, aparecia ali mais agasalhada. Até que decidiu que a melhor coisa a fazer seria ir de gorro; com a cabeça quente, o frio seria sensivelmente menor, imaginou. Um dia, a caminho da fisioterapia, o gorro caiu sobre seus olhos, e ela não conseguiu mais pilotar a cadeira. Ficou no corredor dizendo:

– Tem alguém aí? Preciso que tirem o gorro de meus olhos. Alguém, por favor.

Finalmente, um passante teve a delicadeza de parar e tirar o gorro de seus olhos.

Com Dale, deitada naquela posição que tanto odiava, ficava administrando o enorme desconforto e tentando fazer com que seus braços reagissem, minimamente que fosse, ao comando do cérebro. Até que, algumas semanas depois de sua chegada, alguém viu uma das pranchas se movendo. Eram milímetros, talvez nem isso, mas houve um movimento. Dale comemorou como se seu time tivesse ganhado um campeonato. Mara, exausta, sorriu. Sabia que a recuperação passava por dedicação completa e estava disposta a continuar tentando – naquela circunstância, milímetros eram quilômetros.

Ela estava em Harmarville fazia três semanas quando recebeu a notícia de que Henrique iria visitá-la. Como representante de vendas da Vicunha, tinha ido à Alemanha trabalhar e, na volta, passaria para vê-la.

Mara riu de pensar que ele quase daria a volta ao mundo para passar por Pittsburgh a caminho do Brasil. Naquela noite, brincou com Beto:

– Ele vai fazer Berlim-São Paulo via Pittsburgh.

Não importava, ela estava com saudade dele e queria conversar.

Durante a estadia no Einstein, Henrique visitava Mara quase diariamente. Ao contrário de Paulo, sempre recebido com olhares e agressões verbais de Claudia, Henrique era bem-vindo e ficava muito tempo ao lado dela. Tentava permanecer forte, mas, quando saía do hospital, passava a noite chorando, sem conseguir acreditar no que havia acontecido. Quando a viu pela primeira vez na UTI do Einstein, começou a tremer e só não chorou porque Mara, deitada de barriga para cima, amarrada à cama e usando a tabela de letras, conseguiu dizer a ele:

– Lembra quando eu era um corpo? Hoje sou um par de olhos.

E os dois riram.

No dia em que Henrique chegou a Harmarville, encontrou Mara e Claudia no quarto. Ela estava na cadeira de rodas conversando com a mãe e, ao notá-lo na porta, começou a chorar. Ele tinha dito a si mesmo que não choraria, mas, ao vê-la aos prantos, não aguentou. Chorando, foi até ela, ajoelhou-se e colocou a cabeça em seu colo. Ficaram assim um tempo, Claudia segurando uma das mãos da filha perto de sua cintura e acariciando-a com os dedos como quem, por hábito, afaga o bicho de estimação. Quando finalmente conseguiram se afastar e parar de chorar, Mara começou a contar tudo o que estava acontecendo em Harmarville. Enquanto falava, Claudia continuava segurando a mão da filha na altura da cintura. Henrique observava as duas, feliz por notar que pareciam bem: ele sabia como o afeto de Claudia era importante para Mara.

Mas, depois de alguns minutos, houve um momento em que Mara disse alguma coisa que deixou Claudia contrariada e ela então soltou a mão da filha. A cena o deixou perplexo: a mão de Mara caiu como uma tábua, pesada e passando perto de uma das rodas antes de ficar balançando como um pêndulo até, finalmente, parar. A imagem ficaria em sua cabeça por meses, sem que ele jamais soubesse o que Mara havia dito para deixar a mãe contrariada.

Quando Claudia saiu e os enfermeiros colocaram Mara na cama, Henrique sentou-se na beirada e olhou bem para ela. Não parecia a Mara de sempre, embora o sorriso estivesse ali. A situação estava dilacerando Henrique por dentro: a amiga, tão ativa e inquieta, parecia agora inerte, o frio e a escuridão daquela cidade estranha, aquele lugar cheio de pessoas com os mais variados tipos de problemas... de repente, ele só queria sair dali, não precisar mais vê-la, correr para longe e chorar. Mara o tirou do devaneio quando disse:

– Vem cá. – Sem jeito, Henrique abaixou a cabeça em direção ao rosto dela. – Vem mais – ela pediu. Ele abaixou um pouco mais. – Cola seu ouvido na minha boca – ela voltou a pedir. Ele colou, e ela disse: – Nunca mais me olha desse jeito.

Henrique percebeu o inimaginável: estava moralmente mais aniquilado do que ela.

Ficou mais dois dias em Pittsburgh, no apartamento que Claudia havia alugado, e voltou ao Brasil. Na mesma semana pediu demissão, pegou uma mochila e se mandou para a Ásia. Deprimido, perdido e pirado, não conseguia acreditar na fragilidade da vida e em como ela podia perder o sentido da noite para o dia. Ficar no Brasil era continuar a frequentar amigos em comum e continuar a se lembrar do acidente; era preciso escapar. O que ele ainda não sabia é que não há fuga possível de uma grande dor: é preciso vivê-la até a última gota. Durante os primeiros seis meses de viagem, deixou a barba e o cabelo crescer e não passou um dia sequer sem pensar em Mara e chorar. Todas as vezes que ia até um telefone e fazia menção de ligar para ela, desistia e se sentia um covarde. Não conseguia falar com ela, perguntar a respeito dela, nada. Queria se esconder, sumir, nunca mais pensar naquilo. Foi apenas depois de um ano que ele, de volta ao Brasil, fez as pazes com o acidente, com a efemeridade da vida e com a nova ordem das coisas. E só então conseguiu pegar o telefone e ligar para Mara.

Enquanto Henrique pirava na Índia, Mara tentava encontrar seus novos limites em Pittsburgh.

Harmarville era um gigantesco complexo de reabilitação física. Havia uma infinidade de salas, uma dúzia de prédios, milhares de profissionais, cadeirantes e "muletantes" indo e vindo. O clima era completamente diferente do que Mara tinha encontrado em Boston: a despeito do que sentira Henrique ao entrar ali, o local possuía certa alegria, apesar de todas as histórias dramáticas que eram contadas em seu perímetro.

Mara gostava especialmente de seu quarto, localizado dentro de um ambiente de uns trinta metros de comprimento por uns cinco de largura, todo dividido por cortinas que iam do teto ao chão e permitiam a formação de quatro cômodos no total. O de Mara era o último, uma pequena indulgência, na verdade. Havia nele duas enormes paredes de vidro que davam para um bosque repleto de árvores avermelhadas e amareladas. Era uma paisagem estontante, e, toda vez que Mara entrava ali, ria da ironia de um dia ter querido uma vista de tirar o fôlego. Somada à que tivera na UTI do Einstein, de onde via o skyline de São Paulo, essa já era a segunda vista espetacular com que era premiada depois do acidente.

A rotina em Harmarville era meio maluca para as coisas teoricamente mais simples. Por exemplo, o ato de fazer cocô. Segundas, quartas e sextas eram os "shit days" na ala de Mara – a ala de Lesões na Coluna Vertebral, Distúrbios Neuromotores e Doenças Degenerativas. O complexo era formado ainda pela ala dos amputados, a ala das fraturas de cérebro e a ala das crianças.

O dia do cocô funcionava assim: uma equipe de enfermeiros entrava e fazia limpeza intestinal em série em todos os pacientes daquela ala. Antes de o time da limpeza intestinal chegar, nas primeiras horas da noite, os internos eram virados sobre o lado esquerdo do corpo, e o processo do começo ao fim não demorava mais do que três minutos – era mesmo uma atividade em série, muito bem ensaiada e coordenada pelos enfermeiros. O nome técnico da coisa Mara aprendeu no primeiro dia: era "bowels training", e o slogan, "today is the day to move your bowels" (hoje é o dia de movimentar seu intestino). Essa experiência vai me mudar para sempre, pensou na primeira semana que passou pelo bowels training. Como alguém que faz cocô em grupo deixa de se transformar profundamente?, repetia para si mesma, dizendo que deveria encarar o dia da merda como uma lição de humildade e entrega. Era pensar assim, ou segundas, quartas e sextas terminavam do jeito mais estúpido possível – com uma pessoa que ela nunca viu antes enfiando uma bisnaga em seu ânus.

Os recolhedores de merda chegavam como um exército com suas bisnagas em riste. Cada uma delas era introduzida sem cerimônia no ânus alheio para que ali fosse injetado um líquido, realizando uma espécie de lavagem. Com o expurgo da água injetada, saíam também os excrementos. No caso de Mara, não demorava mais do que três segundos para tudo ser expelido. Mara fazia isso olhando para o bosque de árvores avermelhadas e amareladas, o que a ajudava a simplesmente aceitar.

Depois do primeiro "bowels training", contou a Beto o que havia acontecido. Estavam almoçando no refeitório:

– Beto, eles vão indo de cu em cu sem parar, sem pestanejar, em ritmo constante. É tudo muito rápido e preciso. Fedido pra cacete, mas preciso.

O irmão riu, Mara também, mas a verdade é que o cheiro de excremento em dose industrial era insuportável, e ficava impregnado na ala e nos corredores por horas. Um cheiro que ela jamais esqueceria.

Pela manhã, depois de ser trocada, Mara se mandava para o café no refeitório, refeição que às vezes preferia fazer na cama mesmo, antes de dar início aos trabalhos, que se estendiam até as cinco horas, quando ia jantar e tinha que se despedir de Beto e Claudia. Os dois passavam boa parte do dia no centro de reabilitação acompanhando o tratamento. Beto e Claudia faziam isso não apenas porque queriam ficar por perto, mas também porque Harmarville se propunha a educar os familiares a respeito do contínuo processo de reabilitação e cuidados que deveriam ter andamento quando o paciente voltasse para casa. O recado era: vocês também estão em tratamento.

A rotina diária foi rapidamente assimilada por Mara, mas havia as noites, sempre longas e melancólicas. Depois que era colocada na cama, não restava mais o que fazer. E isso acontecia todos os dias, entre seis e sete horas. Ali, em sua solidão com vista para o bosque, ela só não se sentia completamente isolada porque havia no travesseiro uma espécie de bolacha de metal na qual ela deveria bater alguma parte da cabeça sempre que precisasse chamar um enfermeiro.

O colchão de sua cama era de água aquecida, e havia entre o corpo dela e ele algumas bolsas elétricas das quais emanava calor, desligando automaticamente a partir de certa temperatura. Depois do acidente, a temperatura do corpo de Mara sofreu transformações. Como a regulagem da temperatura do corpo é feita por controle medular, para o lesionado tudo pode se alterar. Há pacientes que suam descontroladamente, e outros que jamais voltam a suar – o caso de Mara.

A transpiração se dá para devolver o calor ao ambiente e regular a temperatura do corpo, e Mara perdeu a capacidade de se autorresfriar e se autoaquecer. No frio, sentiria mais frio, até porque, sem se mexer, o frio tende a aumentar. No calor, muito mais calor. Fazia muito frio em Pittsburgh, e por isso havia bolsas térmicas em sua cama. Um dia, as bolsas térmicas se descontrolaram e passaram a aquecer sem parar, a ponto de Mara perceber que havia alguma coisa muito estranha acontecendo – embora não sentisse a pele queimando, porque não tinha mais esse tipo de sensibilidade, percebeu um calor que vinha das entranhas. Apavorada, começou a bater a cabeça na bolacha de metal, mas ninguém correu para auxiliá-la. Mara partiu para a gritaria, na esperança de que uma de suas vizinhas de quarto a ouvisse e pedisse ajuda. Mas sua voz saía fraca, tímida, sem muita colaboração do diafragma e da caixa torácica, ambos ainda fragilizados com o acidente. Chegou a pensar que iria morrer queimada quando, finalmente, um enfermeiro apareceu.

– Estou pegando fogo, onde vocês estavam? – disse muito nervosa e sem obter uma resposta, a não ser um tímido "*I am sorry*".

Em Harmarville, a televisão do quarto de Mara funcionava com comando de voz, mas ela não dava muita bola para o aparelho. Até porque todos os canais estavam obcecados pelo caso O. J. Simpson, o do ex-jogador de futebol americano acusado de esfaquear a mulher, e Mara não aguentava mais o assunto. O que gostava de fazer, e fazia quase todas as noites, era falar com Paulo ao telefone.

Sabia que por volta das sete horas da noite Paulo sempre ligava. Com o auxílio de um fone de ouvido, contava a ele o que tinha feito no dia, e ele falava do trabalho, de como estava se sentindo. Era uma sensação estranha. Se por um lado adorava passar muito tempo falando com ele, por outro era ótimo estar livre de Paulo. A impossibilidade de sair da cama e ir para a casa dele era libertadora. Se estivesse no Brasil, já teria dado um jeito de encontrá-lo. Mas, tão longe, vivia uma verdadeira desintoxicação de Paulo. E a verdade é que isso a deixava feliz. Não sabia quanto tempo teria que ficar nos Estados Unidos, e tampouco sabia o que aconteceria com o relacionamento, muito menos com ela, mas, pela primeira vez em mais de um ano, Paulo já não a angustiava mais.

Uma noite, depois de desligar o telefone e, com a voz, buscar alguma coisa para ver na TV, ouviu a paciente do quarto ao lado gritando desesperadamente. Os gritos eram intercalados de um pranto agudo e angustiado.

– Eu vou morrer, eu vou morrer – dizia a mulher, uma negra de uns cinquenta anos com quem Mara tinha pouco contato pelos corredores do centro.

Esperou que a crise fosse controlada e então deu uma cabeçada na bolacha de metal. Quando a enfermeira apareceu, perguntou o que havia acontecido.

– Ela tem esclerose múltipla.

– O que é isso?

– Uma doença degenerativa do sistema nervoso central, de progressão contínua, que vai lentamente fazendo com que a pessoa perca os movimentos – disse a enfermeira enquanto virava o corpo de Mara na cama, rotina que se repetia de três a quatro vezes por noite, para melhorar a circulação e evitar escaras. E rotina que ela teria que repetir quando voltasse para casa, e para sempre.

Quando a enfermeira saiu, Mara estava mergulhada em um oceano de sensações agridoces. Por um lado, feliz por saber que aquele não era seu caso e que ela não iria morrer – pelo menos não tão cedo. Mas havia também certo choque por ter agora o conhecimento de que uma doença cruel como aquela podia existir. Mara sentiu pena da colega de quarto, coisa que nunca sentiu de si mesma. No dia seguinte, quando passou pela cama de sua vizinha, notou que estava vazia.

– Onde está a mulher que estava aqui ontem à noite? – perguntou para o enfermeiro que passava.

– Foi transferida. Ela está muito deprimida, precisa de outro tipo de tratamento.

Mara levaria alguns anos para enxergar a esclerose múltipla com outros olhos, e ser capaz de fazer palestras a respeito de qualidade de vida para pessoas diagnosticadas com doenças degenerativas do sistema nervoso central. Naquela manhã em Pittsburgh, ela não sabia nada a respeito da doença. Foi para o refeitório pensando na mulher do quarto ao lado, e pela primeira vez entendeu que havia em sua situação uma espécie de beleza – tratava-se de uma condição que, com esforço, tenderia a melhorar a cada dia, ao contrário da daquela mulher, que, em tese, só pioraria. De um jeito estranho, e respingado de culpa, sentia-se incrivelmente bem. Tão bem que pela primeira vez não foi cutucada por uma pontada no fígado ao entrar no prédio da terapia vocacional. O prédio ficava longe de tudo, era preciso atravessar o complexo inteiro para chegar lá – aquele era o local que deveria preparar Mara para o mercado de trabalho que a esperava saindo dali.

O edifício era enorme, e havia nele desde cursos técnicos para ser cabeleireiro até cursos para preparar o lesionado a exercer, por exemplo, profissões como a de dentista. Na entrada havia uma tabela que relacionava a altura da lesão medular com as possíveis carreiras que o lesionado estaria apto a seguir. Se o lesionado tivesse mantido os movimentos do bíceps e do deltoide, havia ali uma lista de profissões que ele estaria habilitado a exercer, e para as quais poderia ser treinado. Tudo para dar ao paciente opções de entrada e recolocação no mercado de trabalho. Começou a perceber ali como Deus foi ousado com ela. Se tivesse pelo menos o movimento de um braço, já seriam algumas opções. Mas para a lesão de Mara, que só manteve os movimentos do pescoço para cima, não havia indicação de carreira. E era exatamente isso que fazia com que ela se sentisse incomodada ao entrar. Quando chegava, ia direto para a sala dos computadores, onde aprendia a digitar com a boca. E ali ficava, muitas vezes com Beto, por horas. Naquele dia, entrou cantarolando.

Como passatempo, havia o cinema.

Mara estava em Pittsburgh há três dias quando soube da sala de cinema na qual, duas vezes por semana, exibiam-se filmes. Ficou animada, e mais ainda quando disseram a ela que frequentar a sala de cinema contava pontos para a alta.

Em Harmarville, a alta era conferida por uma junta médica, e apenas depois de o paciente passar por uma série de testes e entrevistas realizadas para avaliar se ele sairia dali carregando todos os ensinamentos e devidamente preparado para a nova vida lá fora. Quem havia passado por isso contava que a ocasião era formal e que a prova era duríssima. Mara conhecia a forma de agir dos médicos locais. Quando chegou a Harmarville, uma experiência em particular a fez sacar como eles poderiam agir, e a deixou nervosa.

Ao apresentar a eles as centenas de exames que trouxera de São Paulo, todos feitos no Hospital Albert Einstein, ouviu que nenhum dos exames trazidos seria aceito e que ela teria que fazer todos outra vez. Além do incômodo de ter que passar pela batelada de exames novamente, e alguns eram bastante chatos de ser feitos, ela não tinha plano de saúde e a brincadeira custaria caro. Sem falar que, para fazê-los, seria transportada em uma maca, deitada de barriga para cima, morrendo de frio e olhando apenas para o teto: já não suportava mais essa posição.

Por causa dos altos custos da internação, da infinidade de exames e de todos os demais gastos médicos, Gabrilli teve que vender mais alguns imóveis para arcar com os crescentes débitos. O dinheiro era suficiente para oferecer a ela o melhor tratamento possível, mas Mara não gostava de achar que estava sendo desperdiçado. Com isso em mente, recusou-se a refazer os novos exames. Mas a administração do centro de reabilitação não voltou atrás, e Mara foi obrigada a ceder.

Dias depois, recebeu em seu quarto a visita do chefe da neurocirurgia do hospital de Pittsburgh. Um homem jovem e elegante que poderia ser executivo do mercado financeiro ou salva-vidas do seriado *Baywatch*, pensou. Ele entrou sério, deu bom-dia e começou a mostrar a ela os exames refeitos.

– Seu pescoço está angulando, e isso não é bom – disse, apontando para a suposta angulação que Mara não conseguia ver. – A cirurgia que foi feita em você utilizou-se de um fio de aço, espécie de arame, muito fino, e é necessário que coloquemos mais sustentação em seu pescoço, talvez uma placa de titânio. Se não fizermos isso, seu pescoço continuará a entortar, e você perderá os movimentos do rosto.

Mara achou que estava tendo um pesadelo. O dr. Baywatch entrou ali para dizer basicamente que a cirurgia feita em São Paulo tinha sido ruim e, por isso, teria que ser refeita. Tudo outra vez? Aquilo não parecia correto.

– O senhor quer dizer que vou ter que voltar para o respirador? – perguntou.

– Sim – disse ele secamente.

– E eu vou sair do respirador?

– Provavelmente não, mas a cirurgia precisa ser refeita, e rápido.

Se pudesse, teria dado um soco no estômago daquele médico. Quem, aliás, era aquele cara? Como ele ousava entrar em seu quarto para dizer tudo aquilo? Mara não estava disposta a engolir a nova ladainha sem apurar os fatos por conta própria. Horas depois, chamou Beto, e os dois concordaram que ele poderia levar os exames a outros neurologistas nos Estados Unidos. Naquela semana mesmo, o irmão agendou algumas visitas. Foi primeiro para Cleveland, Ohio, onde ouviu de um especialista que a operação deveria mesmo ser refeita. Foi então para Minnesota, e recebeu a mesma informação: seria necessário colocar uma placa de titânio no pescoço dela, talvez até duas – uma na frente e outra atrás. Desanimado, voltou para Pittsburgh e foi conversar com Mara.

– Mara, vamos ligar para o dr. Brandt – sugeriu.

Mara sabia que essa era a coisa certa a ser feita. No dia seguinte, na hora do almoço, Beto e Mara foram para um telefone público adaptado, desses baixinhos, e Beto ficou segurando o aparelho no ouvido da irmã enquanto ela falava com Brandt.

– Doutor, eu estou ligando porque me disseram aqui que meu pescoço tá caindo – começou ela entre suspiros. – Eles chegaram a insinuar que o senhor colocou ali apenas um araminho, porque meu estado era muito grave e eu provavelmente ia morrer mesmo. Como não morri, querem refazer tudo, colocar uma placa de titânio e sei lá mais o quê.

Mara quase podia ouvir o dr. Brandt respirar como um pit bull do outro lado da linha. Depois de algum tempo, durante o qual parecia que ele estava tentando se acalmar e tomando fôlego, ela ouviu a voz dele finalmente:

– Que história é essa? Você tem movimento de pescoço, e seu pescoço está muito seguro, não está caindo, nem vai cair. Me manda o exame que você refez e vou comparar com o antigo antes de falar qualquer outra coisa. Mas já vai observando todos aí com placa de titânio, e repara como não mexem o pescoço.

Mara disse que faria isso e se despediram. Mara então pediu que Beto colocasse os exames no correio e foi para a fisioterapia pensando em que atitude deveria tomar. Na entrada da ala, teve uma ideia. Abordou o primeiro tetraplégico que encontrou.

– Ei! Você tem dor no pescoço?

– Muita dor – respondeu o rapaz.

Mara foi falar com outro, e recebeu a mesma resposta. E então ela começou a observar os tetras a sua volta, quase todos com a tal placa de titânio, e notou que havia um mesmo aspecto neles: tinham o olhar entristecido, pareciam não ter atitude, um aspecto quase abobado. Ela não se via assim e não tinha nenhuma dor no pescoço. Por que o operaria se estava se sentindo tão bem?

Dias depois, voltou a falar com o dr. Brandt, e ele confirmou suas suspeitas.

– Mara, olhei os exames, comparei os dois e digo que seu pescoço não está angulando. O que seu pescoço tem chama-se mobilidade, coisa que ele perderá se colocarem aí uma placa de titânio.

Naquela noite, Mara chamou Beto e Claudia para uma conversa. Comunicou que tinha decidido não operar o pescoço e explicou os motivos: tinha levado em conta o que o dr. Brandt dissera, o enorme risco de nunca mais se livrar do respirador, o altíssimo custo que aquela operação teria e, mais ainda, sua intuição: estava se sentindo bem, melhor do que jamais esteve depois do acidente. Claudia e Beto concordaram, e Mara avisou que no dia seguinte falaria com o dr. Baywatch a respeito da decisão.

– Ok, a decisão é sua – respondeu o dr. Baywatch quando a ouviu dizer que não operaria. – Assim como será você, e mais ninguém, que terá que arcar com as consequências de um rosto paralisado – concluiu antes de se retirar batendo os pés.

Por tudo isso, ela sabia que a sabatina da alta seria duríssima.

A sabatina era feita, na verdade, ao redor de uma enorme mesa na qual ficavam mais do que uma dúzia de médicos, terapeutas e os enfermeiros que haviam cuidado daquele paciente. O paciente indicado para a alta sentava em uma das cabeceiras, e cada profissional fazia uma pergunta. Elas iam das mais simples, como: "Qual a indicação de sua lesão?", até as mais bizarras e complexas, como, por exemplo:

"Como você ensinaria uma pessoa no meio da rua a te alongar?". Para Mara, fariam perguntas do tipo: "Como você ensinaria uma pessoa no meio da rua a te sondar?". Seria preciso responder em inglês, claro, e seguindo o protocolo do corpo médico de Harmarville. Não bastaria, por exemplo, se referir ao joelho, seria preciso dizer "patela". Mara começou a ter pesadelos com esse dia. O que ela não sabia é que ele ainda estava longe.

Pensando na alta, na primeira sexta-feira que passou no centro de reabilitação foi conferir o cinema. Para seu horror, o filme do dia era a respeito da bexiga da pessoa com lesão medular. Logo entendeu que não haveria *Uma linda mulher*, *Duro de matar* nem nada parecido. Os filmes eram todos técnicos e educativos ("a pele da pessoa com lesão medular", "a vida sexual da pessoa com lesão medular", "o intestino da pessoa com lesão medular"), e só por isso somavam pontos para a alta.

Ainda que não fossem filmes com Julia Roberts, ela ficou e assistiu a tudo do começo ao fim. Na semana seguinte, estaria presente para a sessão sobre o funcionamento dos rins do lesionado medular. Um pouco por causa da sabatina da alta, e muito por curiosidade, Mara passou a ter interesse obsessivo pelo corpo humano, e interesse quase paranoico pelo funcionamento de seu próprio corpo.

Obstinadamente, lia tudo o que encontrava a respeito. Se não encontrava nada, pedia para Beto comprar. Estudava as terminações nervosas, os músculos e quais nervos movimentavam quais músculos. Aprendeu tudo sobre sua pele, sobre os remédios pertinentes a sua condição, sobre espasmos, coração, intestino, bexiga, pulmão e circulação sanguínea do lesionado.

Entendeu que seu corpo estava desconectado e que deveria reaprender a senti-lo e a utilizá-lo da forma como ele se apresentava agora. Reconectá-lo não era o fundamental, o fundamental era redescobri-lo: se sua cabeça ainda estava ligada ao corpo pelo pescoço, deveria haver outros métodos, não tradicionais, de reconexão – e ela estava disposta a desvendá-los.

Foi em Harmarville que soube que sua bexiga era agora uma bexiga neurogênica retentiva – ao contrário de flácida, que é aquela que não tem mais a capacidade de segurar a urina, eliminando tudo o que nela se acumula. Para alguns médicos, a bexiga flácida é a melhor, porque, ao eliminar tudo, não permite que sobrem resíduos que podem causar infecções. Mas o paciente que tem bexiga flácida precisa andar com uma sonda, e Mara, por ter ficado com a bexiga retentiva, poderia optar por uma sonda de alívio, que é utilizada apenas quando se tem vontade de fazer xixi e em determinados períodos do dia. O duro passou a ser entender o que era agora a vontade de fazer xixi, que não tinha mais nada a ver com a de antes. As sensações mudaram, e, como são diferentes de paciente para paciente, não há uma tabela de relação "antes" e "depois". Por associação, Mara teve que ir desvendando suas novas indicações aos poucos. Vontade de fazer xixi, por exemplo, passou a se manifestar com certo arrepio dentro no corpo, especialmente no tronco e nas pernas, mas jamais na cabeça.

Arrepio e/ou coceira na cabeça, e nos olhos, por outro lado, indica vontade de fazer cocô. Cólica, e todas as demais dores, passaram a se manifestar através de um mesmo desconforto interno – não haveria mais como especificar de onde vinha a dor. Dor de barriga mudou completamente. Por meio de um escâner de intestino, Mara desenvolveu completa paranoia para ficar vendo o caminho que suas fezes percorriam e a qual velocidade, criando para si mesma uma espécie de *Big Brother* da merda. Mas havia um propósito. Mara entendeu que poderia avaliar o funcionamento de seu corpo pela cor, cheiro e textura dos excrementos. Por isso, desenvolveu o hábito de ver de perto tudo o que saía dela e avaliar cada produto. Anos depois, saberia pela cor das fezes e da urina se estava com falta de alguma vitamina, se a bebida da noite anterior havia afetado seu fígado de um jeito estranho, se a alimentação não tinha caído bem.

Passou a querer saber o porquê das coisas e não hesitava em abordar médicos para tirar dúvidas. Quando perguntou qual a relação dos olhos com o intestino para entender por que a vontade de fazer cocô se manifestava com certa coceira perto dos olhos, soube que existe um nervo, o vago, que sai do cérebro, na altura do nervo ótico, e vai até o intestino. Com a lesão medular, há nervos que chamam para si a responsabilidade de enviar ao cérebro a comunicação. O vago é um desses nervos, e, como passa rente aos olhos, é ali que a vontade pode se manifestar. Ao estudar o vago, Mara soube que, como ele também tem funções cardíacas, existe uma massagem cardíaca que é feita nos olhos. Mara ficava animada com esse tipo de descoberta e, quanto mais descobria, mais queria descobrir. Desvendar o funcionamento de seu corpo a ajudou a lidar com acidentes fisiológicos – comuns em lesionados medulares – e a preveni-los. Ela não seria capaz de evitá-los completamente, mas sua experiência em Harmarville a faria reduzi-los a níveis bastante aceitáveis.

Em Harmarville, era sondada de oito em oito horas. Anos depois, entenderia que, para o seu corpo, sondar de seis em seis era o ideal. Assim, diminuía o risco de infecções urinárias. Outra opção, ela aprendeu em Pittsburgh, seria a de usar uma fralda, mas ela nunca considerou essa possibilidade, porque a ideia de passar horas molhada não era sedutora. Havia ainda a possibilidade de ser colocada sobre a privada e ter alguém fazendo movimentos em sua barriga a fim de eliminar a urina, mas essa ela descartou, porque havia a chance de a urina não ser eliminada em sua totalidade e, assim, gerar infecções.

Aprendeu o nome de todos os músculos do corpo e passou a ser capaz de indicar qualquer uma das terminações nervosas do organismo. Em pouco tempo, entendeu de onde cada nervo saía a partir da coluna, para onde ele ia e quais músculos enervava. Também descobriu o ponto motor de cada músculo, conhecimento que se mostraria fundamental para a continuidade de sua recuperação quando voltasse para casa. Quando um médico de Harmarville disse, secamente e talvez intimidado pelo excesso de conhecimento de uma leiga, que ela não precisaria ficar falando o nome de cada músculo e nervo, bastava mostrar, ela retrucou:

– O senhor sugere que eu aponte?

Mara estava determinada a entender o que sentia, como sentia, por que sentia e o que poderia fazer para melhorar.

E havia ainda o *doctor* Brennes.

Doctor Brennes, neurologista e coordenador geral do centro de reabilitação de Harmarville, era um senhor de uns setenta anos, cabelos brancos, baixo, que falava muito pausadamente e sempre com uma riqueza de detalhes que, de tão minuciosa, poderia ser usada como a cura definitiva da insônia. Pior ainda quando o paciente manifestava qualquer possibilidade de não ter entendido a primeira explicação, casos em que o *doctor* dizia:

– Vamos para a minha sala, lá poderei explicar melhor.

A sala era um museu do corpo humano – pequena e ilustrada com mapas de anatomia, esqueletos e desenhos de todos os nervos. Um dia, Mara entrou ali para dizer que estava com um desconforto interno que não passava, queria entender o que era aquilo. Brennes ouviu atentamente o que ela tinha a dizer e então perguntou:

– Sua diarreia é do tipo explosiva?

O fato de ele ter feito aquela pergunta de maneira extremamente séria apenas aumentava a piada. Mara tentou manter a seriedade que aquele ambiente acadêmico exigia, mas conseguiu isso por apenas cinco segundos. *Doctor* Brennes, ignorando a gargalhada dela, saiu de sua cadeira, deu a volta pela mesa e foi apalpar a barriga dela.

– Mara, *you are full of shit* – disse ele.

E, por mais estranho que fosse, era em sentido literal – ela estava cheia de merda, e aprendeu naquela ida à salinha de Brennes que o termo médico local para o que ela tinha era FOS – Full Of Shit. Nada além de excesso de fezes.

Mara gostava do *doctor* Brennes, apesar de tanta seriedade e do tom sempre professoral. E a admiração começou a nascer depois de um episódio específico. Estava em Harmarville há menos de uma semana quando parou na sala dele pela primeira vez.

– Eu não acho certo ficar deitada, sem poder ver o que acontece quando estão mexendo em mim no quarto – disse.

Brennes pediu que ela elaborasse o que queria dizer.

– Toda hora tem alguém entrando, levantando meu lençol, e eu sem saber o que acontece ali debaixo. Não sei o que estão fazendo comigo, não sinto as coisas como antes, e isso não é nada legal. Sem falar que, para que eu reaprenda a sentir, eu preciso ver onde estão mexendo.

O médico estava naquele lugar há muito tempo e jamais tinha ouvido reclamação parecida. Ainda assim, não pensou em questionar o que sua paciente dizia. Passou a mão no telefone e pediu que câmeras fossem instaladas no quarto de Mara, com um monitor voltado para ela, para que pudesse ver o que faziam em seu corpo. Uma solução que ele encontrou na hora, e meio no improviso.

Se para Brennes aquilo era uma novidade, para Mara não era. Ela tinha se preocupado com esse tipo de coisa pela primeira vez na ambulância que a levou do aeroporto ao centro de reabilitação em Boston. Dentro dela, na maca, um dos paramédicos levantou o lençol que cobria parte de seu corpo e começou a apalpá-lo de um jeito que ela não gostou. Mara mandou que ele parasse, e ele imediatamente parou, sem dizer nada. Ali, fez uma anotação mental para que nunca mais deixasse que mexessem em seu corpo sem que pudesse ver o que estava sendo feito.

Os dias em Harmarville passavam rapidamente, e Mara tentava não se entregar a exercícios nostálgicos de ficar imaginando como seria sua vida se o acidente jamais tivesse acontecido. Ao contrário de muitos pacientes ali, não resmungava nem reclamava da sorte. Quando deitava à noite, sua concentração era voltada para o dia seguinte e para tudo aquilo que poderia fazer para continuar evoluindo: era preciso tentar resgatar algum movimento nos ombros – ainda era clara a imagem de quando, logo depois do acidente e ainda caída no mato esperando por socorro, conseguia levantar os dois braços, movimento que foi perdendo antes mesmo de o resgate chegar –, deixar a voz mais potente, respirar melhor, entender seu corpo e as novas conexões. Havia muito que fazer, e ela não podia perder tempo.

Levava o aprendizado muito a sério, mas era na terapia recreacional que conseguia se divertir. Foi ali, por exemplo, que aprendeu a usar a boca para escrever e pintar. Sua primeira grande obra de arte foi pintar um coração de porcelana, azul, cheio de manchas vermelhas e grande, que fez questão de se dar de presente.

Mas a atividade predileta era jogar fliperama. Havia uma máquina grande no salão de jogos e, acoplada a ela, uma pequena mangueira para que Mara conseguisse controlar a bolinha com o ar que saía de seus pulmões – o tal do "sip-and-puff". Mara passava horas na máquina, e tanto esforço resultou em talento apuradíssimo para jogar com a boca. Era, isso sim, a redescoberta de uma velha paixão. Quando pequena, no clube em que tinham barco em São Vicente, Mara passava horas jogando fliperama sozinha. Muitas vezes, depois do jantar, fugia para o salão de jogos e se escondia ali para jogar até que alguém a descobrisse.

Uma coisa especialmente boa em Harmarville era o fato de Mara ser apenas mais uma. Não havia ninguém olhando para ela, ela não era o centro das atenções, não ouvia comentários do tipo "coitada, quebrou o pescoço e está bem ferrada" e, por motivos óbvios, nem fila podia furar.

Entendeu isso quando foi ao refeitório pela primeira vez e viu uma enorme fila de cadeiras de rodas para pegar a comida. Ficou chocada com a quantidade de cadeirantes e com o tamanho da fila.

– Beto, olha essa fila – disse.

O irmão, também assustado com tantas cadeiras, recomendou que entrassem logo na fila. À frente deles, um rapaz tetraplégico de cabelo raspado. Tudo o que Mara conseguia ver era sua nuca e a enorme cicatriz que ia do meio da cabeça até as costas.

– Beto, que horror a cicatriz desse menino.

– Mara, você já viu a sua? – perguntou o irmão.

– Não, claro que não. Mas não pode ser assim como a dele, que é um horror.

Beto saiu e voltou com dois pequenos espelhos. Como um cabeleireiro que, ao terminar, quer exibir o acabamento de sua obra, colocou um espelho na altura dos olhos de Mara e o outro na parte de trás da cabeça dela. Ela ficou chocada com o que viu – era a feliz proprietária de uma cicatriz sensivelmente maior do que a do rapaz da cadeira da frente.

Ela estava apenas começando a redescobrir o próprio corpo.

11

Era uma tarde quente de fevereiro quando Mara saiu de casa para ir a um pub na esquina da alameda Lorena com a rua Augusta. À noite, iria organizar um desfile de moda para mostrar as roupas da confecção da sua mãe e escolheu aquele pub para sediar o desfile. Tinha dezenove anos, e fazia alguns meses que estava trabalhando na confecção de roupas femininas que Claudia abrira em Santo André: a confecção Claudia Gabrilli. A função de Mara era apresentar as coleções às lojas, tanto de São Paulo quanto do interior: ia, mostrava, desfilava com as peças e, com sorte, vendia algumas. Descobriu rapidamente que levava jeito para vender roupas e gostou da brincadeira. Gostou tanto que, durante um fim de semana de verão, convidou Mansur, o melhor amigo de Beto, para ir com ela ao Rio. Mansur, achando que iam passar um fim de semana largados ao sol, aceitou e quase entrou em estado de choque quando viu Mara despachar quatro malas enormes antes do voo.

– O que é isso, Mara?

– As roupas que vamos vender no Rio – disse ela.

Flagrando uma estranha expressão no rosto dele, Mara explicou que ganhariam muito dinheiro, porque venderiam tudo em Ipanema.

– Para qual loja? – perguntou Mansur.

– Não, não tem loja, Mansur. A gente vai vender na praia.

Se ele não conhecesse Mara há tantos anos, duvidaria do que ela estava dizendo. Mas, como a conhecia, sabia perfeitamente que estava destinado a sair vendendo roupas pelas praias do Rio.

Chegando a Ipanema, Mara abriu um lençol branco na areia, estendeu todas as roupas que levou, deixou Mansur tomando conta, jogou algumas bermudas e camisetas nas costas e saiu pela areia gritando:

– Olha a bermuda e a camisetaaaa.

De fato, fizeram uma boa grana, que foi usada por Mara para pagar as dezenas de multas que estavam em seu para-brisa quando voltou a São Paulo e percebeu que havia estacionado o carro em um lugar proibido do aeroporto de Congonhas.

Além de levar jeito para vender, adorava o trabalho, porque podia pegar a estrada em seu carro, porta-malas lotado de peças, som no volume máximo, vidro aberto e fumando vários cigarros, mania que adquiriu aos doze anos no Baía de São Vicente Iate Clube. Como o grupo de amigos começou a fumar, achou que seria mais facilmente aceita se fizesse o mesmo. As primeiras tragadas foram horrorosas, mas Mara insistiu, até gostar e poder pertencer ao grupo. Não sabia se o cigarro tinha ajudado socialmente, mas o desafio de virar usuária havia sido alcançado sem grande dificuldade.

Naquela tarde de segunda-feira, indo para o pub, sentia-se quase tão livre quanto gostaria de ser. Além disso, o relacionamento com a mãe vivia uma boa fase, e Mara estava especialmente animada com a oportunidade de juntar um dinheiro para poder sair de casa. Aí, sim, ela imaginava, seria completamente livre. Liberdade era, para ela e para Beto, mais do que um sonho: era uma promessa. Tinham jurado que seriam livres quando, pouco mais de um ano antes, descobriram que Claudia havia colocado detetives para segui-los pela noite em São Paulo.

Claudia de fato havia contratado um serviço de investigação para acompanhar os passos dos filhos, que passaram a ir para noitadas em São Paulo com frequência e, segundo ela, voltavam tarde e levemente alterados. As saídas começaram anos antes, quando eles chegaram àquela idade de poder ficar em Santo André sozinhos durante o fim de semana. Como já eram adolescentes – Mara tinha quinze e Beto dezesseis – e Gabrilli e Claudia viajavam às sextas, para Angra ou para Atibaia, muitas vezes Mara e Beto optavam por ficar em Santo André para ir a São Paulo com amigos.

Seu Bráulio, o motorista, os levava para a noite paulistana, e, depois, voltavam de carona com conhecidos. Como só havia um carro e um motorista, tinham que sair juntos, e isso acabou contribuindo para que formassem um mesmo grupo. No começo, iam muito ao Gallery, na Haddock Lobo, onde Mara gostava de dançar e de beber uísque.

Pouco antes de completar dezoito anos, começou a sair com um inglês que conheceu na balada e que era considerado por todos um cara estranhíssimo. A informação da estranheza do rapaz chegou aos ouvidos de Claudia, que também já tinha escutado rumores a respeito do consumo de maconha pelos filhos. Ela então não pensou duas vezes: contratou detetives para segui-los. Claudia proibiu Mara de sair com o inglês, mas, quando alguém a proibia de alguma coisa, o efeito era o de fazer surgir uma guerrilheira. Ainda que não estivesse especialmente encantada pelo rapaz, começou a sair escondido de casa para ir encontrá-lo. Já não era mais ele que importava, o que valia era somente não ceder às pressões.

Quando, num sábado de manhã, Mara ficou sabendo por Norma que estava sendo seguida por ordem da mãe, foi falar com Beto. Ele não conseguia acreditar que os pais pudessem ter feito isso, embora tivesse ficado levemente aliviado por entender que não estava com mania persecutória: há semanas cismava que tinha alguém na sua cola. Naquela noite, foram para o sítio de um amigo ver a passagem do cometa Halley, e, enquanto tentavam achar o tal cometa no céu, Mara propôs um pacto: na segunda-feira iam procurar um emprego para não dependerem mais do dinheiro dos pais e poderem sair de casa na primeira oportunidade. Na segunda, Mara acordou determinada a cumprir a promessa, que Beto ignorou solenemente. Na mesa do café da manhã, ela pegou o jornal e começou a olhar ofertas de emprego. Foi lá que viu que uma empresa chamada Protac Comércio e Indústria de Materiais Eletrônicos, que ficava em Higienópolis, precisava de vendedores. Ligou e marcou uma hora. Na Protac, preencheu uma proposta de emprego e, durante a entrevista, disse que não sabia o que eram os tais conectores que ela teria que vender, mas que aprenderia rápido e que era boa vendedora. Para sua surpresa, conseguiu o emprego.

Tinha que chegar às oito e sair às cinco. Estava no primeiro ano do curso de Publicidade e Propaganda da Escola Superior de Propaganda e Marketing (ESPM) e foi obrigada a mudar para o período noturno, um sacrifício pequeno diante do enorme benefício de se libertar do domínio dos pais. Durante quase um ano, vendeu os conectores Dilb e Edge pela cidade. Pegava o carro que havia ganhado no dia em que completara dezoito anos e ia a empresas como a Elebra e a Cisco oferecer o produto. O jeito alternativo com que se vestia, como uma hippie de grife, chamava a atenção, muito também porque passou a frequentar ambientes tradicionais, cheios de homens de terno e gravata. Mara se revelou uma boa vendedora e só saiu da Protac porque Claudia a chamou para trabalhar na confecção que tinha acabado de abrir. Ela, que já havia voltado às boas com os pais, até porque já tinha juntado algum dinheiro para deixá-los, aceitou o convite e pediu demissão.

Claro que Mara não havia contado nada a respeito da vontade de morar sozinha. Decidiu que só falaria quando tivesse arrecadado o bastante para se mudar. Embora já se considerasse uma adulta, não achava que os pais iriam absorver muito bem o impacto e evitava antecipar um problema.

Naquela segunda-feira, saiu de casa animada com o desfile que faria no pub. Como previsto, chegou cedo. Parou seu Escort XR3 na rua, desceu e tocou a campainha. Enquanto esperava que alguém viesse recebê-la, deu outra checada na roupa que estava usando. Tinha escolhido uma saia justa até a canela e assimétrica na altura da barra, onde havia um babado. A blusa era de Lycra amassada, meio plastificada, e também bastante justa. O charme estava nas mangas: longas, mas que deixavam os dois ombros à mostra. E, como era tudo muito justo e a roupa marcava muito, decidiu que não usaria calcinha. Sentia-se uma Jessica Rabbit.

Rodrigo veio atender a porta. Era um rapaz moreno, alto, de nariz forte e aquilino, dentes e sorriso perfeitos, covinhas e olhar penetrante. Devia ter uns 25 anos, pensou Mara. Rodrigo era o gerente do pub, e, na mesma hora, ela cogitou flertar, mas logo tirou qualquer outra aventura amorosa da cabeça. Fazia semanas que estava ocupada em terminar o romance com Clóvis, que ia mas não ia, e tinha conhecido Aurélio, com quem estava começando um caso. E tanto Aurélio quanto Clóvis, naturalmente, não faziam ideia disso.

Clóvis era catarinense, educado e engraçado. Mara adorava a companhia dele, mas um bizarro episódio orgásmico fez o relacionamento esfriar. No meio de uma transa, segundos antes de gozar, ela começou a sentir uma dor de cabeça horrorosa. No dia seguinte, como a dor não passava, foi procurar um médico. Ele pediu alguns exames, que ela fez na sequência. Quando voltou para mostrar a ele os exames, o médico perguntou em que circunstância ela começara a sentir a dor.

– Transando – respondeu.

Ele riu.

– Isso se chama cefaleia orgásmica.

Mara ficou pálida.

– Que horror. Vou ter isso outra vez?

– Se trocar de namorado, não – disse rindo, antes de explicar que ela provavelmente havia feito muita força para gozar e acabou com aquela dor.

O sexo, de fato, não era dos melhores, e, embora ela gostasse de Clóvis, decidiu que não queria ficar com alguém com quem a transa não era boa. Terminou com ele e logo conheceu Aurélio, com quem começou a sair. Aurélio era loiro de olhos azuis, diferente do tipo de homem que normalmente a atraía, mas era doce e a tratava como uma rainha.

Só que, quando bateu saudade de Clóvis, ela achou que o melhor seria conjugar os relacionamentos.

Naquela noite, por exemplo, havia convidado ambos para o desfile, numa atitude impensada. Por sorte, o pub ficou bastante cheio, e ela pôde se revezar entre ambientes e namorados. Mas, depois de algumas horas nessa correria, estava exausta e sem saber com qual dos dois sairia dali. Foi quando Rodrigo perguntou se ela não queria ir com ele para a sala da diretoria, outro ambiente, totalmente exclusivo e frequentado apenas pelos sócios e amigos. Ele explicou que poderia servir um jantar para ela lá, e Mara entendeu que aquela era a melhor maneira de escapar de Clóvis e de Aurélio.

Na sala da diretoria, ficaram juntos e, de lá, foram para a casa dele. Embora considerasse sexo a coisa mais natural do mundo, não era normal que fosse para a casa do cara na mesma noite. Mas com Rodrigo as coisas pareciam ser diferentes. Ela não precisou do segundo beijo para saber que estava diante do amor da sua vida. O que sentiu ao beijá-lo não tinha comparação com tudo o que havia experimentado até ali. Por isso, no dia seguinte, terminou com Clóvis e, horas depois, com Aurélio.

Começou então a frequentar o pub quase todas as noites e a dormir duas ou três vezes por semana na casa de Rodrigo, porque tinha preguiça de voltar tarde para Santo André. Além disso, a casa dele era convenientemente perto do pub. Rodrigo, que tinha vindo do Rio para procurar trabalho em São Paulo, morava em uma casa espaçosa e clássica, que pertencia ao dono do pub e foi emprestada até que ele conseguisse alugar um apartamento. Ficava perto da avenida Brasil e do parque Ibirapuera.

A fachada era grande e dividida entre uma garagem para carros e a entrada de pedestres. A porta que dava para a casa era precedida por uma escada de cinco degraus. Na entrada, um hall arredondado e um piso que Mara adorava, todo quadriculado de preto e branco. Bem ali, havia um nicho no qual descansava a pequena, mas imponente, estátua de uma mulher nua. À direita, uma sala de estar e, à esquerda, uma de TV. Havia ainda um banheiro todo de pastilhas e um quarto espaçoso, com closet, que era onde Rodrigo dormia. O relacionamento engrenou logo na primeira semana. Quanto mais conhecia Rodrigo, mais apaixonada ficava. Ele se mostrou um homem gentil e, na cama, diferente de todos os outros. Mara tinha certeza de que havia encontrado o paraíso sexual: nunca sentiu tanto tesão na vida. Quando não estava com Rodrigo, ficava ainda mais inquieta, ainda mais agitada. Queria que as horas passassem para poder encontrar com ele, conversar, beijar e transar. O namoro aumentou o desejo de sair da casa dos pais.

Depois de muito procurar, ela encontrou um flat na rua Frei Caneca que se encaixava no que poderia gastar em aluguel. Era, de fato, o primeiro flat estabelecido na cidade, um conceito novo de moradia. O lugar era pequeno, ficava em um local estranho, quase no centro da cidade e frequentado por bêbados e putas, mas era o que podia pagar. O mais importante agora era sair dos domínios dos pais. Na mesma hora, deixou um cheque equivalente a um mês de aluguel, pegou as chaves e foi para a casa dos pais em Santo André avisar que estava de saída. Esperou o pai chegar do trabalho e, na sala de estar, pediu a palavra.

– Queria dizer que estou indo morar sozinha – começou.

Gabrilli e Claudia estavam sentados no sofá, observando Mara, que falava de pé no meio da sala. Como eles não disseram nada depois da primeira frase, ela se animou com a reação pacífica e continuou:

– Mas vocês podem ficar tranquilos, porque nada vai mudar. Vou continuar a trabalhar com a mamãe, vou continuar estudando, vou continuar almoçando aqui todos os dias. A única coisa é que não vou precisar voltar para Santo André cansada depois da aula.

Era tudo o que tinha preparado, não havia mais o que falar. Esperou que um dos dois se manifestasse; eles continuavam sem expressão alguma. Na verdade, tinha sido mais fácil do que ela previra: nem o pai nem Claudia estavam protagonizando escândalos, e isso era bom. Finalmente, Gabrilli se pronunciou:

— Pode ir. Mas vai sem o carro.

E, antes que Mara pudesse retrucar, foi a vez de Claudia.

— Você está demitida — sentenciou enquanto levantava do sofá e saía.

Mara ficou sozinha em pé no meio da sala. Não conseguia acreditar que pudessem retaliar daquela forma autoritária. Agora não tinha mais renda, nem carro, muito menos a parceria de Beto, que, por motivos que Mara não conseguia entender, tinha tomado as dores dos pais. Nervoso com a saída dela, os dois acabaram brigando, e Beto a empurrou; Mara caiu sobre uma mesa e chegou a perder a respiração. Mas não era esse um sonho que eles compartilhavam? Por que o irmão estava reagindo daquele jeito? Não tinha tempo para devanear; foi para o quarto e fez duas malas com as primeiras roupas em que colocou as mãos. Depois, chamou um táxi e, sem se despedir, se mandou para o flat. Se eles queriam medir forças, esse era um jogo que ela sabia jogar. Não iriam comprá-la com um carro, nem com um emprego qualquer.

Já passava das dez quando chegou à rua Frei Caneca. Cansada e confusa, subiu apoiada na parede do elevador. Chegando ao 15º andar, arrastou a mala para fora, abriu a porta e, de pé no meio da pequena sala, jogou a mala no chão. O lugar era uma espelunca, e agora ela via isso com mais nitidez. O sofá era escuro e tinha um cheiro de mofo quase insuportável, o chão era forrado com um carpete preto que, apesar da cor, parecia sujo. Não havia luz suficiente, e o lençol, ela podia jurar, não era lavado há meses. Puxou uma das duas cadeiras velhas que havia na sala, colocou-a perto da janela, sentou com os pés na parede e acendeu um cigarro. A cidade preparava-se para dormir, e a vida, para mudar.

Passou a noite acordada, olhando para fora da janela, pensando no que iria fazer no dia seguinte. Quando o sono apertava, lembrava-se da cama e do lençol e desistia de dormir. Precisava de um trabalho para conseguir pagar o flat, comer, ir e vir. O que tinha não duraria dois meses sem emprego. Esperava apenas que o pai continuasse a pagar a faculdade; se ele não fizesse isso, ela certamente teria que abandonar o curso. Quando o dia amanheceu, ligou para Rodrigo e contou que havia saído de casa. Ele respondeu apenas "vem pra cá". Ela foi e, chegando lá, percebeu que ele ainda estava na cama. Deitou-se ao lado dele e, depois, em cima dele. Rodrigo não precisou acordar totalmente para que fizessem amor. Foi, como sempre era com ele, o paraíso. Quando acabou, Mara ficou de barriga para cima enquanto Rodrigo virava para o lado e voltava a dormir. Encostou o tronco na parede, acendeu um cigarro e, pela primeira vez nas últimas horas, teve a certeza de que tinha feito a coisa certa. Depois do almoço, ia procurar um trabalho.

Mara e Rodrigo não se desgrudaram mais, e, quando ela dizia que ia para o flat, ele pedia que ela ficasse para dormir. Além da conveniência de poder fazer amor e acordar ao lado dele, realmente preferia não ter que voltar para aquele lugar. Passou a ir com ele ao pub todas as noites e ficava até Rodrigo sair, o que normalmente acontecia quando o dia já estava clareando. Ficavam horas na sala da diretoria, onde a festa era para poucos e movida a álcool, a maconha e a um novo ingrediente na vida dela: o pó.

Rodrigo gostava de cheirar, e não via motivos para não fazer isso todas as noites. E Mara, que preferia fumar um baseado, começou a entrar na dele. Quando chegavam em casa, muitas vezes com o dia amanhecendo, faziam amor e dormiam. Durante pouco mais de um mês, a vida pareceu perfeita. Sexo, alucinações e rock and roll. Mara estava cansada, mas feliz e, em sua imaginação, vivendo livremente, como um adulto deveria viver. Não voltou para a casa dos pais, não ligou para eles e falava por telefone apenas com Norma, para saber como estavam as coisas. Enquanto não arranjava um trabalho, começou a vender roupas na porta da faculdade: comprava dos lojistas que havia conhecido trabalhando na confecção Claudia Gabrilli e vendia com uma boa margem de lucro – imitando, sem saber, a vida que um dia a mãe teve.

Finalmente, conseguiu trabalho em uma confecção que pertencia a um amigo do dono do pub, conhecido como Tozinho, e que ficava na rua da Consolação. Tinha que fazer basicamente as mesmas coisas que fazia para a mãe: mostrar a coleção em lojas e tentar vender peças.

Resolveu não renovar o aluguel do flat e usou o dinheiro que ganhara trabalhando para comprar uma Vespa. Passou a se locomover assim pela cidade. Com o novo veículo não precisaria mais andar a pé, nem pedir carona no meio da rua para chegar à faculdade ou para ir à casa de clientes levar as roupas que queria vender, que era o que estava fazendo porque não tinha mais carro, muito menos dinheiro para torrar em condução.

Uma noite, voltando depois da aula para a casa de Rodrigo em sua Vespa, parou no sinal vermelho da esquina da alameda Joaquim Eugênio de Lima com a alameda Jaú. Estava sem capacete, porque ainda não havia lei que a obrigasse a usar um. Durante o sinal vermelho, colocou os pés no chão para dar equilíbrio à Vespa e notou quando um carro parou a seu lado. Olhou displicentemente e quase perdeu o fôlego. Dentro do carro estavam Claudia e Gabrilli. Ofegante, virou o rosto para a frente, esperou o sinal abrir e acelerou. O que faziam eles ali, tão longe de Santo André? Que coincidência bizarra, que grande falta de sorte. E, então, ela lembrou que era quinta-feira, e que os pais sempre jantavam fora às quintas. Eles a teriam visto? Ela poderia jurar que sim, mas não tinha certeza.

No dia seguinte, Claudia mandou entregarem na casa da avenida Brasil as roupas de Mara em sacos de lixo. Era o recado: eles a tinham visto.

Mara e Rodrigo estavam apaixonados e vivendo intensamente. A cocaína era definitivamente a outra companheira dele, e, quando não estavam no pub, gostavam de fazer a farra em casa. Muitas vezes, Rodrigo chamava Adilson, DJ do pub, para acompanhá-los. Pó não era a droga de Mara, então ela muitas vezes passava batido. Mas, numa das vezes que cheirou com Rodrigo, entrou numa paranoia de que não era capaz de sentir mais nada, de que tinha se transformado em uma mulher fria e sem vida. A bad trip a deixou assustada. No dia seguinte, prometeu a si mesma que não cheiraria mais. Foi quando Mara deixou de frequentar o pub todas as noites. Estava cansada e faltando demais às aulas. A vida estava prestes a dar uma guinada mais uma vez.

Sóbria, teve que lidar com os porres de Rodrigo, que chegava em casa desequilibrado e esbarrando em tudo. Houve ocasiões em que ela, preocupada, ia até a janela para ver se ele estava chegando e o encontrava dormindo na calçada. Arrastar um homem grande para dentro de casa não era o ideal de romantismo para ela. E havia Dutch, um dogue alemão preto de proporções equinas e cujo intestino funcionava ferozmente. Como Rodrigo estava sempre dormindo, trabalhando ou chapado, Mara passava o dia catando a merda do cachorro, que tinha o tamanho de pequenos morros e um cheiro insuportável. Para se livrar do odor, era preciso esfregar creolina no chão. E quem fazia isso era ela.

O aspecto decadente da casa também começou a incomodar. As paredes e o teto estavam descascando, o chão parecia sempre sujo, e o quarto vivia desarrumado. Decidiu que faria por conta própria uma pequena reforma, pelo menos pintando as paredes. Tirou seu macacão jeans da mala, comprou tinta, massa corrida, lixas e pincéis e foi à luta. Não sabia fazer esse tipo de coisa, mas imaginou que não poderia ser tão difícil. Foi a uma loja, pediu instruções e solicitou para que o material fosse entregue na casa, porque não conseguiria transportar tudo em sua Vespa.

Em seguida, veio a mudança de humor de Rodrigo, que revelou seu lado ciumento e violento. A primeira demonstração aconteceu quando ele tentou bater em Tozinho, que tinha começado a perceber que Mara chegava para trabalhar com olheiras, triste e exausta. Então, quando Mara chegava assim, ele dizia para ela ir descansar no banheiro do andar de cima, que era grande e tinha uma banheira coberta por uma tábua. Mara aceitava e dormia por meia hora na banheira.

Durante um sábado pela manhã, ela estava na confecção trabalhando quando ouviu uma gritaria no andar de baixo. Mara tinha saído cedo de casa dizendo que estaria com Tozinho. Rodrigo acordou de ressaca e na paranoia de que estava acontecendo alguma coisa entre eles. Decidiu ir pessoalmente tirar satisfações. Subiu a escada aos gritos e foi esmurrar a porta da sala de Tozinho. Mara tentou impedi-lo, mas ele era mais forte e se desvencilhou. Tozinho, atrás da mesa, pedia que Rodrigo parasse com aquela babaquice, e Mara, indignada, perguntava, aos gritos, se ele tinha ficado maluco. Depois de muito tempo, Rodrigo se acalmou e saiu da loja. Mara ficou ali, mais decepcionada do que revoltada.

O episódio serviu para ela começar a entender onde tinha se metido. Era preciso se reprogramar para não acabar frustrada como uma Maria Callas cantando "ho dato tutto a te". Não era por causa de Rodrigo que tinha saído de casa, repetia a si mesma. Tinha deixado os domínios dos pais para conquistar liberdade, e não em homenagem a um cara específico. Era fundamental colocar o namorado em perspectiva para não enlouquecer.

Mas a verdade é que a nova rotina estava deixando Mara esgotada.

Quanto mais Rodrigo consumia cocaína, menos vontade ela tinha de cair na noite e usar drogas. Começou a se comportar como dona de casa careta, e até tentou ir para a cozinha preparar pratos, mas, como nunca havia cozinhado, acabava queimando o arroz ou fazendo feijão aguado e sem gosto – e a falta de talento a deixava frustrada. Uma tarde, voltando do trabalho, recebeu o telefonema da mãe de Rodrigo, que morava no Rio, avisando que estava chegando para passar um tempo com eles. Antes que Mara pudesse entender o que estava prestes a acontecer, a mulher invadiu a casa e passou a dar ordens.

– Mara, vamos ao supermercado – disse ela no segundo dia.

Foram de táxi até o hipermercado Eldorado, na rua Pamplona. Diante da pouca experiência de Mara para escolher frutas e verduras, a mulher disse:

– Querida, para ficar com meu filho você tem que saber comprar essas coisas.

Mara sentiu o sangue subir. A vontade era dizer que o filho não estava muito preocupado com comida porque, quando não estava dormindo, estava chapado. Voltaram para casa com uma provisão de alimentos que daria para o trimestre. Se conhecesse o filho, ela saberia que metade daquilo iria apodrecer na geladeira. Na hora de passar pelo caixa, a mulher não fez menção de tirar o talão de cheques da carteira, e Mara pagou tudo, como aliás vinha pagando todas as contas da casa há semanas: Rodrigo estava sempre duro e pedindo dinheiro a ela.

Com a mãe dele morando na casa, os dias passaram a ser de tortura, e Mara cogitou ir morar sozinha. Voltar para Santo André não era uma opção: a verdade é que preferia viver daquele jeito a ter que sucumbir às represálias dos pais. Depois de quatro semanas que pareceram seis meses, a sogra foi embora, e, quando ela saiu, o quarto que estava usando foi ocupado por Adilson, o DJ. Mara gostava de Adilson e gostava de brincar com ele chamando-o de Matt, porque dizia que era igual a Matt Dillon. Mas, desde a chegada de Adilson, fazer sexo com Rodrigo adquiriu contornos levemente bizarros. Muitas vezes, no meio da transa, Rodrigo dizia:

– Posso chamar o Adilson?

Na primeira vez, Mara achou que tinha escutado errado e não respondeu. Mas, na segunda, saiu de cima dele e perguntou que diabos o Adilson faria ali. Rodrigo riu e não respondeu. E, embora Mara nunca tenha autorizado a entrada do amigo, Rodrigo continuou a perguntar no meio da transa: "Posso chamar o Adilson?", frase que durante anos continuaria a ecoar na cabeça dela. Primeiro, de forma levemente assustadora. Depois, apenas engraçada.

Mesmo com todos os problemas, Mara continuava apaixonada, e o sexo, embora invadido pelo fantasma de Adilson, ainda era absurdamente bom. Mas, quando o temperamento violento de Rodrigo piorou, as coisas ficaram estranhas demais.

Um dia, depois de uma briga, ele a prensou na parede e ficou muito tempo gritando: "Não vou te bater! Não vou te bater!", como quem tenta controlar seus instintos mais naturais. À noite, quando contou a uma amiga dele que frequentava a casa o que havia acontecido, ouviu a garota dizer:

– Mara, ele bate, sim. Uma vez, chutou tanto a barriga de uma namorada que estava grávida que ela acabou perdendo a criança.

Por que estava se submetendo àquilo? Por que não ia morar sozinha? Mara não tinha respostas, apenas sabia que não conseguiria. Pouco depois, Mara e Rodrigo tiveram que se mudar para um apartamento muito pequeno no Real Parque, bairro afastado do centro de São Paulo e bastante distante do pub. O dono do pub havia pedido a casa de volta, e o aluguel pelos lados dos Jardins era maior do que aquilo que podiam pagar. Tiveram que se mudar para um bairro distante e, naquela época, pouco habitado.

Quando o perfil temperamental de Rodrigo passou a ser o padrão de comportamento, Mara ameaçou sair de casa, e ele reagiu de forma patológica: indo para o pequeno terraço do minúsculo apartamento e ameaçando se jogar. Mara então fez o que estava adiando fazer: ligou para Gabrilli.

– Pai, sou eu. Pode falar um minuto?

Eles não se falavam há seis meses.

Mara contou quase tudo a respeito de Rodrigo, disse que estava com medo, que não se sentia segura. O pai perguntou o que ela gostaria que ele fizesse, e ela disse que queria um carro emprestado por alguns dias. Fazia um tempo que estava cogitando sair de São Paulo para pensar na vida, e a casa de Atibaia era o lugar ideal. Lá, poderia ficar sozinha e organizar as ideias. O pai era proprietário de uma concessionária Fiat em Santo André e, na mesma hora, pediu que um de seus funcionários levasse um carro para a filha.

Na manhã seguinte, com Rodrigo fora de casa, Mara achou que era aquele o momento. Jogou uma mala no Fiat vermelho que o pai havia pedido que levassem para ela e foi embora. Não seria, ela imaginou, uma fuga. Pretendia voltar, mas era mais prudente dar uma escapada sem ele por perto.

Chegou a Atibaia com o sol já alto. Deixou a mochila no quarto e foi, como sempre fazia quando chegava ali, para a cozinha. No dia seguinte, acordou cedo, sentindo-se descansada, mas ainda preocupada com Rodrigo e com o que faria da vida. Como o sol estava forte, colocou um biquíni e foi para a piscina antes mesmo de comer alguma coisa. Deitou na espreguiçadeira, fechou os olhos e pediu um sinal para saber o que fazer. Ficou nessa posição por muito tempo, até ser tirada do devaneio pelo filho da caseira, que veio avisar que Claudia estava ao telefone. Ela não falava com a mãe desde que saíra de casa e foi atender com certo desconforto no estômago.

– Oi, mãe – começou com a voz calma.

– Mara – disse Claudia, como quem deixa claro que vai direto ao assunto. – Mara, tenho aqui uma passagem para você ir para Portugal ficar com sua prima Andreia um tempo.

Mara não conseguia acreditar no que ouvia. Então Claudia não tinha aprendido nada com a saída traumática dela de casa e estava, outra vez, querendo submeter Mara às suas vontades?

– Mãe, você não me diz o que fazer. Não é mais assim que funciona, ficou claro?

E, antes que Claudia conseguisse argumentar, Mara bateu o telefone.

Bufando, voltou para a piscina e sentou-se na borda, com os pés dentro d'água. Era bom sentir a água gelada massagear os dedos, a planta, o calcanhar, o começo da panturrilha. Mara sempre gostou de água, especialmente de água gelada. Tentou se concentrar no que estava pensando antes de a mãe ligar. O que era mesmo? Não conseguia lembrar e, pior, estava com saudade de Rodrigo. Como era possível gostar tanto de um cara tão doido, violento e inconstante? Finalmente, lembrou o que estava pensando antes de a mãe ligar. Estava pedindo para Deus e para o sol um sinal, um caminho. E, nessa hora, engoliu em seco. Como tinha sido estúpida. Saiu correndo em direção ao telefone.

– Mãe? Sou eu. Pensei melhor e quero ir para Portugal – disse ofegante.

Decidiu que dormiria mais uma noite em Atibaia e voltaria para São Paulo no dia seguinte bem cedo. Que mal faria passar uns quinze dias na Europa? Ligou para o pai e explicou que precisaria voltar para a casa da avenida Brasil para pegar suas coisas. Eles tinham se mudado há poucos dias para o minúsculo apartamento, e as roupas de Mara ainda estavam na antiga casa. Gabrilli disse que mandaria alguém buscar as coisas da filha, não queria que ela tivesse que voltar para lá e encontrar o rapaz violento. Mas Mara argumentou que queria ir, e ele então mandou dois seguranças com ela, Batata e Capoeira. Em seguida, ligou para Rodrigo e comunicou que não voltaria mais. Disse que estava indo viajar e que iria passar na casa da avenida Brasil para pegar o resto de suas roupas. Rodrigo não falou nada, simplesmente desligou. Quando ela e os seguranças chegaram no dia seguinte, ele já estava lá dentro. Mara foi direto para o quarto onde dormiam e começou a tirar as coisas dos cabides. Rodrigo se antecipou a ela e, uma a uma, foi jogando as peças em seu rosto. Quando os seguranças entraram para ajudar Mara, ele passou a dar as roupas na mão dela. Quando saíram para levar as primeiras coisas para o carro, ele voltou a atirar as roupas na cara dela.

Mara estava arrasada. Ainda gostava de Rodrigo e não queria que as coisas tivessem terminado dessa forma. Enquanto ele protagonizava aquela cena patética, ela chorava. Quando entrou no carro com os seguranças, Rodrigo estava na calçada olhando-a ir embora. Antes de o carro partir, deu dois passos para a frente e fez sinal para ela abrir o vidro. Será que finalmente pediria desculpas? Será que pediria para que ela ficasse? Será que seriam capazes de começar tudo outra vez?

– Gata – disse, colocando a mão direita sobre a capota do carro. – Deixa um cheque aí.

Mara fechou o vidro e, chorando, pediu para o segurança acelerar. Dali a três dias estaria num voo para Lisboa, e a vida, mais uma vez, mudaria radicalmente.

12

Sempre foi bom ver São Paulo de cima. Aquele oceano de prédios que ela chamava de lar e para onde adorava voltar. Voltar para casa era, de alguma forma, se reencontrar, ter a chance de começar outra vez – um pouco mudada, um pouco mais madura, um pouco menos ingênua. Desde a adolescência era essa a sensação. Mas no dia 24 de dezembro de 1994, quando o avião pousou no Aeroporto Internacional de Guarulhos, tudo parecia diferente.

Depois de quase três meses nos Estados Unidos, tinha chegado a hora de encarar a realidade. Ao sentir as rodas tocando o solo brasileiro, pela primeira vez desde o acidente foi invadida por uma onda de tristeza e frustração, medo e desesperança. O que seria dela naquela casa? Quando pensou na casa, lembrou que estava indo temporariamente para uma casa em São Bernardo, imóvel acessível e emprestado por uma amiga de muitos anos, Bia Braga, cujo pai havia sido cadeirante. A mudança era temporária, porque Gabrilli estava reformando uma casa que comprou também em São Bernardo e que agora seria totalmente acessível para acomodar as novas necessidades de Mara.

Ao ser retirada do avião e ver o sol forte que começava a brilhar em São Paulo, entendeu que aquele seria o dia mais difícil de sua vida: estava voltando para uma casa que não conhecia, para uma vida que não conhecia, para um mundo que não mais conhecia e dentro do qual não se reconhecia.

Diferentemente de todas as outras vezes em que tinha voltado de uma longa viagem, agora não poderia chegar, jogar as malas no chão, dar um abraço apertado em Norma, telefonar para uma amiga, pegar a chave do carro e ir visitar alguém. Além disso, estava prestes a se encontrar com uma auxiliar de enfermagem que jamais tinha visto, uma completa estranha, que estaria incumbida de sondá-la, despi-la, vesti-la, alimentá-la, limpá-la, virá-la na cama de madrugada, assoar seu nariz, coçar sua testa e enxugar suas lágrimas. Quando a primeira estranha acabasse seu turno de doze horas, viria outra, tão estranha quanto a primeira, e assim, num rodízio aleatório, acabaria conhecendo uma dezena delas e nunca se acostumaria com nenhuma – todas funcionárias de uma empresa de enfermagem contratada pelo pai para fornecer profissionais a cada doze horas.

Pior seria tomar consciência de que essas auxiliares não sabiam das coisas que ela agora sabia porque tinha aprendido em Pittsburgh. Não sabiam da importância de mudar seu corpo de lugar de quinze em quinze minutos durante o dia, de como sondá-la sem fazer com que ela adquirisse uma infecção urinária por mês, da importância das massagens constantes, do perigo das escaras, da forma correta de pressionar seus músculos várias vezes ao dia para estimular a circulação.

Foi com esse espírito que chegou à nova casa e recebeu um abraço de Norma, que a apresentou a Sebastian, o copeiro. Sebastian era, na verdade, Sebastião e tinha ganhado o apelido estrangeiro de Claudia quando, semanas antes, fora contratado. Como as coisas haviam mudado durante sua ausência... Que casa era aquela? Que móveis eram aqueles? Onde estavam suas coisas? Parada na entrada, inundada pelo desespero dos desamparados, olhou em volta e tentou se encaixar. Sentia-se como o personagem de um filme que é acidentalmente jogado em outro e já não sabe como atuar. "Quem são essas pessoas estranhas à minha volta das quais agora dependo para sobreviver?"

A casa era ampla, tinha um pé-direito alto, toda decorada com móveis antigos e estranhos. Pareceu a ela um lar extremamente vazio e triste. Sem vontade de circular para explorar o território, depois de receber um beijo de Norma pediu que a levassem para o quarto. Tratava-se de um cômodo espaçoso, com duas camas de solteiro bastante grandes, dessas antigas e com pés de ferro; uma para ela, outra para a auxiliar de enfermagem que dormiria a seu lado. Na parede lateral havia um quadro com a imagem de uma mulher deitada, seminua e inerte, que lembrava o retrato de uma tetraplégica. Angustiada com a imagem que parecia ser de si mesma, quis pedir para tirarem a mulher dali, mas era tudo tão novo e estranho que não havia espaço para falar apenas de um quadro. Não havia sequer a vontade de falar qualquer coisa. Queria apenas deitar e parar de sentir. O quadro, que deve ter sido deixado ali pelo antigo morador, era um detalhe incômodo, mas ela logo descobriria que havia problemas maiores.

Quando teve que ser colocada na cama pela auxiliar de enfermagem, entendeu que estava em apuros. A mulher não tinha ideia da forma correta de posicionar seu corpo sobre o colchão, muito menos habilidade para tirá-la da cadeira. Exausta, entrou em desespero e começou a chorar. Foi a primeira vez que percebeu que não podia mais secar as próprias lágrimas.

O único pensamento que conseguia aplacar um pouco a angústia daquele momento era se lembrar da despedida em Pittbsburgh, de como havia se sentido bem, de como muitos profissionais vieram dizer que ela era um exemplo, do abraço do dr. Brennes, de Dale, do choro sincero de alguns outros pacientes, de como muitos deles vieram até ela dizer adeus. Eram pensamentos que davam algum conforto, alguma noção de pertencimento, alguma esperança.

Mas, por melhor que estivesse a vida em Harmarville, ela sabia que não havia mais o que fazer por lá, onde ficou cara a cara com seus novos limites, com a nova realidade e começou a redescobrir o próprio corpo. Agora, era hora de voltar para casa. Durante as últimas noites em Pittsburgh, deixada sozinha no bem equipado quarto americano do centro de reabilitação, começava a pensar que estava, na verdade, prestes a voltar para lugar nenhum, pelo menos para lugar nenhum que conhecesse. Sempre que era visitada por esse pensamento, se obrigava a prestar atenção na TV e pensar em outra coisa. Mas agora não dava mais para escapar: estava dentro da realidade que tanto havia temido.

Um grande complicador era não ter mais a cadeira de rodas que ela movimentava com a cabeça. O aparelho era enorme, pesava mais de cem quilos e não entraria em lugar algum: era praticamente uma poltrona motorizada. Em Harmarville, e nos Estados Unidos em geral, as portas eram largas, as calçadas adaptadas e acessíveis, o que tornava possível trafegar com uma cadeira daquelas. Mas não havia como se locomover com o equipamento na casa temporária de São Bernardo, mesmo sendo ela acessível. Por isso, de volta ao Brasil, para ir de um lugar a outro, precisaria de alguém que a empurrasse. Dias antes de deixar Pittsburgh, até havia comprado uma cadeira igual à que usava, na esperança de que pudesse ser minimamente independente no Brasil, mas a cadeira demoraria a chegar, e, quando chegasse, ela logo perceberia que a casa, a cidade e o país não tinham estrutura para permitir que um equipamento como aquele circulasse pelos espaços, fossem eles públicos ou privados.

Para piorar tudo, era véspera de Natal, e havia no ar a melancolia que acompanha a data. Pouco depois do almoço, que Mara comeu em seu quarto, Claudia perguntou se ela gostaria de jantar na casa de Bia, que era a duas quadras dali.

– Eles prepararam uma ceia e estão convidando a gente – disse.

Os pais de Bia foram amigos de Claudia e Gabrilli por muitos anos, e Mara sempre gostou da companhia deles. Topou ir, embora não fizesse diferença. Estava anestesiada, não conseguia sentir muita coisa, nem mesmo vontade de fazer nada, uma sensação que jamais havia chegado perto de experimentar – era o nada; um nada castigante, frio, incolor.

Por volta das sete da noite, Claudia, Beto, Mara, Gabrilli e a auxiliar de enfermagem saíram pela rua em direção à casa de Bia. Seria a primeira vez que Mara se reencontraria com conhecidos e amigos depois da estadia no Einstein. Ao se aproximarem, Mara percebeu que a casa estava mais cheia do que havia imaginado, e a ideia de cumprimentar dezenas de pessoas a deixou um pouco mais angustiada. Quando a cadeira de rodas entrou na sala cheia de convidados, muitos dos quais ela já conhecia de viagens a Angra com a família de Bia, a nova e absurda realidade, outra vez, a invadiu brutalmente: os imediatos olhares de piedade cortaram sua pele e a deixaram sangrando no meio do hall de entrada. Então se deu conta de que, além da cadeira de rodas, havia o cabelo, que sempre fora longo e que agora estava cortado quase rente ao crânio, e os braços e as pernas, sempre bronzeados e torneados, agora finos e pálidos devido aos três meses de inatividade, e a estranha cicatriz na garganta deixada pela traqueostomia, sem falar na cicatriz da nuca, que descia às costas e ficava exposta por causa do cabelo tão curto. A imagem devia ser chocante para quem estava ali, e a verdade é que não esperava outra reação que não fosse a que estavam tendo. Ainda assim, ser o alvo daquela energia de piedade e compaixão era um dos piores papéis que já havia feito na vida.

Enquanto ia sendo empurrada casa adentro, era cumprimentada pelos convidados. Coitada, essa se fodeu, era o pensamento que ela se sentia capaz de captar. Havia muita gente conhecida, mas ela estava com a impressão de que fingiam não reconhecê-la.

– Marinhaaaaaa!

O grito rompeu a casa, e Mara virou o rosto para ver de onde vinha. Era Fefê, filho de Bia e amigo de Mara há muito tempo. Fefê tinha pouco menos de vinte anos, mas a idade mental de uma criança.

– Marinha, que saudade. Como você está? – disse, dando um abraço nela.

E Mara sentiu vontade de chorar, talvez mais por emoção do que por autopiedade, porque pelo menos uma pessoa ali a estava tratando normalmente – e curioso que fosse justamente a única entre os presentes considerada fora da normalidade pela sociedade.

Sentada à mesa, notou que não havia ninguém que fosse capaz de encará-la. Não se tocou no assunto do acidente, nem da recuperação. Ninguém perguntou como ela estava se sentindo, e a completa falta de expressão verbal da nova situação a deixou ainda mais melancólica. As pessoas não entendiam que ser ignorada era incrivelmente pior do que ser questionada, abordada, cutucada? Olhando em volta tentava perceber se alguém iria apontar para o elefante branco parado no meio da sala. Com o tempo ela entenderia que, para um adulto, é mais fácil fingir não estar vendo a cadeira do que ter que lidar com o assunto. Não gostariam de saber como ela estava? Como ia a recuperação? Sem quase falar, comeu e, logo depois, disse baixinho, que era como sua voz saía, muito fraca, para Claudia:

– Quero ir embora.

Os cinco fizeram o caminho de volta em silêncio. Mara só queria que a colocassem na cama e a deixassem ali. Mas nem isso seria coisa simples. A auxiliar de enfermagem não tinha talento para ajeitar seu corpo na cama e precisou da ajuda de Beto. Tudo aquilo ia deixando Mara mais aflita e triste. Como seriam os próximos dias? Como seria o resto da sua vida? O que faria com ela? Toda a angústia do mundo parecia estar a seu lado naquela noite. A dor que ela ainda não tinha sentido depois do acidente chegou com força e acumulada pelos meses. Ainda estava chorando quando pegou no sono.

Durante a noite, a auxiliar de enfermagem sabia que devia virar o corpo de Mara na cama pelo menos três vezes, mas não sabia a forma adequada de fazer isso, e, com as atrapalhadas intervenções dela, a madrugada se transformou em um inferno. Quando amanheceu, Mara abriu os olhos e notou que a primeira troca de enfermeiras já tinha sido feita: a seu lado, a segunda estranha esperava para ver o que Mara iria querer fazer. Só que ela não conseguia pensar em nada que quisesse fazer: nem exercícios de alongamento, nem banho, nem café da manhã. A tristeza da noite anterior ainda estava a seu lado. As coisas poderiam ficar piores?

A resposta veio sete dias depois, em 1º de janeiro de 1995, quando a auxiliar de enfermagem do período da noite chegou bêbada. Mara pediu que Claudia ligasse para a empresa e trocasse de enfermeira, o que foi feito dali a algumas horas. Mas, em vez de trágico, o episódio acabou servindo como um chacoalhão: foi sentindo o hálito etílico da auxiliar que Mara entendeu que não restava outra opção, a não ser reagir e colocar em prática o que havia aprendido em Pittsburgh, começando pelos exercícios de fisioterapia. Era isso, ou para sempre terceirizar a própria vida.

Flora Vezza era uma mulher baixinha de cabelos curtos que foi contratada para fazer fisioterapia diariamente em Mara na casa de São Bernardo. De imediato, pediu uma prancha ortostática, espécie de maca, que seria usada para amarrar o corpo de Mara e colocá-la de pé. Mara achou aquilo estranho. Em Harmarville, havia aprendido que, com a lesão medular, tinha se transformado em um corpo frágil, altamente quebrável, e que não deveria ser jamais colocada na vertical. Via outras pessoas com deficiência, com outros tipos de lesões medulares, tendo seus corpos erguidos verticalmente durante alguns exercícios de fisioterapia e ficava com inveja, mas depois de algum tempo acabou sendo convencida de que não era exatamente um "caso de verticalidade" e de que viveria o resto de seus dias sentada ou deitada. Mas, diante da confiança de Flora, decidiu tentar o exercício.

A prancha foi comprada, e, assim que chegou, Flora colocou Mara deitada sobre ela, amarrou seu corpo, mas, antes de erguê-la, sentou-se a seu lado e disse:

– Faz quase seis meses que você não fica em pé. Então, provavelmente não conseguirá ficar mais do que dois minutos nessa posição. É bastante provável que sinta vontade de vomitar e tenha queda de pressão, ou até mesmo desmaie. É normal. Isso se chama hipotensão postural.

Mara ouviu tudo balançando a cabeça para cima e para baixo, tentando esconder a excitação. Em seguida, respirou fundo e disse que estava pronta.

De pé, sem sentir nada do que Flora havia antecipado, ria e gritava de alegria. Conseguiu ficar 45 minutos naquela posição, e o exercício serviu para devolver a ela ganas de se recuperar, de voltar a produzir, de voltar a viver. Serviu também para que percebesse que, de pé, sentia muito menos frio, constatação que dali em diante a ajudaria a passar pelos meses mais gelados do ano; a ousadia de ter ficado na vertical inauguraria uma nova fase na recuperação.

Desde o Natal, Fefê fazia visitas regulares a Mara. Como a casa havia sido do avô dele, sentia-se à vontade ali, e Mara adorava vê-lo e conversar com alguém que a enxergava como ela sempre fora. A situação era curiosa: havia menos de cinco anos, Mara tinha sido estagiária de psicologia na escola onde Fefê estudava – a Trilha – e ali convivera com Fefê em seu hábitat. E agora era Fefê que convivia no novo ambiente de Mara. Assim, o garoto passou a ser presença constante na casa e a ajudar Mara em seus exercícios. Um dia, incumbido de segurar as pernas dela para cima a fim de que Flora ajeitasse a cama ortostática, viu Norma passando pela sala com uma bandeja de doces e café. Tarado por doce e café, não teve dúvida: largou as pernas de Mara, que caíram retas sobre a tábua, e saiu correndo atrás de Norma. Mara começou a rir e pensou que o segredo era ser mais como Fefê e menos como o mundo.

A melancolia do dia 24 de dezembro foi aos poucos ficando para trás. Em semanas, a nova rotina já movimentava a casa, que passou a ser frequentada pelas mais variadas espécies de curandeiros, todos enviados por amigos e amigos de amigos.

Tinha a moça que ia fazer reiki; um homem que foi mandado para defumar a casa; um padre benzedeiro; um chinês pequenino que dizia ter atendido o imperador de seu país e vinha com uma caixinha de madeira cheia de agulhas que ele espetava nos músculos de Mara, fazendo-os vibrar até ouvi-la gritar de dor e dizer em seu forte sotaque "Dói bom, né?"; tinha dona Filinha, a vidente e curandeira que chegava com suas injeções de arnica, que eram aplicadas na barriga para supostamente revigorar fígado e sistema nervoso; e tinha o gordo cabeludo que vinha do interior, chegava suando e dizia coisas estranhas.

Um dia, Claudia interrompeu a fisioterapia, que era feita todas as manhãs no quarto de Mara, para dizer que o pastor chegaria à tarde. Mara teve a certeza de que Claudia se referia a um novo cachorro, já que desde Frei eles só compravam pastores-alemães. Por isso, ficou atônita quando, depois do almoço, foi apresentada a Jonas Madureira, pastor evangélico. Era só quem faltava nesse grupo, pensou.

Mas a política que adotou era deixar que todos os enviados entrassem e tratassem dela como quisessem. Nunca teve a esperança de que algum deles a faria andar, mas sabia que eram enviados com a melhor das intenções e que não deveria ofender nenhuma crença pedindo que não fossem.

Jonas Madureira não precisou de muito tempo para virar rotina.

Era um homem de uns quarenta anos, alto, forte, moreno e com pinta de modelo, que falava com muita calma. Chegou pedindo que Mara aceitasse Jesus em seu coração, e, embora naquele dia a frase tenha soado exótica, a convivência com o pastor faria Mara acreditar que havia apenas poesia nela.

Toda semana, Jonas Madureira chegava no mesmo dia e na mesma hora, de terno e gravata, com uma Bíblia debaixo do braço. No jardim, Mara, Fefê e Norma ouviam atentamente o pastor ler o livro.

Mara rapidamente se apegou ao pastor. Gostava do jeito como ele lia e explicava a Bíblia, das coisas que ele dizia, de como ele a deixava tranquila e, principalmente, de como a fazia rir. Era um homem inteligente que não tentava enfiar Jesus goela abaixo e dava seu recado explicando e decodificando a Bíblia. Mara tinha um milhão de perguntas, e ele parecia ter um milhão de respostas. Além do pastor, o chinês da caixinha foi outro que perdurou; foi ele que apresentou a Mara a eletroestimulação, que depois seria usada por ela, de forma autodidata, para revolucionar seu tratamento.

Jonas Madureira era casado e tinha uma filha. Entregou-se à religião na tentativa de se curar do alcoolismo. Foi quando descobriu que gostava de ensinar preceitos bíblicos e virou pastor.

Mara adorava o espírito vencedor de Jonas Madureira e as passagens bíblicas que ele escolhia para ler, todas com mensagens otimistas e que insinuavam que ela voltaria a andar. Por mais absurdas que fossem, continham mensagens positivas, e isso fazia bem a ela. Um dia, o pastor chegou com um panfleto de um evento que ele e a mulher estavam organizando em sua igreja. No cartaz, o nome completo dele: Jonas Pinto Madureira. Como já tinham acabado de ler a Bíblia e conversar, Mara resolveu puxar papo:

– Ah, o senhor tem Pinto?

Na hora em que as palavras saíram de sua boca, Mara percebeu que aquilo tinha soado esquisito. Mas, antes que conseguisse dizer qualquer coisa, ouviu o pastor responder, meio sem graça:

– Tenho, tenho.

Para desfazer o constrangimento, resolveu dizer qualquer outra coisa em seguida:

– Sua mulher também tem?

Diante daquilo, o silêncio constrangedor era uma bênção.

– Não, não – disse o pastor, ainda mais sem graça e já se levantando para ir embora.

Mara contou isso a alguns amigos, e rapidamente o pastor passou a ser chamado de pastor Pinto.

Foi também por essa época que Claudia achou por bem chamar Beto para uma conversa. Fazia meses que ele tinha largado tudo para se dedicar à irmã, e Claudia, vendo Mara seguir sua vida, resolveu se meter:

– Meu filho, quem quebrou o pescoço foi a Mara, não você. Vai cuidar da sua vida.

Beto conhecia a maneira sutil com que Claudia dizia o que pensava e sabia que, no fundo, ela estava certa. Pouco tempo depois, começaria a fazer um curso de teatro e a trabalhar na empresa do pai. E, embora a vida parecesse ter adquirido uma confortável rotina outra vez, Mara estava prestes a conhecer alguém que teria a capacidade para mudar tudo de novo.

13

Ariana chegou cedo, como fazia desde que conseguira o emprego quase dois anos antes. Tinha saído de Campinas, onde morava, e ido viver em São Paulo especialmente para trabalhar na Fundação Selma, centro de reabilitação que ficava no Morumbi. Recém-formada em terapia ocupacional, comemorou a conquista: tratava-se de um dos mais bem equipados e renomados centros de reabilitação do Brasil. Nada que se aproximasse minimamente do melhor que havia nos Estados Unidos, mas, para os padrões nacionais da época, estava bastante bom.

Naquela tarde, quando entrou na Fundação, a primeira coisa que viu foi uma moça de cabelos curtíssimos e rosto bonito exercitando-se no stand-table amparada por dois fisioterapeutas ocupacionais que mexiam seus braços ao ritmo de uma música. A moça bonita dançava e ria. Ariana ficou olhando de longe. O stand-table é um aparelho concebido para paraplégicos: são barras de ferro, como as de uma sala de balé, mas dispostas de modo a formar um quadrado aberto na parte de trás. O paciente precisa usar os braços para se apoiar na barra da frente. Isso feito, o terapeuta o levanta pela bunda, esticando seu tronco. O joelho é travado para que não dobre, normalmente com uma tala, e ao redor da cintura é colocada uma cinta para firmar o tronco. Depois que o corpo é estabilizado, pode ser movimentado numa série de exercícios.

Só que aquela moça evidentemente não era uma paraplégica: ela não mexia os braços, e havia um terapeuta simulando os movimentos dos membros superiores.

Mas o que chamou sua atenção nem foi a ousadia da paciente tetraplégica que se exercitava em um aparelho para paraplégicos. O que deixou Ariana intrigada foi a alegria da moça. Era raro ver um deficiente físico rir de modo tão contagiante ali dentro. Pelo menos para Ariana, a cena era inusitada. Quem seria aquela moça feliz? Como não teve coragem de ir até ela perguntar, foi atender o primeiro paciente, deixando a moça risonha para trás.

Embora Ariana estivesse na Fundação há pouco tempo, já era vista por todos como uma terapeuta levemente subversiva: vivia em busca de exercícios alternativos de reabilitação. Achava que sua função era a de pensar em técnicas que desafiassem a ação da gravidade – não gostava de notar como todos os terapeutas que via pareciam se submeter tão facilmente à gravidade. Por que não desafiá-la em benefício do corpo? Claro que exercícios na água eram capazes de fazer isso, mas ela queria mais, queria mesmo era confrontar a lei. Havia um aparelho na Fundação que permitia a Ariana várias possibilidades de adaptação, de modo a funcionar como um trapézio de circo. Por que não pendurar o paciente?, ela se perguntava. E passava muitas horas tentando transformá-lo da melhor maneira possível. Foi matutando engenhocas que bolou uma rotina baseada em movimentos circenses: eram grades presas ao teto que possibilitavam a amarração de cordas, que caíam perpendicularmente ao chão. Na ponta de baixo, argolas forradas para apoiar os braços. Uma cadeirinha de rapel entrava na composição – era uma espécie de calção de couro adaptado por ela para prender o paciente pelo quadril e pela virilha. A partir disso, uma dezena de movimentos podiam ser simulados. Para os fisioterapeutas mais tradicionalistas, Ariana cheirava a encrenca.

Na Fundação, continuou a cruzar com a moça bonita e risonha, que era levada pelo motorista para a fisioterapia, e não demorou a começar a cumprimentá-la. Um dia, por impulso, perguntou seu nome a um colega e pegou o telefone dela nos registros – descobriu que se chamava Mara Gabrilli. À noite, ligou e pediu para falar com ela. Quando Mara estava na escuta, disse quem era e o que queria:

– Quero cuidar de você. Acho que você pode voltar a andar.

Mara achou aquele telefonema engraçado. Nunca duvidou que pudesse voltar a andar, mas sabia que o assunto não era tratado tão abertamente – o assunto era, aliás, quase tabu. Por isso, gostou da ousadia.

Dias depois, Ariana começou a fazer terapia em Mara na Fundação. Tudo o que inventava de novidade era imediatamente aceito. Eram duas revolucionárias dentro de um centro tradicional de reabilitação. Se Ariana queria pendurá-la de cabeça para baixo, Mara topava. Se queria dançar com ela no "circo", Mara deixava-se levar. Por tudo isso, não demorou para que Ariana ganhasse rivais ali dentro. Nas reuniões, quando explicava por que achava que poderia recuperar os movimentos de Mara, era repreendida; diziam que estava iludindo a paciente. As críticas passaram a incomodar, e um dia Ariana sugeriu que dessem continuidade aos trabalhos fora dali. Mara topou, e as duas começaram a se encontrar na casa de São Bernardo. A casa era, agora, a que fora comprada e reformada por Gabrilli, um imóvel amplamente acessível. Era ali que, todas as manhãs, das nove ao meio-dia, Ariana trabalhava o corpo de Mara. À tarde, ia para a Fundação.

Embora Mara gostasse do movimento da Fundação, estava animada com a terapia de Ariana. Já tinha passado por terapeutas excelentes, como Martha Thaler, na Clínica Morumbi, que foi a primeira na volta de Pittsburgh, mas a verdade é que com Ariana estava voltando a ser a Mara transgressora dos anos anteriores. E, ajudada por toda essa vibração, começava a entrar em uma segunda fase da vida depois de voltar ao Brasil como tetraplégica.

A primeira fase representou um período de rotina mais calmo: fisioterapia, as visitas, o pastor e o dr. Gu, o chinês. Foi também o período em que Mara descobriu a internet: era capaz de passar horas trancada em seu quarto navegando. Tinha conhecido a rede menos de um ano após chegar de Pittsburgh quando, em Atibaia, um amigo mostrou a ela, em um notebook, o que era aquela novíssima rede mundial de computadores. Mara decidiu que teria aquilo em casa e foi falar com Gabrilli, que providenciou um computador e o acesso discado. Como em Harmarville havia aprendido a digitar com a boca, ficava em seu quarto durante horas apenas navegando. Passou a fazer pesquisas que envolvessem desenvolvimentos científicos na área de lesões da medula. Leu uma infinidade delas, ouviu falar pela primeira vez em pesquisas com células-tronco e entendeu que, se vivesse o suficiente, seria capaz de voltar a andar – era inevitável que a ciência chegasse lá. Mas, para isso, deveria deixar seu corpo forte e preparado: no dia em que a cura fosse descoberta, ela precisaria dele forte e bem mantido para dar o primeiro passo. Quanto mais lia esse material técnico, mais se entregava aos exercícios de fisioterapia e cuidava da alimentação. Entre as muitas coisas que leu, uma chamou a atenção em especial: um grupo israelense que estava muito avançado em estudos e simulações com ratos.

Começou a se corresponder com o cientista-chefe, dr. Roshking, apresentando-se como uma brasileira que tinha uma ONG e que trabalhava com captação de recursos para esse tipo de pesquisa: não queria parecer apenas um paciente desesperado. Para sua surpresa, o dr. Roshking não demorou a responder. Mara ficou animada. Os e-mails iam e vinham, até que um dia recebeu uma mensagem que a deixou sem fôlego: o dr. Roshking a convidava para conhecer de perto o centro de pesquisas de Tel Aviv. E agora? Ela queria ir, mas, se fosse, como manter a mentira? Havia apenas uma forma de não ser desmascarada: fundar uma ONG. Na manhã seguinte, praticamente sem dormir de nervosismo e excitação, explicou ao pai o que tinha acontecido e disse que gostaria de ir.

– Mas com quem você vai, Mara? – perguntou Gabrilli.

– Com uma auxiliar de enfermagem, ué – disse ela. – É um centro de pesquisas que parece muito sério, e eu não posso perder a chance, você entende?

Gabrilli sabia que era mais fácil Mara sair correndo daquela cadeira e virar estrelas pela sala do que desistir de uma ideia. A passagem foi marcada para o mês seguinte.

No dia do embarque, chegaram os cartões de visita que Bia fez em uma gráfica da avenida Faria Lima e deu de presente para Mara. Nele, lia-se seu nome como presidente do Projeto Próximo Passo, ONG que, por facilidades burocráticas, tinha sido registrada nos Estados Unidos por Alejandra, uma amiga argentina, parceira de pesquisas que morava em Miami. Registrá-la no Brasil demoraria demais, e ela não queria ter que embarcar sem ter, de fato, fundado uma ONG. Queria ser capaz de ir, aos poucos, fazendo a mentira virar verdade. Só um ano mais tarde ela registraria a recém-nascida PPP em território nacional.

Depois de fazer escala em Frankfurt, chegou a Tel Aviv durante uma tarde quente de outono e foi direto para o centro de pesquisas. O dr. Roshking já esperava por ela. Sem perder o rebolado, sustentou a versão inventada: sua função, ela explicou ao médico israelense, era a de levantar fundos junto a empresas brasileiras para que pesquisas de ponta continuassem a ser feitas no mundo inteiro, e a pesquisa da equipe dele a interessou demais. A informação, naturalmente, deixou Roshking empolgado, e ele saiu apressado para mostrar a Mara as instalações. E assim ela foi levada por um grupo de jalecos brancos para ver alguns ratos ter a coluna lesionada e outros, cuja coluna havia sido lesionada semanas antes, receber o tratamento e voltar a andar – é verdade que alguns apenas se arrastavam, numa cena tenebrosa e triste, mas outros eram de fato capazes de dar passos completos. Mara ficou animada. Se ratos tetraplégicos já podiam voltar a se mover, o caminho estava aberto para que ela um dia recuperasse os movimentos. O centro de pesquisas do dr. Roshking era pequeno, mas bem cuidado, os cientistas passaram ótima impressão, e Mara saiu de lá animada.

***

Durante a semana em Israel, foi conhecer as universidades de Tel Aviv e de Jerusalém, voltou ao centro duas outras vezes e, nas horas vagas, passeou. Numa dessas tardes, parou em uma praça agradável e ficou surpresa quando viu que a praça se chamava Joseph Safra. Seria o banqueiro brasileiro? Se fosse, como e por que uma praça em Israel tinha o nome dele? Nessa hora, teve um estalo. Quem sabe não poderia ir conversar com ele no Brasil? Devia ser um dos homens mais ocupados do mundo, mas se era nome de praça em Tel Aviv é porque tinha carinho por Israel. Se a recebesse e ouvisse o que ela tinha a dizer, Safra certamente poderia indicar pessoas interessadas em colaborar financeiramente com as pesquisas do grupo israelense. Por que não tentar? E de quebra poderia estar transformando aquela mentira em uma agradável verdade.

Para sua surpresa, de volta ao Brasil, Joseph Safra aceitou recebê-la devido a um pedido de Verônica Serra, filha de José Serra e amiga de Mara. Encontraram-se no escritório dele, na avenida Paulista, em São Paulo. Ao entrar na enorme sala onde Safra despachava, Mara foi saudada por um homem sorridente que aparentava ter uns cinquenta anos e parecia muito disposto a escutar mais a respeito do que ela tinha visto em Israel. Safra sentou-se em um sofá que ficava perto de sua mesa, e a cadeira de rodas foi acomodada de frente para ele. Mara então falou com detalhes sobre o que tinha visto em Tel Aviv, contou a respeito dos ratos lesionados que tinham recuperado os movimentos e explicou que o grupo de cientistas precisava de dinheiro para dar continuidade aos trabalhos. Levou documentos e artigos que contavam a história do centro de pesquisas israelense. Ao final, pediu que Safra indicasse empresas em Israel que eventualmente pudessem querer financiar os estudos.

— Você veio aqui atrás de uma indicação? — perguntou ele. Mara respondeu afirmativamente. Safra riu e, batendo com as mãos nas pernas, disse: — Mara, *eu* financio a pesquisa. — Antes que Mara conseguisse dizer qualquer outra coisa, Safra levantou-se, abriu a porta da sala e pediu que Muriel, sua secretária, entrasse: – Levante tudo o que a gente precisar sobre esses pesquisadores de Tel Aviv, porque vou patrocinar uma pesquisa de cura da paralisia que eles estão fazendo.

Mara saiu do encontro com a melhor impressão de Joseph Safra, e animada com a possibilidade de colaborar com as pesquisas. Afinal, a loucura de fundar uma ONG e viajar às pressas para Israel tinha valido a pena. À noite, de seu quarto, ligou para o dr. Roshking e contou a novidade. O cientista ficou emocionado.

Mas a animação viraria frustração alguns dias depois, quando o resultado das buscas que Safra pediu começaram a aparecer: a pesquisa não era aprovada pelo Ministério da Saúde de Israel. Chocada, Mara foi atrás de outras informações e, com a ajuda do amigo Tevy Feldman, que foi a Israel e voltou cheio de documentos e jornais, descobriu que se tratava de um estudo experimental. Pior: testes estavam sendo feitos com laser em seres humanos, e o dr. Roshking, o líder do grupo, tinha alguns processos em seu nome por ter cobrado por isso – Mara sabia ser extremamente antiético cobrar por pesquisas experimentais. Ficou arrasada e furiosa. Na mesma hora, ligou para o dr. Roshking.

– Como o senhor não me disse que estava sendo processado? – começou antes mesmo de dizer "olá".

A resposta dele veio no mesmo tom.

– Que obrigação eu tinha de dizer?

– Como assim? Estou colocando meu nome nisso, saindo atrás de investimento e tudo o mais. Eu tinha que saber.

O bate-boca continuou sem que o médico israelense conseguisse entender por que ela tinha ficado tão brava. No dia seguinte, por solicitação de Safra, Muriel ligou para Mara.

– Mara, ele pediu para dizer que o fato de sabermos dos processos não invalida a qualidade das pesquisas que vimos, que são de fato muito interessantes. Ele disse que faremos o que você achar que devemos fazer.

Mara respirou fundo antes de dizer o que pensava.

– Agradeço muito todo o apoio, mas o que eu acho é o seguinte: se o dinheiro fosse meu, eu não daria.

O episódio não foi em vão; serviu para que Mara criasse uma ONG e fez com que ela saísse da fase "eu-eu-eu" para entrar em outra que daria enorme prazer a ela: ajudar aqueles que, como ela, tinham dificuldade de locomoção. Era o começo de uma longa e excitante jornada profissional. A impensada, apressada e amalucada criação da ONG, que até aquele momento era formada apenas por ela e por uma enorme vontade de mudar as coisas, inaugurou a nova etapa.

E, com essa fase, veio o desejo de sair de casa, de ver gente, de ir para a Fundação Selma, de encarar o mundo. Foi quando conheceu Ariana e seu estilo nada convencional de terapia – rapidamente ficou bastante claro para Mara que tinha encontrado alguém que pensava como ela e com quem formaria uma parceria sólida.

Enquanto Mara se ocupava de idealizar a ONG, ligando para amigos e convidando-os a participar, Ariana lia tudo o que podia encontrar a respeito de reabilitação de lesionados medulares. Quando não estava lendo, estava desenvolvendo exercícios que permitissem que o corpo de Mara pudesse desafiar a gravidade. Encontrou na internet o caso de um russo, tetraplégico, que havia recuperado alguns dos movimentos com uma combinação de meditação e exercícios que ele mesmo tinha inventado. Tentou fazer com que Mara meditasse, mas logo descobriu que ela era agitada demais para conseguir se concentrar por mais de três minutos. Ainda assim, Mara mergulhou naquilo de cabeça. Depois de alguns meses, era capaz de meditar por quase uma hora. Mas, como acontecia com tudo o que decidia que iria fazer bem, acabou virando uma espécie de viciada em meditação e, um dia, achou melhor pegar leve.

Vendo a fúria com que sua paciente se lançava aos desafios propostos, Ariana começou a achar que para ela também não havia limites. Depois de ler *Muito além dos neurônios*, livro que falava a respeito de processos alternativos de cura de lesionados medulares, decidiu escrever para o autor e pedir conselhos. Fragilizada por todas as críticas que estava recebendo na Fundação, precisava acreditar que estava no caminho certo. Na carta, depois de descrever os exercícios que faziam juntas, deixou clara a solidão pela qual estava passando e disse que sentia que o mundo as julgava duas malucas.

A resposta não demorou. Nubor Facure, médico da Unicamp e autor do livro, dizia que elas estavam no caminho certo, que o corpo humano tinha possibilidades que ainda desconhecíamos e que a ciência tenderia sempre a negar as coisas para as quais não tivesse resposta. Ariana entrou em um período de pura obsessão pelo caso de Mara. A linha alternativa que decidiu seguir dizia que a melhor maneira de resgatar movimentos era voltar às coisas que, no passado, davam prazer ao paciente. Se o corpo um dia já havia armazenado a informação, os movimentos usados para aquela determinada atividade poderiam voltar mais facilmente. O resumo era: o prazer ajuda a reencontrar o caminho.

Contou a Mara a teoria do dr. Facure, e Mara achou que aquilo fazia todo o sentido do mundo. Disse a Ariana que, quando adolescente, adorava ficar sozinha em seu quarto, na casa de Santo André, tocando violão. No dia seguinte, Ariana apareceu com um violão. Ajudada pela assistente, colocou Mara sentada no chão, sentou-se atrás dela, abrindo as duas pernas de modo a conseguir prender o corpo de Mara entre elas, e colocou as mãos dela no instrumento. Juntas, tocaram as cordas e deixaram sair algum som. Mara adorou a sensação e começou a rir. Naquele instante, Ariana entendeu uma coisa fundamental a respeito de sua paciente: Mara não poderia viver como uma pessoa passiva. Ela não era passiva em nada e, ainda que não conseguisse mais se mover do pescoço para baixo, jamais conseguiria ser uma mulher sem atitude.

– Mara – disse Ariana sentada no chão –, a partir de hoje quero que você use suas mãos para fazer todas as coisas. Se vai beber um copo d'água, peça para que colem sua mão no copo e levem copo e mão à boca. Mesma coisa para talheres, roupas, telefone e tudo o mais que você puder tocar.

Desde esse dia, uma simples troca de roupa, que já não era muito simples, passou a levar quase duas horas. As assistentes e Ariana faziam os braços de Mara executar os movimentos de troca de cada peça. A escovação de dentes também teve o tempo incrementado, já que as mãos de Mara, conduzidas, passaram a fazer o movimento. Ariana sabia que tinha encontrado uma forma de deixar Mara entender que o corpo dela ainda estava ali.

Mara então listou para Ariana três coisas das quais tirava enorme prazer na infância: tocar violão, fazer posições de bailarina e plantar bananeira.

– Ah, coisinhas fáceis – disse Ariana, já pensando em como faria Mara executar esses movimentos.

Para as duas primeiras ela tinha algumas ideias, mas plantar bananeira daria trabalho.

Depois de algumas tentativas, descobriu que a melhor forma de deixar Mara de ponta-cabeça seria deitando no chão e segurando seus braços, que deveriam estar imobilizados por talas, até os ombros, para assim evitar que dobrassem. Depois de imobilizados com firmeza, a assistente e mais uma pessoa levantavam tronco e pernas de Mara; era praticamente uma rotina do Cirque du Soleil.

Quando estavam juntas, tudo parecia ilimitado e divertido. O quarto da casa de São Bernardo, com cordas por todos os lados, barras presas ao teto e instalações, mais parecia um circo. Com Ariana, Mara ficava pendurada, de ponta-cabeça, balançando, e não havia limite de posições. A cada dia que passava, gostava mais daquele tipo de terapia, por meio da qual começava a entender um pouco os limites de seu corpo. Mas, enquanto Mara se redescobria fisicamente, Ariana passava por uma das fases mais difíceis da vida.

Se por um lado a terapia com Mara era excitante e a deixava obcecada por novas descobertas, por outro, o trabalho na Fundação Selma, que ela continuava a frequentar todas as tardes, estava acabando com ela. Críticas a seu estilo vinham de todos os lados. Muitas, da pior forma:

veladas. Outras, ainda que menos nocivas porque eram postas à mesa, eram constrangedoras por serem feitas publicamente durante reuniões de equipe. Quando alguns dos pacientes da Fundação passaram a manifestar interesse pelo trabalho de Ariana, outros terapeutas ficaram mordidos. O que chamava a atenção era a maneira lúdica e musical com que ela trabalhava, tremenda novidade naquele espaço que pendia para formas mais conservadoras de terapia ocupacional.

Quando começou a ser criticada por amigas, percebeu como estava sozinha. No dia em que uma conhecida a chamou de lado e explicou que acreditava na linha que ela estava desenvolvendo, mas não poderia jamais admitir isso publicamente sob pena de ser discriminada, Ariana entendeu exatamente onde tinha se metido.

Os dias eram de altos e baixos. Quando estava com Mara, tinha certeza do que estava fazendo. Mas, quando estava sozinha, começava a duvidar de si mesma. Voltava para casa chorando e sentindo-se irremediavelmente só.

Como ficar com Mara era o que dava prazer a ela, começou a frequentar a casa de São Bernardo seis vezes por semana. Chegava pontualmente às nove, faziam alguns exercícios de alongamento, e ela perguntava:

– O que você quer fazer hoje? O que seu corpo está pedindo?

A partir da resposta, montava a rotina do dia. Havia manhãs em que passavam o tempo todo dançando os mais variados tipos de música, de rock a forró. Em outras, apenas comiam para associar o prazer do alimento ao ato de levá-lo à boca. Para encerrar, já depois do meio-dia, faziam juntas uma meditação.

Quando Ariana passou a frequentar a casa diariamente, pôde ver de perto a relação entre Mara e Claudia. A princípio, a postura quase distante de Claudia deixou Ariana assustada; ela lidava com a paralisia da filha como se a deficiência não existisse. Perto do meio-dia, Claudia interfonava e dizia à assistente que o almoço seria servido. Mara gritava que precisava de mais tempo para descer, mas Claudia não entendia por que ela simplesmente não se apresentava para comer assim que era convocada. Esse tipo de situação deixava Ariana ao mesmo tempo aflita e intrigada. Em seguida, Ariana começou a notar que Mara não conseguia ser com a mãe a mulher que era nas outras horas – parecia sempre fragilizada e diminuída. Alguma coisa em Claudia a intimidava, mas Ariana não conseguia entender exatamente o quê.

Um domingo à noite, Mara telefonou e perguntou se Ariana poderia ir até lá.

– O que aconteceu? – disse, assustada.

– É que a enfermeira não veio, e eu não tenho quem coloque a sonda em mim. Você poderia dormir aqui?

Ariana entrou no carro e foi, sem entender direito por que Mara não tinha pedido para Claudia dormir com ela e sondá-la.

Com o pai a relação era outra. Ele não saía de casa sem parar no quarto da filha, sentar e conversar. Queria saber como ela tinha dormido, como estava, o que faria naquele dia. Perto dele, Mara era a mesma Mara de sempre: forte, inquieta, cheia de atitude. Houve uma noite em que Ariana foi dormir com Mara e elas estavam conversando quando Claudia entrou no quarto. Claudia abaixou-se para dar boa-noite à filha, e Mara começou a chorar.

– O que é isso, Mara? Por que o choro? – perguntou Claudia agitada, quase sem graça.

Mara não respondeu, e Claudia não explorou o assunto, saindo do quarto enquanto dizia "que bobagem isso agora". Quando ficaram novamente sozinhas, Ariana quis saber o que estava acontecendo.

– Eu queria poder agarrar minha mãe, colocar minha mão no rosto dela, dar um abraço nela... – disse Mara chorando.

Ariana entendeu a quantidade de amor que havia ali. Levantou-se, secou as lágrimas de Mara e, sem dizer mais nada, a envolveu em seus braços.

No dia seguinte, mãe e filha não tocaram no assunto. Era, aliás, como Claudia preferia lidar com a situação. O importante era jamais ceder ao drama, jamais achar que Mara era diferente de qualquer outra pessoa, jamais limitá-la. Era como Claudia conseguia dar o recado que queria à filha: que ela tudo podia, que ela tudo conseguiria. O problema é que Claudia não encontrou uma forma de fazer isso com afeto e toque; sabia apenas ser dura e fria para comunicar a mensagem. E muitas vezes, ao fazer isso, cruzava a fronteira do lógico.

Como quando estavam no aeroporto de Guarulhos, embarcando para uma viagem aos Estados Unidos, e a assistente de Mara teve que ir ao banheiro. Atrasada, Claudia continuou andando e gritando:

– Vamos, Mara, temos que pegar o voo. Vamos.

Na terceira vez, Mara não aguentou e respondeu:

– Mãe, se você quer que eu vá, venha me buscar, porque sozinha eu não consigo sair daqui, você já notou?

Por outro lado, Claudia foi uma grande incentivadora quando Mara contou a respeito da ONG que iria fundar. Um dia chegou em casa animada, dizendo que sabia exatamente onde a PPP teria sua sede: na Vila Gabrilli, uma vilinha de casas em Santo André que tinha sido construída pelo pai de Gabrilli. Uma das casas estava vaga, e ela ajudaria Mara a montar um escritório acessível, onde pudesse trabalhar na captação de recursos e equipamentos para ajudar outras pessoas com deficiência.

A criação da ONG deu novas cores à vida. Com a ajuda de amigos como Henrique, Alex e Patricia formou a diretoria da PPP e conseguiu contratar quem colaborasse com a captação de recursos para melhorar a vida de pessoas com deficiência. Se soubesse de alguém que precisava de uma cadeira de rodas, ia atrás. Se soubesse de alguém que precisasse de tratamento, dava alguns telefonemas para tentar conseguir. Percebeu que não tinha vergonha de sair ligando e pedindo. Conhecia muita gente, os pais tinham amigos influentes, e ela não hesitava em entrar em contato quando o assunto era ajudar uma pessoa com deficiência menos privilegiada do que ela e que estivesse passando necessidade.

Um dia, Mara contou a Claudia que tinha se reunido com o empresário José Victor Oliva e que ele havia se oferecido para dar uma festa oficial de lançamento do Projeto Próximo Passo. Claudia ouviu tudo e disparou:

– Já que você fala com tanta gente, por que não fala também com o Lula? Ele precisa saber o que está acontecendo em Santo André.

Aquilo era típico da mãe. Bastava Mara romper uma barreira, e lá vinha Claudia com outra. Mara sabia que ela se referia ao esquema de corrupção dos transportes, que, durante meses, tirou milhares de reais dos cofres da Expresso Guarará, a empresa de ônibus de Gabrilli.

– Claro, mãe. Vou pensar em alguém que conhece alguém que conhece alguém que conhece alguém que pode, quem sabe, conhecer o Lula – respondeu Mara irritada.

Ficou por isso mesmo até que, no dia seguinte, enquanto Mara fazia seus exercícios matinais, Claudia irrompeu quarto adentro.

– E aí? Não vai falar com o Lula? Ele está em São Bernardo hoje.

– Mãe, pelo amor de Deus, que ideia absurda. E eu nem sei onde ele mora.

Foi nessa hora que Santilha, a assistente que ajudava Mara a se alongar e que era eleitora e fã de Lula, disse empolgada:

– Ele mora na Área Verde.

– E daí que ele mora na Área Verde, Santilha? – respondeu Mara nervosa. – Você sugere que eu vá de casa em casa perguntando se ali é a casa do Lula ou prefere que eu saia pelo bairro gritando o nome dele?

Santilha não acusou o golpe.

– Lá na Área Verde todo mundo sabe onde ele mora.

Claudia continuava de pé perto da porta, esperando a filha se deixar convencer. Quando percebeu que não teria paz, a menos que fosse em busca do presidente, Mara concordou, mesmo sabendo que estava concordando com a mais absurda das coisas. Satisfeita, Claudia saiu e bateu a porta.

Horas depois, Mara estava a caminho da Área Verde com a assistente e o motorista. Pararam em uma padaria, e ela pediu que Santilha descesse e perguntasse pela casa de Lula. A assistente voltou depois de dois minutos dizendo que Lula agora morava no centro de São Bernardo. Obviamente era uma ideia idiota essa de sair pelo ABC atrás do presidente da República, mas Mara não queria voltar para casa sem dizer à mãe que tinha tentado de todas as formas antes de desistir. Foram para o centro e ficaram rodando a esmo, até que encontraram um prédio que estava cheio de peruas de emissoras de TV e policiais. Tinha que ser ali. Tiraram Mara do carro e, a pedido dela, estacionaram a cadeira de rodas perto da portaria do prédio.

– Eu queria falar com o presidente – disse ela a um dos seguranças que estava do lado de dentro. O sujeito, meio rindo, meio com dó, respondeu que seria impossível. Que papelão, pensou Mara. E agora? Enquanto decidia se ia embora e encarava o olhar de frustração da mãe ou insistia na loucura, uma repórter do jornal *O Estado de S. Paulo* se aproximou dela.

– Você é Mara Gabrilli? – perguntou.
– Sou. Por quê?
– O que você está fazendo aqui? – quis saber.
Era uma ótima deixa, ela sabia.
– Vim falar com o Lula a respeito do caso das propinas em Santo André. Ele precisa saber que a Prefeitura continua privilegiando empresários acusados pelo Ministério Público de chefiar esquema de extorsão na cidade em detrimento de outros – disse de um fôlego só, e o mais alto que conseguiu.

Foi o que bastou para que outros jornalistas se aproximassem e para que fotógrafos começassem a clicá-la ali na porta do prédio. Depois disso não se passaram mais do que cinco minutos: os seguranças de Lula a levaram dali para a garagem do prédio e, então, para o elevador. Em segundos, estava dentro da sala de estar do presidente, com ele a seu lado. Tudo aconteceu tão rapidamente que Mara nem teve tempo de ver se a assistente também tinha recebido autorização para subir e, quando voltou a si, notou que ela estava ali, e emocionada por estar na presença de Lula. Lula quis logo saber por que ela estava em uma cadeira de rodas e por que não mexia os braços. Surpreendentemente calma, talvez porque ainda não tivesse atinado para o que estava acontecendo, contou do acidente e depois viu o presidente se sentar no sofá, cara a cara com ela, com apenas mais um assessor na sala, e pedir que ela dissesse o que fazia ali.

Mara tomou ar e disse tudo o que sabia a respeito do esquema de extorsão do qual o pai era vítima, e concluiu:

– Minha família atua nessa área há muitos anos – disse, percebendo o interesse com que Lula a ouvia. – E a nossa é a única empresa que circula por ter ganhado uma licitação. As demais se apoiam em contratos emergenciais que há muito tempo são irregulares.

Lula perguntou se a empresa da família dela tinha tido que pagar propina, por quanto tempo e quanto pagou. Enquanto Mara respondia o que sabia, ele pediu que o assessor fosse anotando tudo. Depois, ainda falaram a respeito de reabilitação e de pesquisas de cura da paralisia. Lula pediu que Marisa se juntasse a eles, e Mara falou da PPP e de como estava se esforçando para melhorar a vida de pessoas com deficiência física. O presidente disse que Marisa iria visitar a PPP e que ajudaria como pudesse – coisa que a então primeira-dama jamais faria. Antes de sair, tiraram fotos e foram conduzidas por dois seguranças até o elevador.

Lá dentro, um deles deixou claro que tudo o que havia sido conversado ali não deveria ser passado para a imprensa. Mara balançou a cabeça, como quem concorda mas sabe que não vai fazer. Já do lado de fora do prédio, contou aos repórteres aglomerados na rua tudo o que tinha dito a Lula. No dia seguinte, os jornais cobrariam do presidente uma providência a respeito do que estava acontecendo em Santo André.

Mara voltou para casa aliviada. Desse dia em diante, diria a todos que tinha ido à casa do presidente em nome da justiça, embora soubesse que tinha ido de tanto que a mãe a perturbara.

O episódio do encontro com Lula serviu para deixar Mara ainda mais segura em relação ao que era capaz de conquistar. A terapia com Ariana e o trabalho na PPP a conduziam para uma nova e empolgante fase da vida. Com a intimidade aumentando, Ariana e Mara falavam sobre sexo, e Mara se mostrava insatisfeita: tinha muito tesão, mas estava tão ocupada com a própria recuperação que acabava colocando o sentimento em um lugar escondido. Mas ela dizia notar que, quanto mais forte e rígido sentia o corpo ficar, mais deixava que a libido viesse à tona. Esse tipo de desabafo animava Ariana. Foi ali que Ariana entendeu como a sexualidade de um deficiente físico pode redefini-lo; ao perceber que Mara tinha aquela intensidade, ficava mais fácil associá-la a uma pessoa como outra qualquer. Mas Ariana sabia que, por não se mexer, Mara precisaria de um homem que tivesse paciência e força física para explorar o corpo dela.

Depois de alguns meses juntas, houve uma manhã em que Ariana acordou inundada pela certeza de que estava no caminho certo e, empolgada, pediu a câmera de filmar de Beto emprestada. Estava disposta a começar a registrar tudo o que faziam; quando Mara voltasse a andar, seria preciso provar que ela tinha sido tetraplégica um dia.

A verdade é que Ariana estava obcecada e completamente encantada por Mara. Recuperá-la passou a ser um objetivo de vida, e ela entendeu ali que a vida só é vida quando se tem um objetivo. Encontrou naquela relação uma razão para ser feliz.

No final de 1997, depois de quase dois anos trabalhando com Ariana, Mara disse a ela que sairia de férias, passaria algumas semanas em Angra e retomaria os trabalhos na volta. Mas, ao voltar, não procurou por Ariana durante algumas semanas e, quando o fez, foi para convidá-la para trabalhar na ONG, que crescia e se firmava.

Insegura, Ariana não foi capaz de perguntar o que estava acontecendo, por que não iriam continuar a terapia, e simplesmente aceitou o trabalho na ONG, na esperança de que, ficando perto de Mara, pudesse retomar a rotina em breve. Não queria acreditar que Mara tivesse desistido do sonho mútuo, que tivesse optado por outro caminho e nem sequer comunicado o fato. Mas Mara, na verdade, não tinha desistido do sonho: tinha, isso sim, ficado com a impressão de que Ariana estava desestimulada com o tratamento e optou por se dedicar mais à ONG, liberando Ariana para outras aventuras.

Seis meses depois de começar a trabalhar na PPP, Ariana desistiu da carreira de fisioterapeuta. Além de o trabalho na ONG ser estimulante, passou a ter dificuldade em se relacionar com pacientes que não compartilhassem de seus sonhos e que não topassem ousar romper limites e convenções, coisas que Mara sentia enorme prazer em fazer. Com Mara, descobriu que não estava mais interessada em fazer apenas manutenções físicas; precisava de novos horizontes para continuar a quebrar barreiras. Encontrou alimento na PPP e também no desejo de usar o material filmado na casa de Mara para produzir um documentário. E as duas jamais perderiam contato.

Anos depois, já como secretária da Prefeitura de José Serra, Mara convidaria a amiga para ir a Nova York com ela e uma assistente: iria participar de um congresso na ONU a respeito dos direitos das pessoas com deficiência, e Ariana teria a missão de voltar a ser, ainda que temporariamente, a fisioterapeuta. Mas Ariana já teria esquecido como a rotina era cansativa: Mara não conseguia deixar de ter desejos e vontades. Acordava muito cedo, antes de todos, e queria começar a fazer os exercícios. Como dormiam no mesmo quarto, que era bastante pequeno, era impossível não acordar com ela. Depois, pedia para ficar por quarenta minutos na banheira. Aí era trocá-la e conduzi-la à ONU. Na hora do almoço, Mara queria sempre comer em um lugar bacana e diferente. Era levada para as palestras vespertinas e, à noite, quando todos estavam exaustos, pedia para irem jantar fora e, se a cidade estivesse abrigando algum show musical de um grupo de que ela gostasse – e ela gostava de muitos grupos –, fazia questão de ir. Na volta para o hotel, queria outro banho de banheira antes de ser colocada na cama. Ariana perguntava se ela tinha alguma noção de como era mimada, e Mara ria.

– Você está nessa cadeira feito uma rainha, seu corpo acostumado com o tratamento de rainha, para que andar, né? – dizia enquanto tirava a roupa de Mara para levá-la à banheira. Quanto mais Mara ria, mais ela falava: – Ah, como sou paparicada, como me sinto imponente nessa cadeira tão alta, como as pessoas correm para me dar comida, me esticar, me arrumar...

Mas Ariana não foi a única amizade que Mara fez na Fundação Selma. Havia também Gabriela, uma terapeuta mais convencional do que Ariana, mas que, fora dos limites do centro de reabilitação, se revelou uma amiga transgressora.

Ao farejar o potencial rebelde de Gabriela, Mara começou a convidá-la para viajar: Angra e Atibaia eram roteiros corriqueiros. Mas memorável mesmo foi a viagem para o Ceará. Mara a convenceu de que a noite de segunda-feira de forró em uma boate chamada Pirata, de Fortaleza, tinha sido eleita a melhor do planeta pela *Billboard* e que elas não poderiam deixar de ir. O forró estava na moda, e Mara adorava ouvir a batida e dançar. Gabriela topou, tendo uma vaga ideia de onde estava se metendo. Quando chegaram ao local do forró, notaram que aquele devia ser o lugar mais cheio do mundo. Ainda assim, tinham um plano e não poderiam deixar de executá-lo. Gabriela sacou da mochila as talas que levara para imobilizar as pernas de Mara a fim de deixar as articulações rígidas. Depois de envolvê-las com as talas e de se certificar que os joelhos dela não dobrariam, a assistente levantou Mara por trás, deixando-a de pé. Colocaram então uma cinta bem apertada para segurar seu tronco. Gabriela checou se o corpo de Mara estava suficientemente rígido para enfrentar o que viria e só então trocou de lugar com a assistente, colocando-se atrás de Mara. Segurando seus braços e apoiando o corpo dela no seu, as duas dançaram por horas. Mara poderia jurar que muita gente ali jamais percebeu que se tratava de uma tetraplégica dançando forró.

14

Mara foi acordada pelo barulho de *zia* Flora na porta do apartamento.

– *Telefono, Mara! Telefono per te* – ela gritava do corredor.

Mas Mara sabia que não deveria atender. Tinha certeza de que era a mãe ligando do Brasil e não queria ouvir o que ela tinha a dizer. Pediu que *zia* Flora dissesse que não estava, e a velha saiu batendo o pé e resmungando.

Mara estava na Itália há pouco mais de um ano, desde julho de 1988, e, durante esse tempo, a mãe nunca deixou de insistir que ela fosse estudar na Suíça em vez de ficar vivendo de bicos e fazendo cursos avulsos de italiano.

– Do que adiantam esses cursos, minha filha? Vá para a Suíça ou para a Inglaterra, faça alguma coisa séria – repetia Claudia à exaustão.

Sistematicamente, Mara recusava o dinheiro que a mãe oferecia, porque ele vinha com obrigações. Já tinha 21 anos e sabia perfeitamente que o dinheiro da mãe jamais a seduziria. Aliás, preferia trabalhar na faxina de empresas, como fazia desde que decidira ficar na Itália, e continuar livre. Como o aparelho de telefone ficava no apartamento de *zia* Flora, uma velha carrancuda que morava na porta ao lado, Mara tinha a comodidade de poder dizer que não estava quando queria evitar a mãe. Nesse dia, levantou, pegou a bicicleta e saiu por Florença para ver se a cabeça esfriava. Antes de sair, teve o cuidado de evitar fazer barulho, para que *zia* Flora não a percebesse e não viesse repreendê-la por qualquer coisa: Mara tinha certo medo da velha porque já a tinha visto na rua dando bengaladas na cabeça de mendigos; era, definitivamente, uma mulher com problemas. De fininho, desceu a escada e saiu pela cidade: já conhecia Florença bastante bem para não se perder.

Pedalou por mais de uma hora e, quando se sentiu mais calma, parou para tomar um café enquanto o sol se punha. Era uma tarde agradável de outono, e ela degustava o café vendo as pessoas ir e vir pela piazza del Duomo. Adorava sentar e observar o ritmo de vida em Florença. Numa mesinha na calçada, começou a repassar os últimos acontecimentos de sua vida: não acreditava que já fazia um ano que tinha saído da casa de Rodrigo e ido passar alguns dias em Portugal, sem que jamais tivesse voltado ao Brasil – foi para a Europa para passar quinze dias, e agora, depois de um ano, seu plano era nunca mais retornar. Mentalmente, começou a resgatar a história até ali.

Três dias depois de tirar suas roupas da casa e deixar Rodrigo para trás, embarcou para Lisboa. Era lá que estava quando os pais avisaram que iriam para Milão: tinham decidido fazer um cruzeiro pelas ilhas gregas durante o verão europeu e queriam saber se Mara e Beto gostariam de se juntar a eles numa espécie de reconciliação em alto-mar. A ideia era que todos se encontrassem em Gênova, de onde o navio sairia. Mara gostou da ideia – poderia aproveitar a viagem para voltar a se aproximar de todos eles, especialmente de Beto, de quem sentia muita falta. Os primeiros dias no navio foram espetaculares, sol e praias lindas, e tinha a oportunidade de contar a Beto tudo o que havia acontecido durante os meses que passara com Rodrigo, sem ter que se preocupar em esconder os detalhes que escondera do pai.

Antes de embarcar no navio, prometeu a si mesma que não arrumaria encrencas com Claudia, evitando falar da experiência de viver longe de casa e escapando de discussões que envolvessem escolhas e futuro. Mas será que aguentaria ficar sob os olhos da mãe, sem ter para onde correr, por trinta dias seguidos? Ajudou o fato de ter tido um namorico com um soldado israelense que estava no navio, um cara grande e forte que ela conheceu nos primeiros dias. Enquanto isso, Beto saía com a filha do capitão. Por ali, não havia muito que fazer além de dançar, beijar e convidar os novos agregados para jantar com Gabrilli e Claudia.

Mara conhecia o litoral por onde estavam navegando porque, quando tinha dezessete anos, ela e Beto fizeram de veleiro o trajeto entre as ilhas. Tinha sido uma viagem maluca. Beto, na época com dezenove anos e recém-saído do colégio, morava e estudava inglês em Cambridge. Mara, de férias, fora visitar o irmão. Da Inglaterra, decidiram alugar um veleiro para viajar pela Grécia com outros cinco colegas da universidade. A viagem tinha sido marcada pelo gosto de liberdade que deixou em Mara: muito mar, muita navegação, noitadas e praias espetaculares. Agora, estava de volta àquele cenário, mas, cercada pelos pais, já não experimentava o gosto de liberdade que havia provado quando viajara sem eles. Não que aquela liberdade importasse tanto ali; sentia mesmo era falta de conversar com o pai, de abraçá-lo e de ouvir suas histórias. Por isso, quando não estava com o soldado israelense, estava em missão de paz familiar.

Depois de quase trinta dias, o navio aportou, e os quatro foram passear em Florença. Mara adorou a ideia de visitar a cidade porque queria ver Julinho, primo de quem gostava muito, que estava morando lá há alguns meses para estudar fotografia. Mas, quando chegou ao apartamento do primo, no número 6 da piazza del Duomo, foi recebida por uma amiga dele que também morava ali, uma carioca chamada Milena, que devia ter a idade de Mara e explicou que Julio estava em Lisboa, visitando a irmã, e demoraria duas semanas para voltar. Como Mara deveria embarcar para o Brasil antes disso, não conseguiria ver o primo. A menos, claro, que ficasse por lá até ele retornar. A lua de mel familiar estava prestes a terminar.

À noite, comunicou aos pais que não voltaria com eles para o Brasil e ficaria em Florença esperando por Julinho. Já tinham se falado pelo telefone, e ele disse que ela poderia dormir no apartamento com Milena:

havia apenas um quarto, que era onde ele dormia também, mas tinha certeza de que Milena não se importaria de dividi-lo com Mara. Claudia tentou argumentar, falar que as aulas na faculdade já tinham começado, mas Mara garantiu que não demoraria por lá. O pai então deixou com ela um dinheiro que seria suficiente para os próximos vinte dias. Mara tinha encontrado a desculpa ideal para não correr de volta para Rodrigo: tinha medo de que, assim que voltasse, acabasse procurando por ele.

Quando os pais e Beto foram embora, ela se mudou para o apartamento de Julio. O lugar ficava no último andar de um prédio clássico na região nobre e central da cidade. A vista de Florença que Mara tinha do quarto era estonteante. Deitada na cama, via a cúpula da catedral. E, quando entrava no quarto, era a catedral que ocupava a janela inteira, como se fosse um quadro. Apesar de extremamente bem localizado e de ficar na cobertura de um prédio de luxo, o apartamento era uma espécie de sótão que, Mara supunha, tinha sido construído para servir de depósito ou de quarto de empregados e era agora alugado.

Para chegar até a porta de entrada era preciso subir uma escadaria de cem degraus. Muitas vezes, Mara fazia aquilo correndo, quase alucinadamente, como se estivesse fugindo de alguém ou de alguma coisa. A cozinha não tinha dois metros quadrados e estava caindo aos pedaços, a sala era praticamente um corredor pequenino onde havia uma mesa mínima com duas cadeiras velhas, e o quarto possuía um pé-direito tão baixo que Mara se sentia inclinada a abaixar a cabeça quando entrava. Ela chegou durante o verão, mas não demoraria a perceber que o apartamento não tinha aquecimento e que, no inverno, o frio seria capaz de congelar ossos.

De cara, Mara e Milena não se deram especialmente bem. A amiga do primo parecia não fazer questão de ser simpática, recebeu Mara de forma desconfiada e em pouco tempo revelou hábitos que Mara estranhou: só comia coisas naturais, carne nem pensar, e todos os dias saía para correr pela cidade porque dizia estar treinando para uma maratona.

Mais estranha ainda era a história que a mantinha ali.

Milena havia ido passear em Florença e se apaixonara por Giani, um rapaz que tinha feito voto de obediência, pobreza e castidade e morava em um mosteiro de uma seita que se chamava Folcolare. Ainda assim, Milena havia decidido que ficaria por lá esperando que ele saísse, e não havia data para isso. Todas as semanas, escrevia cartas para Giani e pedia para Julio entregá-las no mosteiro. As cartas nunca eram respondidas.

Mara achou a história e o estilo de vida de Milena muito estranhos, e só não ficou mais perturbada porque, três dias depois de sua chegada, Milena foi para Nova York passar duas semanas. De repente, ela estava sozinha em Florença, sem saber o que queria da vida.

O primeiro dia de solidão foi especialmente cruel. Rodrigo, a volta ao Brasil, a faculdade abandonada... a cabeça girava, cheia de preocupações. No segundo dia, saiu de casa e foi comprar um caderno para fazer um diário. Se escrevesse, imaginava, as ideias poderiam clarear. No terceiro, não saiu de casa e passou o dia escrevendo. Quando se deu conta, não havia fumado nem sequer comido alguma coisa. E sentia-se bem. Começou então uma fase de solidão, felicidade e desintoxicação. Além disso, como no apartamento só havia comida natural e carne de soja, e ela tinha preguiça de sair para comprar coisas, era isso o que colocava para dentro. Pela primeira vez em muito tempo, percebeu que não estava angustiada. Quando deixava o apartamento, saía sem rumo e andava por horas. O efeito desintoxicante da viagem finalmente estava batendo, e ela começou a sentir um enorme desejo de não voltar mais para o Brasil.

A vontade de telefonar para Rodrigo, que era forte e diária desde que chegara à Europa, foi diminuindo até desaparecer. Depois de uma semana de imersão e solidão, sentia ter se transformado em outra pessoa.

Numa das primeiras noites na cidade, saiu sozinha e parou em um pequeno bar que tocava música ao vivo. Era o bar onde cantava Heleno, brasileiro que era amigo de alguns amigos dela. Heleno era um homem enorme, gordo e gentil que cantava afinado, mas tinha uma voz gritante. Mara ficou ali escutando, feliz por estar tão longe de casa e tão perto de uma nova vida. Quando Heleno parou de cantar, foi se sentar com Mara, e, como acontece nesses encontros que se dão quase ao acaso e tarde da noite, ela contou a ele quase tudo a respeito dos últimos meses de sua vida: por que estava viajando, falou de Rodrigo e da dor que sentia.

– Eu sei do que você precisa – disse Heleno, levantando-se da mesa e afastando-se. Minutos depois, voltou com um livro nas mãos. – Toma. Fica com ele. É o *Livro dos prazeres*,[1] da Clarice. Lê, que vai te fazer bem.

Mara saiu do bar com o livro debaixo do braço e foi direto para o apartamento. Naquela noite mesmo, começou a ler. No dia seguinte, tendo a certeza de que Clarice Lispector havia aberto um novo portal de percepção em sua mente, pediu que os pais mandassem todos os outros livros de Clarice que pudessem encontrar. Começou assim uma fase de imersão em Clarice. Lia e relia. Fechava o livro e pensava. Era capaz de dividir a vida em antes e depois de Clarice.

Estava há vinte dias na Itália quando ligou para os pais e avisou que não voltaria para casa. Claudia, como já era esperado, jogou com as armas costumeiras e disse que não mandaria mais dinheiro, que era melhor ela voltar. E Mara, como sabia que faria se a mãe usasse o recurso da grana, respondeu que não precisava de dinheiro porque arrumaria um trabalho. Dois dias depois, estava empregada na editora Nardini, de livros de arte. Sua função era fazer a faxina durante a madrugada. Tinha que limpar o chão, os vidros e os banheiros. Como raramente encontrava com sua superior, que trabalhava durante o dia, a comunicação entre elas era por meio de bilhetes. Mara chegava e lia coisas como "A pia não estava bem limpa".

E, se a Nardini ficava longe da Duomo, o problema do transporte noturno foi resolvido com um presente de um amigo de Milena que estava voltando para o Brasil: uma bicicleta. Foi assim que ela passou a ir ao trabalho todas as noites.

---

1. *Uma aprendizagem ou o livro dos prazeres,* de Clarice Lispector.

Como com todos os outros trabalhos que já havia feito na vida, Mara levava a faxina a sério. Qualquer trabalho que a fizesse não precisar do dinheiro dos pais devia ser tratado com muita importância. Meses depois, Claudia, já mais conformada com a decisão da filha, ligou e perguntou se Mara gostaria de ir conhecer o Japão com Beto. Claudia financiaria a viagem. Mara disse que não podia. Claudia quis saber por que exatamente ela não podia se, afinal, não fazia nada de importante em Florença.

– Porque tenho que fazer a faxina – respondeu.

Claudia bateu o telefone. Mara não deu bola: estava contente com a faxina, e o dinheiro que ganhava era suficiente para rachar o aluguel, fazer alguns cursos de italiano e de história da arte e, dependendo do mês, ainda dava para viajar; sentia-se leve e, pela primeira vez em meses, feliz.

Estava em Florença há quase três meses quando Milena apareceu cedo no quarto com um convite inusitado: queria que Mara fosse correr com ela.

– Vamos, você corre quanto aguentar – disse, já vestida para o treino do dia.

Mara não estava fazendo nada de importante e pensou: "Por que não?". Levantou da cama, onde se dedicava a escrever em seu diário, colocou um short, uma camiseta, um par de tênis e foi para a rua.

No colégio, Mara era boa corredora, mas de provas curtas. Nos cem metros rasos, raramente perdia para os meninos. Por isso, imaginou que distâncias grandes não seriam seu forte. E, com efeito, depois de quinze minutos de corrida no parque Le Cascine, estava exausta, passando mal e odiando Milena. Voltou andando para casa. Que esporte estranho, aquele. Correr do quê? Não faria mais isso, decretou.

Mas, na manhã seguinte, acordou disposta a tentar correr mais do que no dia anterior. Correu quatro quilômetros. No terceiro dia, tentou ir um pouco mais longe. Em menos de um mês, correu oito quilômetros. A corrida era, ela descobriu, uma excelente forma de se esquertar.

O apartamento não tinha aquecimento, então era isso ou jogar álcool numa panela e colocar fogo, o que ela, Julinho e Milena faziam nas noites mais frias. Mas agora Mara tinha outra opção: quando precisava se aquecer, saía para correr.

Começou a treinar diariamente com Milena e completou sua primeira maratona, 42 quilômetros, sem jamais ter corrido mais do que oito seguidos – e, ainda assim, só uma vez. Mesmo com a pouca experiência, chegou antes de Milena e começou a achar que tinha algum talento para aquilo.

Com o novo estilo de vida, vieram novos amigos, todos maratonistas. Mara não comia mais carne, raramente bebia, tinha abandonado o cigarro e qualquer outro tipo de droga. No meio de tudo isso, conheceu um grupo de rapazes amigos de Milena que treinavam para o que era supostamente uma das corridas mais duras do mundo: uma ultramaratona de 101 quilômetros. Mara tinha certeza de que eram todos malucos, mas ao mesmo tempo ficava encantada com tanta dedicação e disciplina.

A corrida era um evento famoso na região: Cento Chilometri del Passatore. A largada era dada em Florença e, de lá, Apeninos acima. Depois, Apeninos abaixo até a pequenina Faenza. Mara e Milena acompanharam de perto os seguidos meses de treinamento dos rapazes e todos os preparativos para a corrida. Dias antes da largada, enquanto jantavam carne de soja na cozinha do apartamento da Duomo, pediram que Rafael, um amigo de Beto que passava uma temporada na cidade, tentasse descobrir como poderiam acompanhar a largada de perto. Na manhã seguinte, as duas estavam se preparando para ir treinar quando Rafael veio com a informação: seria impossível ficar perto deles na largada. A organização estava esperando mais de cinco mil pessoas na avenida onde seria dada a partida; era improvável que elas conseguissem chegar perto ou falar com eles.

Mara e Milena ficaram desapontadas. Tinham acompanhado todo o treinamento, sabiam como aquela prova era importante para os amigos e achavam que fazer uma surpresa como aquela seria um incentivo extra.

– Mas ainda tem um jeito de vocês ficarem perto deles – disse Rafael. Mara e Milena estavam ouvindo. – Eu faço a inscrição, vocês fingem que vão correr e entram.

Elas pensaram: "Por que não?". E autorizaram Rafael a inscrevê-las.

No dia da prova, Mara colocou sua minissaia, uma camiseta leve e um par de tênis velhos que usava para pedalar e andar pela cidade. Pegou um dinheiro e guardou no pequeno bolso da saia: não queria levar uma mochila para aquele tumulto.

Os rapazes, que não tinham ideia de que as duas iriam dizer um tchau na linha de largada, adoraram a surpresa. De farra, Mara e Milena resolveram que largariam com eles e correriam um pouco; seria o treinamento do dia.

– Vamos correr até Fiesole – disse Mara. – Fica a uns quinze quilômetros daqui. De lá a gente pega um ônibus e volta.

Milena achou divertido.

A corrida até Fiesole foi tranquila, e, quando chegaram lá, notaram uma mesa grande cheia de massas, risotos e vinho. Um banquete de carboidratos para os competidores, que pegavam o que queriam e continuavam correndo. Mara viu aquilo e ficou entusiasmada com o risoto. Parou e comeu um prato pequeno. Milena escolheu a massa.

– Tá cansada? – perguntou Mara enquanto comia o risoto.

– Não. E você?

– Nem um pouco. Vamos continuar?

Largaram a comida e voltaram a correr.

Os competidores tinham carros de apoio com suplementos, roupas extras, casacos e lanternas, organizados por eles mesmos depois de meses de planejamento estratégico. Boa parte do equipamento seria usada na subida dos Apeninos, onde o trajeto ficaria escuro e bastante frio. Mas Mara e Milena não precisariam de nada disso, porque iriam só até a próxima cidade, correndo, no total, aproximadamente 25 quilômetros.

Chegaram lá ainda misturadas ao bolo de participantes e comeram um pouco mais. Aquilo estava divertido.

– Milena, vamos um pouco mais? – perguntou Mara.

A amiga, rindo, disse que topava. Não demorou para que as duas, sem roupas apropriadas e sem uma equipe de apoio, ficassem para trás. Mas a temperatura estava agradável, e a paisagem era acolhedora. Por todos os lados, havia velhinhas na janela e gente incentivando os competidores. Depois de quase quarenta quilômetros, Mara olhou para Milena e disse:

– Vamos até o fim?

Ir até o fim significava subir correndo os Apeninos. Não bastasse a dureza do trajeto, temperaturas negativas eram esperadas lá em cima, haveria neve, e a escuridão seria assustadora. Desavisadas, elas não sabiam de nada disso e, movidas pela coragem da ignorância, seguiram.

Mara logo entendeu que as gigantescas Abetônias não deixariam nenhum tipo de luz natural entrar pela floresta e que, embora a noite tivesse tudo para ser clara, com lua cheia e uma infinidade de estrelas, haveria pontos em que não veriam o céu. Como estavam distantes do pelotão, de qualquer carro de apoio e dos pontos de parada, teriam que passar por isso sozinhas. Elas provavelmente já eram as últimas, Mara pensou.

Devia ser noite quando ouviram um veículo se aproximar. Ainda corriam, agora em ritmo muito lento, quando perceberam que quem chegava era o vassourinha, o ônibus da organização que vai fazendo um raspa-trilha, varrendo os desistentes. O ônibus parou ao lado delas na subida dos Apeninos e abriu a porta, convidando-as a entrar. Estavam correndo há mais de sete horas, e o prudente seria entrar naquele veículo e ir para casa. Mas, talvez apenas por teimosia, Mara balançou a cabeça negativamente. Não entraria. Olhou para Milena, que baixou a cabeça e continuou a correr, indicando que também seguiria. O ônibus acelerou, deixando-as na mais completa escuridão.

Agora estavam irremediavelmente sozinhas, no meio do maior breu. A estupidez da atitude se fazia sentir na pele: as mãos de Mara estavam congelando, e seus pés estavam molhados e pisando em uma superfície amolecida que era provavelmente neve, ainda que ela olhasse para baixo e visse apenas a escuridão. Depois da décima hora, a exaustão bateu. Definitivamente, aquela tinha sido uma ideia imbecil, mas agora não restava outra coisa a fazer, a não ser continuar a correr; o barulho de bichos uivando e de água correndo lá embaixo compunha um cenário de horror. Milena foi a primeira a deixar os fantasmas sair.

– Mara, é muito alto aqui. E se a gente cair num penhasco? – perguntou ofegante.

– A gente tem que continuar, passou o ponto de poder desistir – respondeu Mara, sabendo que o temor de Milena fazia sentido. Não enxergavam o próprio dedão do pé, e aquela era de fato uma região cheia de desfiladeiros.

No instante em que o medo atingiu seu ponto mais alto, Mara notou que começavam a ser cercadas por vaga-lumes, numa cena quase sobrenatural. Por vinte e cinco minutos, os insetos iluminados acompanharam os passos delas, deixando o breu menos assustador, e o próximo passo um pouco menos escuro. Mara começou a chorar.

Quando os vaga-lumes desapareceram, o dia estava clareando, e elas iniciavam a descida dos Apeninos. Agora seriam obrigadas a trabalhar um grupo muscular que até então estava sem ter muito que fazer. A troca da musculatura necessária a um esforço físico nunca é sem dor. Mara sentia os pés cheios de bolhas, e podia jurar que a cada passada uma delas estourava. Estavam correndo há mais de treze horas, e o corpo dava sinais de que não aguentaria mais aquele esforço. A única coisa que ainda as movia era o cenário. Depois do episódio dos vaga-lumes, o nascer do sol foi o mais espetacular que já tinham visto, e a natureza as inspirava a continuar. Mas, quando a descida dos Apeninos acabou, elas se viram em uma estrada de asfalto, correndo pelo acostamento. A temperatura já se aproximava dos trinta graus, e, pela primeira vez desde a largada, Mara achou que não conseguiria chegar ao fim da prova. Sentia uma dor nos joelhos que era torturante. Enquanto corria, chorava como uma criança. "Por que estou fazendo isso comigo?", dizia em voz alta, sentindo ao mesmo tempo raiva e pena de si mesma.

Estava chorando e falando em voz alta, quando um quadriciclo encostou ao lado dela. Era um veículo da organização.

— Vocês são as últimas e não vão conseguir chegar antes do horário-limite — disse o motorista antes de decretar: — Desistam.

Mara aproximou-se do rapaz, tomou fôlego e gritou tão forte quanto conseguiu:

— *Vaffanculo!*

Agora estava determinada a chegar, a organização que fosse à merda. Alguns metros à frente, viu um posto médico colocado ali para atender competidores e resolveu parar para enfaixar os joelhos. Achava que imobilizando a articulação a dor diminuiria. Depois disso, começou a alternar momentos de choro com outros de risos compulsivos. Já não olhava para o lado para ver Milena, pouco se importava com ela agora. Sabia que estava em estado pré-delirante e que precisava se concentrar para chegar.

Faltavam aproximadamente cinco quilômetros quando ela começou a não coordenar mais as passadas. Corria como uma bêbada, ziguezagueando pelo acostamento. Enquanto isso, na linha de chegada, se alastrava o boato de que havia duas competidoras ainda correndo. Eram brasileiras, e uma delas usava uma minissaia. Um dos amigos de Mara estava por ali quando o boato o alcançou. Ele balançou a cabeça, incrédulo. Não poderiam ser elas. Por via das dúvidas, decidiu esperar pelas retardatárias.

Dez minutos antes de esgotado o tempo-limite de vinte horas, Mara chegou. Tinha corrido a prova em dezenove horas e cinquenta minutos. Assim que cruzou a linha, ficou de cócoras e chorou como chorava quando era criança. Milena chegou um minuto depois.

Em seguida, a organização as encaminhou para o hospital da cidade, onde elas foram colocadas em cadeiras de rodas até que o médico pudesse vir vê-las; era a segunda vez na vida que Mara sentava em uma cadeira de rodas. Não havia um músculo do corpo de Mara que não doesse, e, a cada minuto, as dores pioravam. Como ninguém vinha vê-las, Mara decidiu que iria embora. Milena concordou e foram a pé para a rodoviária, que era ali ao lado. Compraram duas passagens para Florença, e, pouco mais de uma hora depois, estavam em casa, onde Mara comeu arroz e feijão e foi se deitar. Acordou vinte e quatro horas depois sentindo-se maravilhosamente bem e encontrou Milena na cozinha lendo o jornal.

– Estão falando da gente – disse, esticando a página para ela.

Mara pegou o jornal para ler. As duas e uma senhora de setenta anos eram citadas como o verdadeiro espírito da prova. S<small>ONO I VERI PASSATORI</small>, estava escrito. Mara se deixou cair na cadeira e, outra vez, chorou.

15

Ela estava em Florença há quase dez meses quando soube do trabalho de dona Guita, uma italiana de origem alemã que tinha por volta de setenta anos e usava parte de sua fortuna para promover o que chamava de acampamentos de inclusão.

Quem falou de dona Guita para Mara foi Rafael durante um jantar. Estavam na sala tomando um vinho, e ele contou que iria passar um mês fora da cidade, atuando como voluntário nesse acampamento de inclusão. Mara achou a ideia interessante, quis saber mais detalhes e, quando ele explicou que ficaria tomando conta de pessoas dos mais variados tipos, de filhos de presidiários e de pessoas com distúrbios psiquiátricos, ela quis ir também. Rafael disse que não sabia se ainda haveria tempo para ela se candidatar, mas que deixaria os contatos da dona Guita. No dia seguinte, Mara ligou e conseguiu o trabalho. De quebra, soube que o acampamento era em uma praia perto de Florença. Ia colocar os pés na areia, coisa que não fazia há muitos e muitos meses, nem conseguia saber quantos. Partiriam dali a quatro dias.

A viagem de ônibus até a praia não demorou mais do que duas horas. No total, com ela, eram sete assistentes e mais de cem incluídos. Na estrada, olhando pela janela, viu um campo de girassóis que parecia não ter fim. A imagem, uma das mais bonitas que já tinha visto, a acalmou e empolgou. O acampamento utilizado pela turma da dona Guita ficava perto da areia e estava ligado à praia por uma trilha. Eram espécies de cabanas pré-moldadas, protegidas por árvores, que estavam a alguns passos da água. Como não comportavam todos, os assistentes do sexo masculino dormiam em barracas de acampamento. Havia ainda um casebre que era usado como refeitório. A cabana de Mara era espaçosa, mas muito simples. Dentro dela, nove camas espalhadas. Era ali que ela ficaria com as oito mulheres que deveria assistir.

No primeiro dia, ela ficou na porta do chalé observando a turma. Entre os que precisavam de inclusão, muita gente em cadeiras de rodas, uma mulher cheia de cicatrizes adquiridas quando tentou pular da janela do prédio, um homem que falava com o tronco de uma árvore, uma moça que se debatia incontrolavelmente, e outra que gritava como se estivesse sendo atacada. Que lugar estranho, pensou. Quase um laboratório de antropologia. Na primeira noite, foi dormir assustada.

No dia seguinte, acordou cedo e, ao abrir os olhos, lembrou-se de que estava naquele universo bizarro. Trocou de roupa e ajudou sua turma a ir para o galpão das refeições, onde seria servido o café da manhã. O galpão era grande, com duas mesas comunitárias e bancos compridos. Mara serviu aqueles que precisavam de ajuda e, depois, pegou alguma coisa para comer. Estava com fome e, assim que começou a mastigar o primeiro pedaço de pão, se deu conta de que uma gritaria estava em andamento. Quando levantou a cabeça, viu a menina das cicatrizes em cima da mesa, dizendo aos berros que iria tirar toda a roupa e, em seguida, cumprindo a promessa. O coração de Mara disparou, e ela perdeu completamente o apetite.

No dia seguinte, a cena se repetiu. Mara ficou perplexa, mas decidiu que iria continuar a comer. No terceiro dia, ao ouvir a gritaria, Mara nem sequer levantou a cabeça. Tudo agora parecia normal. E, enquanto a menina gritava *"Me ne voglio butare giù"*, Mara mastigava.

Paola era uma das mulheres que estavam sob os cuidados de Mara. Parecia um menino: cabelos muito curtos, rosto pequeno e simétrico, olhar doce. Tinha paralisia cerebral e não conseguia andar. Seus braços ficavam se mexendo involuntariamente, e todo o seu corpo era visitado por espasmos regulares. Mara nunca tinha visto alguém ter um espasmo e ficou ligeiramente espantada com o primeiro. Paola se locomovia em uma cadeira de rodas, e, enquanto esteve com ela, todos os dias Mara a pegava no colo e a levava para a água, que era onde Paola ficava mais calma. Era também Mara que empurrava a cadeira de Paola, que era, entre os incluídos, quem mais precisava de ajuda.

Tinha ainda o Simone, um rapaz bonito de trinta anos que, por causa de uma paralisia cerebral, também ficava em cadeira de rodas. Simone não mexia as pernas, mas conseguia fazer alguns movimentos com o braço. Um dia, vendo Mara se aproximar, perguntou se ela poderia fazer alongamento em seu corpo: explicou que os alongamentos o relaxavam. Mara pediu que a ajudassem a colocar Simone na areia e, sob orientação dele, foi esticando e puxando braços e pernas, sem ter noção de que estava fazendo com ele o que fariam com ela em um futuro assustadoramente próximo.

À tarde, Mara e alguns outros assistentes levavam os incluídos para um parque de diversões na cidade, onde havia um cinema ao ar livre. Mara comprava algodão-doce e maçã do amor para sua turma e, animada, sentava-se com os recém-descobertos amigos para ver o filme do dia. Já estava à vontade entre eles, mas a verdade é que começava a sentir falta de Luigi.

Luigi era um senhor de quase noventa anos que morava sozinho e necessitava de cuidados diários. Por meio de amigos, Mara ficou sabendo dele e se propôs a ser a pessoa que passaria algumas horas a observá-lo durante o dia. Um encontro com a família foi arranjado, e Mara foi aprovada como cuidadora.

Ela tinha acabado de chegar a Florença e estava mesmo atrás de uma atividade além do trabalho noturno na Nardini, e de algum dinheiro extra. Não imaginava virar babá de velhinhos, mas tampouco tinha alguma coisa contra. Além disso, parecia ser dinheiro fácil: era preciso apenas olhar Luigi durante a tarde. Como ele não saía de casa, Mara achou que conseguiria dar conta, embora aquele parecesse um trabalho demasiadamente tranquilo para acomodar sua inquietude: a faxina tinha mais a sua cara.

O prédio ficava na piazza della Signoria, e ela ia para lá a pé da Duomo em apenas dez minutos. Mara foi para o primeiro encontro animada. Esperava conhecer um senhorzinho doce e simpático e passar agradáveis horas conversando. Poderia inclusive aproveitar para aprimorar seu italiano.

Quando tocou a campainha, Luigi abriu a porta e, sem olhar, deu as costas e saiu resmungando coisas que ela não foi capaz de entender. Ninguém a havia alertado para a rabugice do velho, e ela estava despreparada para lidar com aquilo. Luigi andava apoiado a uma bengala e ligeiramente curvado. Como o prédio não tinha elevador, Mara entendeu que estava ali o motivo do sedentarismo de Luigi, que, preguiçoso, se recusava a sair de casa.

O velho foi então se sentar em uma cadeira que ficava perto da janela. Virou o rosto para fora e continuou seu monólogo de grunhidos. Aquele parecia ser seu lugar na casa, Mara pensou. Ela perguntou o que ele queria fazer, e ele resmungou um pouco mais alto, mas ainda sem se deixar entender. Mara então foi se sentar perto dele, e ele disse que não queria que ela ficasse ali, que fosse procurar outro lugar para sentar.

Nervosa, ela foi para a cozinha e começou a olhar os armários de comida para saber se poderia fazer qualquer coisa para aquele velho tão rabugento comer – vai ver que tanto mau humor era fome, pensou. Ele gritou que ela estava fazendo barulho e mandou que parasse. Já bufando, Mara foi para o terracinho que havia ali e notou que as plantas estavam secas e os vasos cheios de teias de aranha. Abaixou-se e começou a limpá-las. Luigi gritou:

– *Lascia le piante! Lascia!* – Como viu que ela não parou, decidiu ser mais dramático e gritar ainda mais alto: – *Lei ucciderà le piante! Ucciderà le piante! Lasciale così!* – sugerindo que Mara iria matar as plantas.

Mara imaginou ter caído numa armadilha. Aquele velho não tinha ninguém para cuidar dele porque era bastante provável que ninguém suportasse sua companhia.

Os dias que se seguiram foram de tédio absoluto. Mara ficava sentada na sala olhando para a cara de Luigi, que, quando falava alguma coisa, era na forma de resmungos e caretas.

Uma tarde, para tentar diminuir a monotonia, Mara decidiu limpar e encerar o chão. Quando Luigi foi se movimentar pela sala, a superfície estava tão lisa que ele por muito pouco não se estatelou. O velho virou um bicho, gritava e chacoalhava a bengala histericamente na direção de Mara. Dessa vez, teve que concordar com ele. Tinha sido uma ideia estúpida passar cera naquele chão. Ficou pedindo desculpas, mas Luigi provavelmente não ouviu nada, porque não conseguia parar de gritar.

Mara decidiu então que começaria a ler o jornal em voz alta, para que Luigi pudesse ficar por dentro das notícias. Depois que ela havia lido três frases, o velho disse:

– Não é assim que se fala isso. Seu sotaque é péssimo, e você não sabe ler.

Quando Mara percebeu que ele a estava corrigindo, teve certeza de que deveria continuar. Pelo menos aquele velho doido iria fazer alguma coisa por ela: melhorar seu italiano. E eles iniciaram esse dueto raivoso. Ela lia em voz alta, e ele a corrigia, sempre muito nervoso, quase ofendido com o sotaque. Essa passou a ser a rotina.

Algumas semanas depois de começar o trabalho, Mara recebeu a visita de uma das filhas de Luigi no apartamento da Duomo. Nervosa, ela dizia que estava saindo de férias quando soube que a senhora que cozinhava para Luigi tinha tido um problema de saúde e não poderia ir durante um tempo. Ela não queria desistir das férias e perguntou se Mara não poderia arrumar uma amiga para cozinhar.

– Não tenho amiga nenhuma que saiba cozinhar, mas, se é mesmo urgente, posso tentar fazer alguma coisa para ele comer – disse timidamente, já que não tinha nenhum talento na cozinha.

A filha agradeceu e concordou.

Luigi era um velho sistemático e, todos os dias, almoçava um prato de macarrão com molho de tomate, tomava uma sopa e uma taça de vinho. Mas Mara não era dada a rotinas rígidas e, logo no primeiro dia, foi ao supermercado e comprou peixe, frango, frutas e verduras. Se tinham dado a ela a missão de cozinhar, então ela seria criativa. Já tinha notado que Luigi gostava de ovos de garça, porque havia uma boa quantidade deles na geladeira. Como se agrada uma pessoa que tem ovos de garça na geladeira?, pensava.

A primeira refeição que serviu a ele foi um peixe com risoto que ela aprendeu a fazer olhando uma receita. Luigi mastigou a comida resmungando e dizendo que só ia comer aquela porcaria porque não havia outra possibilidade e ele não tinha como sair de casa.

Mas Mara não desistiu e todos os dias inventava um prato novo, que Luigi comia reclamando. Com o passar dos dias, o velho parecia mais forte, mais saudável e, coincidência ou não, foi parando de resmungar. Uma tarde, para surpresa de Mara, Luigi disse que ela poderia convidar uma amiga para ficar ali com eles. Mara chamou Milena, que nessa época cuidava de uma criança chamada Ana e vivia procurando programas que pudessem distraí-la. Milena apareceu com Ana no apartamento de Luigi, e os quatro passaram a tarde lendo e conversando; Ana ficou encantada com aquele senhorzinho de cabelos brancos e bengala que parecia um Papai Noel aposentado. A partir desse dia, sempre que Mara chegava, Luigi perguntava, querendo saber da garotinha:

– *Dov'è Ana?*

Foi depois desse episódio que Luigi começou a mostrar algum interesse por Mara. Todas as tardes, fazia perguntas a respeito da vida no Brasil, a respeito dos pais de Mara, de Beto e, especialmente, dos namorados.

– Você precisa casar – repetia.

Mara estava com ele há três meses quando, já sabendo da tumultuada relação que ela tinha com Claudia, Luigi pegou o telefone, entregou o aparelho para Mara e disse:

– Hoje você vai ligar para sua mãe. Anda.

A relação estava se transformando, para espanto completo da família dele. Volta e meia, quando se sentia sozinho, ele ligava para ela e a convidava para ver televisão. Passou a explicar a Mara tudo o que ela não entendia da língua e da cultura, gostava de falar dos livros que já tinha lido, dos filmes que já tinha visto e de um passado que para ela parecia muito distante, mas que ele sentia ter vivido no dia anterior. Não demorou para começarem a se tratar como pai e filha e que Luigi entregasse a Mara a chave do quarto e do cofre dele, coisa que nenhum membro da família tinha. Dizia que era por segurança, e Mara nunca soube o que havia dentro daquele cofre.

Mara via a mudança no temperamento de Luigi e pensava que, se um velho de noventa anos era capaz de mudar, então qualquer um era. Luigi deu a Mara a certeza de que o ser humano tinha esperança, de que o afeto poderia executar transformações incríveis, e, convivendo com ele, ela se arrependeu de não ter feito faculdade de psicologia. Quando disse a Luigi, depois de um ano e meio, que precisaria fazer uma rápida viagem ao Brasil, o velho chorou e pediu que ela voltasse logo. Mara disse que voltaria o mais rapidamente possível. Não se imaginava morando mais em outro lugar que não na Itália. E a bem da verdade estava apaixonada por Luigi, uma relação de afeto e carinho tão improvável quanto sincera. Antes de partir, deixou Rafael encarregado de cuidar de Luigi até sua volta.

16

No final de 1989, Mara voltou ao Brasil pela primeira vez desde que havia fugido de Rodrigo. A intenção era ficar dez dias, visitar amigos e tentar obter o passaporte italiano. Tinha cansado de pedir que Claudia administrasse a papelada e resolveu que retornaria para cuidar pessoalmente da burocracia. O passaporte era essencial, porque Mara havia decidido que faria faculdade de psicologia em Florença. Mas, mais uma vez, ela tomava uma decisão aparentemente banal que teria a capacidade de transformar profundamente sua vida.

O episódio que mudaria outra vez o rumo das coisas aconteceria no dia seguinte à chegada: iria a uma festa com amigos. Seria apenas mais uma balada como tantas outras: rever pessoas queridas, beber e dançar. E estava justamente bebendo e dançando quando encontrou Meco, filho de Miriam e Klotter, primos de Claudia por parte de mãe e de pai; Meco era, portanto, um caso raro de primo de segundo grau com duplo parentesco.

Mara acenou para Meco, que veio até ela.

– Pensei que estivesse morando em algum lugar da Europa – disse ele, dando um beijo no rosto de Mara.

– E estou. Vim só passar alguns dias.

Começaram a conversar, foram pegar uma bebida, e Mara não pôde deixar de notar que Meco era agora um homem de cabelos pretos, olhos fundos e jeito maroto. Um homem interessante, forte e gostoso e que, se não fosse "tão primo", poderia render boa diversão naquela noite. Curioso que ele já havia estado em Florença com ela, passando alguns dias de férias, e nenhum desses atributos físicos chamou sua atenção.

Pela metade da festa, os dois ainda conversando, Meco perguntou, cheio de segundas intenções:

– A gente é primo muito perto?

Mara sorriu. Meco gostava desse jeito displicente da prima, um jeito porra-louca de ser que era sedutor.

– Porra, Meco, você tá de gozação? A gente é primo duplamente, só isso – respondeu, tirando o cabelo do rosto e dando um gole na vodca gelada que tinha acabado de pegar. Ele esperou que ela engolisse a bebida e se aproximou para dar um beijo. Mara não se afastou.

Ficaram juntos outra vez na noite seguinte. E viajaram juntos para a praia de Maresias no fim de semana. Quando Mara percebeu, estava apaixonada e prestes a se meter em uma grande encrenca familiar.

Depois de pouco mais de uma semana no Brasil, já tinha decidido que não voltaria à Itália. Sentia por Luigi, mas estava completamente apaixonada e não se imaginava vivendo em Florença sem Meco. Ligou para Rafael e pediu que ele colocasse as coisas dela no correio. Nada era muito importante, mas fazia questão dos livros de Clarice. Rafael disse que faria o que Mara estava pedindo e que estava mesmo para ligar para ela.

– Mara, eu sinto te dar essa notícia – disse ele –, mas o Luigi morreu ontem.

Mara não conseguia acreditar no que ouvia. Desligou o telefone chorando muito, mas, ao mesmo tempo, achando que a morte de Luigi talvez fosse um sinal, porque, àquela altura, era Luigi quem mais a prendia a Florença.

Assim que decidiu ficar no Brasil, não imaginava que voltaria a morar com os pais em Santo André, mas sabia que manteria o sonho de fazer uma faculdade de psicologia. Na mesma época, voltou à Escola Superior de Propaganda de Marketing para destrancar a matrícula que tinha sido trancada quando decidira ficar em Florença. Pretendia passar os próximos anos bastante ocupada, e cursar duas faculdades era um bom plano.

Mara e Meco ficaram quase dois meses se encontrando sem que a família soubesse exatamente o que estava acontecendo. Claudia desconfiava, e isso bastava para implicar com Meco. Mas, depois de um tempo, Miriam percebeu que havia ali uma história de amor, e, com o consentimento da família dele, Mara passou a dormir algumas noites na casa da tia. O álibi era bom: ela dizia a Claudia que estava indo dormir na tia Miriam.

Quando, menos de um mês depois, entrou em psicologia na UNIP, optou pelo curso noturno para poder frequentar a ESPM de dia. Como não tinha grana para bancar um aluguel, voltou a morar em Santo André, mas agora sem um carro, já que tinha aberto mão do seu quando decidiu que iria morar com Rodrigo. Por isso, era obrigada a sair muito cedo de casa para pegar um trem que a levasse à aula. Entre as duas faculdades, sobrava um tempo e, como não queria ter que voltar para o ABC antes das aulas noturnas, decidiu que arrumaria um bico. Encontrou o bico ideal com um primo de sua mãe, que tinha uma corretora de imóveis no centro, na ladeira General Carneiro. Saía cedo de casa, pegava trem, metrô e ônibus para chegar à faculdade em São Paulo. Tanto esforço sensibilizou o pai, que, depois de algum tempo, presenteou-a com outro carro, dessa vez um Fiat Uno prata. E, com o veículo, Mara arrumou outra ocupação: comprava roupas femininas nas lojas da ladeira General Carneiro, lotava o porta-malas de peças e vendia tudo na porta da faculdade. Em pouco tempo, fez uma clientela razoável e começou a ganhar algum dinheiro. Mas o trajeto Santo André-São Paulo, com trânsito, passava de duas horas, era um transtorno. Decidiu então que iria morar com a avó, Semíramis.

Semíramis morava sozinha num apartamento confortável, todo em tons de cinza com dourado. Os banheiros eram cor-de-rosa: paredes, pias, privadas. Ficava na avenida Brigadeiro Luís Antônio, bem perto do centro da cidade, local ideal para Mara transitar entre as duas faculdades. A avó era uma mulher pequenina que usava peruca e pintava as bochechas com ruge muito vermelho.

Quando Mara perguntou se poderia morar com ela, Semírames ficou radiante e imediatamente começou a arrumar um dos dois quartos do apartamento para a neta. Mara ficaria com o quarto que tinha duas janelas de vidro grandes que se encontravam em uma quina. Apesar da enorme quantidade de luz que entrava, o ambiente pendia para o escuro, culpa da decoração toda em tons de grená, que lembrava a Mara a de um bordel.

Mara e a avó não demoraram a desenvolver uma rotina. Quando Mara saía à noite e voltava muito tarde, decidindo cabular as primeiras aulas na faculdade no dia seguinte, Semírames passava horas preparando um café da manhã de rainha para ela. Se era dia de feira, iam juntas, porque Mara estava desconfiada de que tinha gente passando a avó para trás. Ela ia com notas altas e voltava sem nenhum troco.

Era uma época em que Mara tinha mania de gravar fitas cassete com músicas que ouvia em LPs e no rádio, e as paredes do seu novo quarto em poucos dias já serviam de apoio a pilhas e pilhas de fitas.

Havia no quarto também uma namoradeira muito pequena, na qual Semírames subia sempre que queria recitar alguma poesia. Os amigos de Mara, quando chegavam para visitá-la, já sabiam que poderiam ser premiados com um espetáculo desses. E, como fazia Claudia quando pequena, Mara sentava na cama para ouvir a avó recitando e chorava.

Anos depois da morte de Semírames e anos depois do acidente na serra de Taubaté, almoçando com Walter Mancini no centro da cidade, Mara ouviria o empresário chamá-la de lado para recitar um poema do qual gostava muito. E, emocionada, choraria ao perceber que ele estava recitando um dos poemas prediletos da avó.

Ao contrário da explosão que poderia ter sido o encontro entre os mundos de Mara e de Semírames, tudo ocorreu sem danos. Mara e os amigos fumavam maconha no quarto, e Semírames ou não sabia o que eles estavam fazendo ou nunca se importou. Rapidamente, um dos programas favoritos de Mara passou a ser fumar um baseado e depois ficar na cama ouvindo a avó recitar.

Semíramis nunca reclamou dos horários estranhos da neta, nem dos amigos entrando e saindo, nem da música em volume máximo. A única coisa que a tirava do sério era o vento que vinha das páginas viradas de uma revista quando as duas liam no sofá da sala. Volta e meia pedia para Mara parar de virar as páginas rapidamente, "porque elas fazem um vento chato". Mara achava aquilo uma paranoia e só depois do acidente viu a ironia: já não suportava que alguém lesse uma revista a seu lado virando as páginas rapidamente e fazendo aquele mesmo vento chato. A urgência com que Mara levava a vida também era um enorme contraste com a forma cadenciada e lenta de Semíramis passar o dia. Às vezes, as duas se encontravam no corredor do apartamento, e, como a avó andava muito devagar, Mara sempre tentava ultrapassá-la. Pelo menos duas ou três vezes essas ultrapassagens quase acabaram derrubando Semíramis. Mas não havia como mudar o passo: Mara vivia com pressa.

Tiago era um amigo da faculdade que gostava de visitar Mara. Tinha o cabelo chanel e, na primeira vez que passou por lá, tocou a campainha e foi recebido por Semíramis. Ela o cumprimentou, pediu que ele sentasse na sala e foi chamar Mara no quarto:

– Mara, tem uma mocinha na sala querendo falar com você.

Dirceu era outro colega de turma que um dia apareceu para fumar um baseado e soube que a torradeira estava quebrada.

– Pode deixar, eu sei consertar – disse para Semíramis.

E por horas, já muito chapado, ficou na cozinha desmontando o aparelho.

– Dirceu, você tem ideia do que está fazendo? – perguntou Mara, vendo as peças todas sobre a pia.

– Claro, claro.

Depois de muito tempo, Dirceu finalmente terminou de montar a torradeira.

— Dirceu, o que é aquela pecinha ali? – perguntou Mara, apontando para uma peça que estava sobre a pia.

Foi quando Dirceu chegou à conclusão de que não tinha a menor noção do que estava fazendo, e a torradeira nunca mais funcionou.

Mas Mara não demorou a notar que a avó talvez estivesse perdendo parte da lucidez. Começou com as visões que ela dizia ter de espíritos dentro da casa. Depois, houve o dia em que Henrique, que Mara tinha acabado de conhecer naquela ida a Atibaia, tocou a campainha e ela abriu apenas uma fresta da porta.

— Oi, dona Semíramis. Sou eu, o Henrique – disse ele, achando que não tinha sido reconhecido.

— Eu sei, meu filho. Você está sozinho?

— Estou.

— Então vou abrir, e você entra bem depressa, porque eles estão aí.

— Eles quem? – perguntou Henrique olhando para os lados.

— Os duendes de orelhas grandes e pontudas.

O relacionamento com Meco terminou poucos meses depois que ela se mudou para a casa da avó, o que rendeu muitos dias de melancolia e a ida a Atibaia na qual conheceria Henrique. A nova amizade pelo menos faria a saudade de Meco ficar menos dolorida.

Durante o tempo em que estiveram juntos, Meco se mostrou um cara capaz de deixar a vida mais leve: era alegre, topava qualquer parada, estava sempre de bom humor e, na cama, era competente. Essas características a encantavam. Além disso, gostava de sair para dançar, era romântico e tratava Mara como uma rainha – uma mudança e tanto em relação a Rodrigo. Não fosse a cara feia de Claudia para o romance, Mara teria a certeza de que havia encontrado o homem ideal. Mas depois de alguns meses o relacionamento azedou. Mara voltou de uma viagem à Bahia com duas amigas, e, quando mostrou a Meco as fotos da aventura, ele fechou a cara e disse que não queria ver mais nada. Mara perguntou o que tinha acontecido, e ele não respondeu. No dia seguinte, ainda enciumado, já não parecia ser o mesmo cara de antes. A partir desse episódio, adquiriu um comportamento mais sério e agressivo, e Mara começou a não gostar daquilo. O ciúme de Meco nunca mais deixaria de ser um fantasma entre eles, e o relacionamento acabou.

Com o fim do namoro, Mara começou a sair sozinha para dançar. Para isso, o lugar que mais gostava era o Aeroanta, em Pinheiros. Acabava encontrando amigos, mas gostava mesmo era de ter liberdade para ir e vir quando bem entendesse – e especialmente de dançar sem companhia. Com seu Uno prata, saía para a noite paulistana. Um dia, dançando sozinha no Aeroanta, olhou para o lado e viu Rodrigo. Mara riu quando notou que quem dançava com ele era Adilson. Foi embora para casa, feliz por ter percebido que aquela história estava devidamente sepultada.

Houve um dia em que Mara chegou mais cedo da faculdade para almoçar e sentiu um cheiro muito forte de rosas.

– Vó, que cheiro de rosa é esse? Você comprou flores?

– Não, Mara – disse Semíramis na cozinha, enquanto terminava de preparar a comida. – Veio uma moça de branco aqui e saiu jogando pétalas pelo apartamento todo.

O corpo de Mara se arrepiou. Não havia pétala alguma no chão, mas o cheiro estava por todos os lados.

Durante o dia, depois que parou de trabalhar com o primo da mãe, passava as tardes estudando psicologia, lendo livros que a faculdade recomendava ou fazendo formação e terapia com o psicoterapeuta Jacob Goldberg, que começou a frequentar nos primeiros meses do curso, decidida a se transformar em uma de suas assistentes. Memorizava as sessões com Jacob e, no carro, passava tudo para um caderno. Em casa, analisava o que ele tinha dito e por quê.

Estudou tanto que suas notas nunca eram menores do que dez, performance que valeu uma carta assinada por Di Genio, fundador da UNIP, agradecendo pelo empenho e dizendo que era uma honra ter uma aluna como ela na instituição. Mara correu para mostrar a carta aos pais. De aluna medíocre no colégio tinha virado a primeira da classe na faculdade. Vendo a vida de Mara adquirir uma rotina saudável, Claudia achou que a filha rebelde tinha finalmente amadurecido e, quando Mara manifestou o desejo de sair da casa da avó e morar sozinha, a mãe aprovou a decisão. A verdade é que Mara começou a achar que tinha muita gente no apartamento da avó. Além dela e da avó, havia os duendes orelhudos, os espíritos que jogavam flores... e o medo dessa tropa invisível se tornou um incômodo.

Quando o pai concordou com a mudança e disse que a ajudaria a pagar o aluguel, ela foi à procura do lugar. Encontrou um flat na Luís Dias, uma travessa da avenida Juscelino Kubitschek. Era a primeira vez que moraria sozinha em um lugar só seu.

17

Mara estava dormindo quando ouviu o telefone tocar. Levantou a cabeça, olhou para o relógio ao lado da cama e notou que já passava das dez da manhã. Só então lembrou que não iria à aula naquela quinta-feira e, portanto, poderia dormir até tarde. Afundou o rosto no travesseiro e suspirou. Quem estava ligando tão cedo? Claudia e Gabrilli tinham ido passar alguns dias na Europa, e Claudia era a única pessoa que ligaria a uma hora dessas. Enquanto tentava desvendar o mistério sem ter que levantar da cama e atender, o telefone parou de tocar, e ela virou de lado para se ajeitar e pegar no sono.

Mas, minutos depois, o aparelho repicou outra vez. Era inacreditável. O único dia em que podia acordar tarde e essa chatice. De barriga para cima, colocou o travesseiro no rosto e deu um grito de raiva. Por que não paravam de ligar?

Já fazia quase dois anos que tinha voltado da Itália para o Brasil e alguns meses que tinha se mudado temporariamente para o apartamento da rua da Mata, que era de Beto. O combinado é que ficaria ali até o irmão voltar definitivamente da New York University, onde estudava cinema, e que iria para a casa de uma amiga sempre que ele viesse visitar. Com Beto morando fora e deixando seu apartamento vago, não fez mais sentido continuar pagando o aluguel da Luís Dias, para onde tinha ido quando saiu da casa de Semíramnes. Acabou morando no flat por poucos meses apenas.

Além disso, o apartamento de Beto era aconchegante, bem decorado, e Mara adorava o fato de ele ter dois andares: sala, cozinha e varanda embaixo, e um quarto com closet em cima. O problema é que o telefone que agora insistia em tocar estava no andar de baixo, e, para atender, ela teria que levantar e descer correndo a escada de caracol. E ela simplesmente não estava a fim. Que deixassem recado.

Foi apenas na quinta vez que ela conseguiu ouvir a voz de Norma na secretária eletrônica.

— Mara! Mara! Acorda! Sua avó morreu.

Diante da sutileza do recado, ela pulou da cama, o coração disparado, desceu a escada num rompante e alcançou o aparelho, que ficava numa mesinha perto da varanda.

— Norma, o que aconteceu? — perguntou ofegante, na esperança de que fosse apenas um mal-entendido.

— Não sei, não sei. Encontraram ela morta no apartamento, e alguém ligou aqui. Temos que avisar dom Craudia e seu Anjo, Mara. Como faz?

— Calma, Norma. Eu vou até o apartamento e te ligo de lá.

Mara desligou o telefone e só então viu que Norma tinha deixado quinze recados, todos eles com a mesma mensagem: "Mara! Mara! Acorda! Sua avó morreu!". Estava ligando obsessivamente desde muito cedo.

Mara começou então a telefonar para os hotéis onde Claudia poderia estar, mas não conseguiu encontrá-la. A verdade é que não sabia muito do roteiro dos pais e nem exatamente quando voltariam. Não havia outra coisa a fazer, a não ser ir para o apartamento da Brigadeiro Luís Antônio. Chegando lá, encontrou Cleide, irmã de Claudia, andando de um lado para o outro e gritando:

— Minha mãe morreu! Minha mãe morreu! Não vou mais conseguir viver!

Entendeu então que a tia não poderia ajudar em muita coisa. A primeira atitude que tomou foi telefonar para o primo Dilinho, advogado, e pedir que ele cuidasse da papelada, da liberação do corpo, da burocracia toda. Depois, foi ver a avó, que morrera deitada, e o corpo ainda estava lá. Entrou no quarto e viu Semírames na cama, como havia visto tantas vezes antes. Mas agora ela não estava mais lá. Abaixou-se ao lado dela, beijou seu rosto e colocou a mão em sua testa. Estranhamente, não chorou porque, mais estranhamente ainda, não estava triste. A verdade é que estava aliviada. Uma sensação que ela queria, naquele instante, perder de vista.

Ficou um tempo ao lado da avó, acariciando seu rosto e tentando entender por que não sentia a tristeza que deveria estar sentindo. Depois de alguns minutos, sem conseguir explicar a paz que a invadia, levantou-se e disse a Cleide, que continuava em estado histérico na sala, que estava indo atrás de um caixão.

Quando voltou para o apartamento, vendo a tia andar pela sala dizendo coisas sem sentido, entendeu que seria ela também que teria que vestir a avó. Foi para o quarto, escolheu um vestido e começou a trocar e maquiar Semírames.

Nunca tinha feito isso antes, mas tudo parecia muito natural. Estava diante de uma pessoa que amava profundamente, mas que não existia mais. Enquanto tirava a camisola de Semírames, pensou que talvez não estivesse triste porque tinha aproveitado a companhia dela da melhor forma possível. Parte da dor que se sente quando alguém morre, pensou, vem da culpa, e não sentia culpa alguma em relação à avó. Talvez fosse isso, disse a si mesma quando começou a colocar o vestido com o qual Semírames seria enterrada. Nessa hora, Selma, uma amiga da faculdade, chegou para ajudá-la.

Quando terminaram de vestir Semírames, Mara pediu que o primo tentasse adiar o enterro o máximo que pudesse. Ainda não tinha conseguido achar Claudia e não podia imaginar a possibilidade de enterrar a avó sem que a mãe voltasse da Europa. O corpo de Semírames foi então para o cemitério do Araçá, onde seria velado e enterrado. Mara conseguiu que o enterro fosse realizado no último horário possível, às cinco da tarde, assim teria mais tempo para encontrar a mãe na Europa.

Tentou falar com Beto em Nova York, mas, depois de ligar três vezes e de não conseguir nada, lembrou que ele iria passar uns dias com os pais. Certamente já tinha ido. Decidiu que não podia mais esperar. Quando o enterro acabou, voltou para o apartamento da rua da Mata. Já era tarde, e ela estava completamente acabada. Pensou em tomar um banho, mas não teve força. Conseguiu apenas se jogar na cama e dormir.

No dia seguinte, acordou cedo e tentou, mais uma vez e sem sucesso, achar Claudia na Europa – agora, além de precisar avisar que a mãe dela tinha morrido, precisava falar que ela já estava enterrada. Mas os hotéis para onde ligava diziam que os pais não estavam hospedados ali nem tinham reserva. Conformada, resolveu esperar que Claudia entrasse em contato em algum momento.

Decidiu então que voltaria ao apartamento para pegar as plantas que a avó tanto amava. Sozinha, carregou quatro vasos grandes para o carro e, de volta ao loft, deixou todos na sala. Quando trouxe o último deles já estava suando e, exausta, sentou no chão. Olhando os vasos da avó, chorou pela primeira vez.

Acabou dormindo ali mesmo, perto dos vasos, e acordou com o telefone tocando.

– Mara, oi, aqui é o Plínio – disse a voz do outro lado.

Mara demorou um pouco para entender quem era Plínio, mas depois de alguns segundos se lembrou de ter dado seu telefone ao rapaz que tomava conta do estacionamento de um hotel que ficava em frente ao prédio de Semíramis, onde ela deixava o carro enquanto morou com a avó. Quando foi buscar as plantas, esse rapaz, que era seu conhecido, disse que ela não poderia sair dali sem deixar o telefone para o Plínio.

– Quem é Plínio? – perguntou Mara.

– É o dono aqui do hotel. Ele é apaixonado por você. No escritório, ele tem até uma luneta apontada para o seu quarto – disse o rapaz.

Em vez de achar a história assustadora e quase psicopata, Mara achou apenas graça, e deixou o telefone dela anotado em um pedaço de papel para ser entregue ao Plínio, que agora estava ligando.

Levemente zonza, ela foi aceitando sair com ele na semana seguinte sem pensar muito a respeito do que estava fazendo. Quando desligou, começou a discar outra vez para os hotéis onde Claudia deveria estar. Mas o dia foi feito de frustradas tentativas para localizar os pais, que ligariam para ela apenas três dias depois.

Na semana seguinte, estava estudando no apartamento quando o telefone tocou. Era Plínio, lembrando que tinham marcado uma saída. Mara já tinha se esquecido disso, mas não viu motivo para não ir. Disse que estaria pronta em meia hora.

Com Plínio, ela teve um romance de alguns meses, e ele ficou conhecido entre os amigos dela como "o homem que lambia pés", porque sua outra esquisitice além do voyeurismo parecia ser uma incontrolável mania de ficar passando a língua por entre os dedos dos pés de Mara. Os amigos achavam aquilo muito esquisito e nojento, mas Mara adorava.

18

No final de 1996, Mara voltou a Angra pela primeira vez depois do acidente. Como o chalé do Iate Clube já não era adequado às novas necessidades da filha, Gabrilli alugou uma casa em Piraquara de Dentro, uma pequenina praia de apenas cinco residências que ficava muito perto da praia do Frade. Como nos velhos tempos, a família foi passar dez dias no litoral. Mara seguiu de helicóptero, porque a ideia de voltar a percorrer as curvas da serra de Taubaté não a agradava.

Para chegar à casa, o visitante passava por uma alameda de tuias que conduzia à entrada. Uma vez lá dentro, notavam-se imediatamente duas coisas: que o espaço era bastante grande para permitir que uma cadeira de rodas se locomovesse com facilidade e que havia certo mau gosto na decoração e na arquitetura, detalhe que o pai e Claudia decidiram ignorar.

O teto era pintado de azul-calcinha, a decoração carregava nas cores, formas e épocas, e havia na piscina, que ficava quase na areia, um enorme escorregador que conferia ao lugar um aspecto de parque aquático.

Mas o fato de a casa ficar muito perto do mar e de ser toda aberta para a areia compensava a falta de elegância na decoração. Mara frequentava Angra desde pequena, e agora, aos 29 anos, poder estar ali outra vez a deixava comovida. Quando viu a areia, o mar e aquela costa que conhecia tão bem, soube que estava em casa. Ao chegar, pediu que colocassem sua cadeira na areia, perto d'água, onde ficou por muito tempo sozinha, contemplando o mar. Sentia-se feliz, invadida por sensações e memórias boas, mas havia alguma coisa a incomodá-la e, por mais que tentasse entender, não conseguia precisar o que era.

Sabia, entretanto, o que não era. Não era a impossibilidade de levantar da cadeira e entrar na água; não era o fato de não poder mais sair correndo pela areia, nadar ou esquiar. A verdade é que estava em paz com as novas limitações e verdadeiramente contente por ter voltado para a praia que tanto amava. Mas, do mesmo jeito que um sonho ruim é capaz de nos cutucar pelo resto do dia sem que, na correria do cotidiano, saibamos o que nos incomoda, toda a paz que sentia enquanto contemplava o mar vinha respingada de uma espécie de angústia que ela não era capaz de definir.

Só à noite, jantando com a família, entendeu o que sentia, ajudada por um acontecimento quase banal.

Estava com Beto e Rosângela na sala, onde eram servidos aperitivos antes do jantar e, como já era comum, em pé, ao lado de Mara, estava a assistente que deveria colocar a comida e a bebida em sua boca. Falavam a respeito do que Mara estava sentindo por voltar a Angra, de como estava lidando com a situação, até que Rosângela fez o comentário que clareou tudo:

— Mara, o que aconteceu com você é o que de pior poderia ter acontecido a uma pessoa.

Mara nunca achou isso, e não deixaria que outros achassem. Na mesma hora, retrucou:

— Não é, não, Rosângela – disse, seca. – Pior é cárcere mental, e na minha cabeça sou tão livre quanto sempre fui.

O clima azedou, e todos ficaram se olhando levemente constrangidos. Mara não disse mais nada durante o jantar – não sentia pena de si mesma, nunca tinha sentido, pelo menos não depois do acidente, e detestava a expressão de compaixão de que normalmente era vítima.

Mas não podia fazer nada em relação aos desconhecidos. O que parecia realmente incrível era que pessoas muito próximas não conseguissem entender o que ela sentia. A falta de movimento do pescoço para baixo não havia comprometido sua capacidade de pensar, de articular ideias, de agir. E isso bastava para que conseguisse se sentir inteira e forte.

Fora o episódio do aperitivo, o reencontro com Angra foi o melhor possível. Mara passou dez dias passeando de barco, entrando na água e contemplando o pôr do sol. No penúltimo dia de viagem, pediu que a assistente a levasse para passear pela praia e viu um terreno que estava à venda. Ao voltar, comentou aquilo com o pai. No dia seguinte, ele foi se informar a respeito e fez uma oferta. Em menos de um mês, tinha comprado a propriedade. A ideia era construir ali uma casa totalmente adaptada, para que Mara pudesse voltar a frequentar Angra. O que Gabrilli não sabia, porque o terreno estava abandonado, todo coberto pelo mato, é que havia nele uma casinha, espécie de edícula, e que Mara começaria a usar a nova casa antes mesmo que o pai pudesse iniciar a construção da residência acessível. A casinha era antiga, mas confortável: tinha um terraço, uma cozinha grande, dois quartos e uma rampa que ligava o terraço à praia.

Começava assim a nova relação entre Mara e Angra, que, não fosse pelo fato de ela não mexer o corpo do pescoço para baixo, acabaria não sendo muito diferente da anterior.

A casinha virou, durante algum tempo, o quartel-general de Mara e de seus amigos. Iam em grupos de seis, sete ou oito pessoas para passar fins de semana e feriados – e ela fazia a viagem no helicóptero do pai. Helicóptero que Gabrilli tinha há anos e que Mara usava muito, mesmo antes do acidente, e mesmo em condições desfavoráveis. Uma delas, aliás, Mara gostava de contar a amigos. No dia 31 de dezembro de 1990, ela tinha ficado trabalhando em São Paulo até depois do almoço e pediu que Emídio, o piloto, ficasse pronto para levá-la a Angra no meio da tarde. Os pais, alguns amigos e Beto estavam lá, e ela queria virar o ano ao lado deles. Saíram de São Paulo no horário previsto, mas, logo depois de decolarem, o tempo fechou e eles tiveram que descer no vale do Paraíba. Emídio disse a ela que não poderiam seguir viagem, que deveriam voltar. Mara vislumbrou a noite de Ano-Novo que teria – ela sozinha naquele casarão no ABC – e não gostou da imagem.

– Eu sei que você tem uma carta na manga, Emídio. Diz aí qual é – provocou Mara.

– Não tem jeito, Mara. Eu até tenho uma carta na manga, mas é muito perigoso, e com você a bordo não dá.

Mas Mara não desistiu, e ele contou a ideia:

– A gente teria que descer a serra de Taubaté como se fosse um carro: pela estrada e abaixo dos fios de alta-tensão.

Mara achou aquilo excitante e implorou para ele levá-la. Agora já nem queria chegar a Angra – o que estava valendo era a aventura. Depois de algum tempo, Emídio, que conhecia Mara e sabia que ela provavelmente não desistiria, aceitou, e eles saíram rumo a Angra. Na serra de Taubaté, a mesma na qual ela sofreria o acidente menos de três anos depois daquela tarde, o helicóptero foi descendo entre os para-choques dos carros até chegar ao litoral, onde pegou o traçado da costa e seguiu em direção ao Rio. Em Angra, sabendo que a filha não teria como chegar até eles por causa do tempo, Gabrilli e Claudia já tinham se conformado com a ausência dela. Mas, ao escutar o tec-tec-tec de um helicóptero, Gabrilli saiu correndo para o terraço, gritando eufórico:

– É minha filha! Eu sei que é minha filha. Ela veio.

O pai tinha, aliás, essa ligação intuitiva com Mara. Uma vez, quando passavam um fim de semana em Atibaia logo depois de Mara ter voltado de Florença, ela disse aos pais que sairia para uma corrida. Gabrilli e Claudia estavam indo para a quadra de tênis, e Claudia disse que o almoço seria servido pontualmente às duas da tarde. Sabendo que Mara saía para correr e às vezes demorava horas, quis evitar atrasos. Durante a corrida, Mara encontrou um senhor ajustando alguma coisa no que parecia ser um ultraleve. Deve ser bacana voar nesse troço, pensou. No mesmo instante, ao cruzar seu olhar com o do homem, parou e perguntou se ele estava saindo para voar. Ele disse que sim, que estava apenas fazendo alguns ajustes e sairia em seguida. Mara perguntou se poderia ir junto. Minutos depois, estavam sobrevoando a quadra de tênis onde os pais jogavam.

– É a Mara, Claudia. Olha pra cima, é a Mara – gritou o pai.

– Que Mara? Tá maluco? A Mara saiu para correr, Angelo – respondeu quase brava.

– É ela. Eu tenho certeza que é ela nesse ultraleve – disse Gabrilli olhando para cima e acenando.

Nesse retorno a Angra depois do acidente, quando um amigo resolvia sair para correr, ela pedia que trouxessem um dos cavalos do condomínio e acompanhava os corredores no lombo do animal – era preciso apenas que alguém fosse junto para segurá-la e que outra pessoa puxasse o cavalo pela rédea. Era também a cavalo que ia para a cachoeira. À noite, quase sempre saíam de barco para ir a uma boate que ficava na ilha Mandala, conhecida como ilha-boate. Levar Mara para a balada em Angra era uma operação de guerra, mas que foi rapidamente incorporada à rotina.

A primeira etapa era levá-la à praia, onde o mais forte do grupo a segurava no colo, enquanto outra pessoa desmontava a cadeira para colocá-la no bote que os levaria à lancha. Em seguida, Mara era acomodada no bote, ainda no colo de um grandalhão (normalmente Henrique ou Beto). Depois, chegando ao barco, a cadeira era retirada antes de Mara e novamente montada. Mara saía na sequência e era colocada no barco e, depois, sobre a cadeira. Na chegada ao píer da ilha, o mar estava quase sempre bastante agitado, e essa era a etapa mais delicada: tirá-la do barco para colocá-la no píer exigia concentração e cuidado. A situação foi resolvida posicionando o amigo grandalhão no píer para receber Mara, que era passada do barco para ele. Mas o pior ficava reservado para a saída da ilha, quando Mara normalmente escolhia a dedo o maior homem da boate para ajudar na operação. Dentro do barco, o amigo grandalhão da turma esperava que o fortão escolhido passasse Mara para seus braços, e ela vinha como uma noiva entrando no quarto de núpcias.

Noites como essa aconteciam usualmente depois de um dia de sol e mais passeios de barco, durante os quais toda a operação de transporte se repetia, com exceção da cadeira de rodas, que ela não fazia questão de levar durante o dia, porque ia sempre no colo de alguém.

Em alto-mar, gostava de entrar na água e boiar. Para isso, tinha os braços apoiados a uma boia-espaguete. A assistente não entrava com ela, o que exigia que alguém sempre estivesse de olho.

Mas houve uma ocasião em que Santilha, a ajudante, quis entrar no mar também. Estavam as duas na água, Mara presa à boia, Santilha dando algumas braçadas a seu lado, quando uma onda maior sacudiu Santilha, que, em pânico, começou a gritar por socorro usando o corpo de Mara como apoio.

– Tá doida, Santilha? – gritou Mara quando percebeu o que estava acontecendo.

– Você sabe nadar. Me ajuda, Mara! – uivava Santilha.

Pouco tempo depois, Mara e Santilha foram para o Canadá, porque Mara soube de um congresso a respeito de lesão medular e achou que seria bacana se pudesse ouvir as palestras, saber o que novas pesquisas estavam mostrando de mais avançado nessa área. Depois do primeiro dia de palestra, Mara estava no quarto do hotel jantando com Santilha quando, por causa da calefação, começou a ficar com muito calor e decidiu que pararia de comer.

– Tira minha roupa e me coloca deitada na cama, por favor – pediu.

Santilha fez o que ela estava pedindo e, depois, vendo a bandeja com o jantar ainda ali, decidiu que iria levá-la para o corredor, para que alguém a retirasse mais tarde. Ao sair do quarto, esqueceu-se de segurar a porta, que bateu deixando Mara sozinha – e pelada – lá dentro.

– Mara do céu! – gritou ela do lado de fora. – E agora? Como vou entrar aí?

– Calma, Santilha – gritou Mara. – Deve ter um aparelho de telefone aí no corredor.

– Tá, mas quando eles atenderem eu falo o quê?

– Fala "Help". Só fala "Help".

Santilha fez o que Mara pediu e continuou dizendo "Help" para qualquer coisa que falassem do outro lado da linha. Em menos de dois minutos, um segurança do hotel apareceu, pronto para arrombar a porta. Enquanto isso, pelada na cama, Mara gritava:

– Não deixa ele entrar, Santilha. Não deixa ele entrar!

Mas Santilha, atordoada, obviamente não conseguiu evitar que o homem invadisse o quarto. Esbaforido, vendo uma mulher completamente pelada na cama e uma cadeira de rodas a seu lado, o segurança tirou Mara da cama e a colocou na cadeira, achando que a estava salvando de alguma coisa. Durante toda a performance, Mara apenas repetia "*I am fine. I am fine*". Ser flagrada sem roupa por estranhos, porém, já não era um problema. Pouco tempo antes da viagem ao Canadá, ainda na casa temporária de São Bernardo, um eletricista foi chamado quando a televisão do quarto de Mara quebrou. Mara estava na cama, meio sentada e encostada à cabeceira, quando Santilha a deixou por instantes para pegar alguma coisa na cozinha. Nessa hora, a alça da camisola caiu, expondo um de seus seios. Mara pensou: "Se eu gritar pela Santilha, o homem vai virar e me ver assim. Se eu não fizer nada, ele também pode virar e me ver assim". Enquanto pesava os prós e contras, o homem se virou, olhou para ela, e Mara riu sem jeito. Sem dizer nada, ele pegou sua maleta e saiu do quarto.

Em Angra, para assimilar a estratégia de passear com Mara na praia, os amigos fizeram uns versinhos:

Da cadeira para o bote
Do bote para o barco
Do barco para o bote
Do bote para a praia
Da praia para o bote
Do bote para o barco
Do barco para a cadeira
Da cadeira para a banheira

Quando estava tomando sol na areia e a sombra chegava, gritava que queria voltar para o sol. Imediatamente, alguém comandava: "Turma, trabarroooo!", imitando o sotaque de Dorothée, uma amiga belga, e indicando que o mutirão deveria se formar para mover Mara.

No verão de 1999, estava em Angra com Patricia, Dorothée e outras amigas quando, depois do jantar, resolveram ir até a praia ver estrelas. Telma, irmã de Patricia, começou de farra a cavar um buraco na areia, e, ao ver o que ela fazia, Mara disse que adoraria entrar no buraco.

– Tá doida, Mara? – perguntou Telma.

– Cava mais fundo, que eu quero ficar de pé dentro dele.

Telma, que sempre se encantou com as loucuras de Mara, achou divertido e cavou tão fundo quanto conseguiu. Depois, tiraram Mara da cadeira e a colocaram de pé no buraco, jogando areia para deixá-la presa. Ela ficou com a cabeça e os braços para fora, rindo da situação. Quando Patricia, sempre a mais séria, saiu da casa e viu o que estava acontecendo, ficou desesperada.

– O que vocês fizeram com ela?

– Ela que pediu – disse Telma, limpando as mãos de areia.

– E daí que ela pediu? – respondeu Patricia. – Vão fazer o que ela pede? Ela é maluca.

– Relaxa, Patricia – disse Mara. – Tá ótimo aqui.

Poderia ter passado horas naquela posição se Patricia não tivesse dado a ordem para a colocarem na cadeira imediatamente. Enquanto as amigas a ajeitavam na cadeira de rodas e tiravam a areia de seu corpo, Mara, rindo, lembrou-se da primeira vez que viu o mar depois do acidente.

No verão de 1995 para 1996, tinha ido passar o Ano-Novo na praia da Baleia, litoral norte de São Paulo: Beto organizou a viagem com um grupo de amigos justamente para que a irmã pudesse voltar a ver o mar. Mara tinha chegado havia um ano de Pittsburgh e ainda não sabia como iria lidar com todos os entraves que poderiam aparecer durante a estadia.

E, embora o frio que sentiu a tenha incomodado (ainda não havia descoberto os banhos de banheira), a viagem foi espetacular. Na noite de Ano-Novo, Beto e Thomas, um alemão amigo de Henrique, seguraram Mara no colo para ela pular ondas. Thomas, que estava passando um tempo em São Paulo, tinha muito afeto por Mara. Os dois se conheceram alguns anos antes do acidente, durante a primeira viagem que ele fez ao Brasil.

Naquela ocasião, final de 1991, Mara, então com 24 anos, conheceu Thomas e, durante um dos encontros entre amigos, disse a ele que estava com passagem marcada para ficar um tempo na Europa, e Thomas sugeriu que ela fosse até a cidade dele, Mainz, no interior da Alemanha.

– Minha mãe vai adorar conhecer você.

Mara concordou, como quando, numa mesa de bar, concordamos em fazer aquelas coisas pelas quais jamais seremos cobrados. Mas, depois de passar por Paris, Londres, Tchecoslováquia e Polônia, e de saborear a liberdade de não ter que consultar ninguém antes de tomar uma decisão a respeito de aonde ir, onde jantar, o que fazer etc., decidiu que não custava dar uma ligada para a mãe de Thomas e fazer uma visita rápida para um café. Dali, seguiria seu roteiro de liberdade.

Era começo de dezembro quando ela pegou um trem para a Alemanha. Sozinha em uma cabine, encostou a cabeça no vidro e repassou os últimos dias. Tinha ficado em Londres com Rafael, que agora estava morando na Inglaterra, dividindo um apartamento com outro brasileiro, um rapaz simpático, curioso e criativo chamado Vic Meirelles, com quem se deu bem de cara. Vic era interessante e fazia coisas estranhas, como sair pela cidade em busca de lixo – Mara achava aquilo excitante e exótico. Um dia, Vic a convidou para sair com ele pelas ruas fuçando no lixo alheio, uma mania antiga de Vic que, anos mais tarde, um outro Vik transformaria oficialmente em arte. Depois de muito andar, acharam um pequeno santuário de fibra, que ele levou para casa e reformou. Mara gostou tanto da experiência que pensou em passar mais tempo em Londres, mas, depois de duelar com a decisão, escolheu seguir viagem – tinha tirado aqueles dias para explorar a Europa sozinha e sentia-se obrigada a concluir o que havia começado.

Decidiu então que iria para a Tchecoslováquia e depois para a Polônia. Acabou parando em uma vila no interior da Polônia onde as pessoas andavam de charrete com lenço na cabeça, estilo amish country – um lugar bucólico que se chamava Witow. Quando desceu do trem, entendeu como destoava do resto de Witow: tinha tingido o cabelo de loiro, estava usando óculos escuros enormes e roupas coloridas, e todos à sua volta pareciam em preto e branco. Andando pela cidade, entrou num café qualquer para comer e notou que havia ali um monte de gorduchos de bochechas vermelhas. Um deles, ao vê-la na porta, gritou:

– Madonna!

Enquanto cruzava o continente em direção à Alemanha para conhecer a mãe de Thomas, ria se lembrando das aventuras até ali. Da estação de trem em Mainz ligou para Edith e disse que passaria rapidamente para conhecê-la e dar um beijo. A mulher saiu vociferando coisas em alemão. Mara ficou em pânico. O que poderia ter desencadeado aquela reação? Finalmente, Edith resolveu falar num inglês cheio de sotaque, mas que Mara foi capaz de entender. Ela dizia coisas como: "É uma tremenda falta de educação", "Estou esperando por você há vários dias", "Vou ficar profundamente ofendida se você não passar pelo menos uma noite aqui".

Diante daquele tom, não havia o que fazer. Constrangida, Mara foi para a casa da mãe de Thomas e, quando chegou lá, viu que o quarto dele tinha sido arrumado para ela. Conheceu o avô cadeirante de Thomas e os dois irmãos dele, Ian e Stefan. Diante da receptividade, não demorou a perceber que não sairia dali tão cedo. Ainda levemente assustada, tentou se consolar, dizendo a si mesma que a beleza de Ian faria os dias passar mais rapidamente. Se era para ficar por ali, essa seria uma boa motivação. Na manhã seguinte, acordou tarde e desceu para tomar café. Não havia ninguém na casa, e ela notou, sobre a mesa da cozinha, a chave de um carro colocada metodicamente sobre o mapa da cidade.

Em cima disso, um bilhete de Edith avisando que ela deveria usar o carro e seguir as marcações feitas no mapa, que indicavam os lugares que valeria a pena conhecer. Não sabia se eram dicas ou ordens, mas resolveu acatá-las. Diante de tanta efusividade, decidiu que ficaria mais um dia com a família de Thomas. E depois outro e, finalmente, que passaria o Natal com eles. No dia 25, pediu para fazer uma ligação a cobrar para Santo André, para falar com os pais, e soube que Thomas estava almoçando lá. Uma troca de papéis quase acidental que os aproximaria ainda mais.

Mara acabou ficando um mês em Mainz, e, com exceção de Ian, todos continuaram sendo muito simpáticos e acolhedores. Ele, por outro lado, estava sempre com a cara fechada e pouco se dirigia a ela. Apenas anos depois, quando os três irmãos viajaram para o Brasil, Ian se redimiu e tratou Mara com carinho. Quando estava com Thomas na praia da Baleia no verão de 1996, ela soube que Ian tinha colocado na filha o nome de Mara. Riu, imaginando quantas vezes na vida já teria feito a interpretação errada de uma situação. E pensar que ela, quem sabe, poderia ter ficado com ele e aproveitado Mainz ainda mais.

Em janeiro de 1996, na Baleia, Thomas era um cara obcecado pela ideia de ler para Mara a história de uma princesa austríaca que havia quebrado o pescoço esquiando na neve e recuperara os movimentos. Na sala, à noite, gastava horas contando a ela essa saga. Reuniu uma infinidade de artigos e fatos, e lia em voz alta para que ela se animasse. Mara começou a imaginar que seria bom se pudesse se encontrar com os médicos sérvios que ajudaram a princesa a recuperar os movimentos, mas, assim que Thomas voltou para a Alemanha, acabou se esquecendo do assunto. Tempos depois, conheceria por acidente o casal de médicos em uma clínica de Houston, no Texas, e eles apresentariam a ela técnicas mais avançadas de eletroestimulação, tratamento que ajuda o músculo a se manter forte e é feito com intensos e ritmados choques na musculatura. Mara adotaria esses exercícios como rotina para sempre, a ponto de desenvolver ela mesma variações para os choques e de ser capaz de aumentar muito a potência que aguentaria receber.

Durante o verão de 1996, Thomas não desgrudou de Mara. Foi a primeira pessoa a dispensar a assistente e sair sozinha com ela. Quando a levava para jantar, pegava Mara no colo, a colocava no carro, dobrava e guardava a cadeira, ia até o restaurante, tirava a cadeira e Mara do carro, entrava com ela no restaurante, dava comida para ela, a levava de volta para Santo André e a colocava na cama. Ao lado dele, Mara se sentia protegida e feliz.

Anos depois, Alfredo faria exatamente a mesma coisa – e ainda ficaria para dormir.

19

Alfredo estava fazendo alongamento na sala com a TV ligada. Era começo de uma noite no verão de 2000. Atleta, faixa preta de judô e jiu-jítsu, gostava de ver TV se alongando. Sentado no chão com as pernas abertas e o tronco jogado para a frente, posição na qual conseguia relaxar, distraía-se mudando de canal usando a ponta do nariz para apertar as teclas do controle remoto. O monitor, colocado perto do chão, possibilitava que ele, mesmo naquela posição, pudesse ver a imagem levantando os olhos. Foi assim que, mudando aleatoriamente de canal, passou pelo programa de Clodovil Hernandes e ouviu o apresentador dizer:

– Agora vou apresentar a vocês Mara Gabrilli.

E a câmera focalizou Mara. Alfredo não viu a cadeira de rodas, viu apenas um rosto cheio de brilho e de vida – exatamente o oposto do que era o dele naquela fase. Na hora, sentiu um arrepio e o coração disparar. Mara estava rindo, uma risada fina, macia, infantil. Parecia uma garotinha com cócegas, pensou. A risada fisgou Alfredo, e, sem perceber, ele já tinha saído da posição; estava agora sentado com as pernas cruzadas e vidrado na TV.

– Essa mulher vai ser minha – disse em voz alta quando a viu rir outra vez.

A essa altura, já tinha notado a cadeira de rodas, mas a imobilidade dela não foi capaz de afetar o que estava sentindo. Quando Clodovil encerrou o papo, levantou-se e foi até o computador. Tinha escutado Mara dizer que havia fundado uma ONG chamada Projeto Próximo Passo e começou a buscar um contato, um endereço eletrônico que pudesse servir para falar com ela. Sua conexão era discada e lenta, mas isso nunca o havia irritado até aquele momento. Agora, no entanto, a demora em abrir as páginas o estava deixando nervoso. Quando finalmente encontrou o e-mail da PPP, escreveu o que tinha acontecido desde a mudança de canal realizada com a ponta do nariz.

Mara demorou dois dias para ver a mensagem. Na hora, achou graça e, como não era nada urgente, colocou-a em uma pasta com outras que seriam respondidas na medida do possível. Essa era a rotina: tirava duas horas por dia para ver e-mails e responder os que eram urgentes. Muitas vezes, preferia responder fazendo uma ligação a ditar o conteúdo para que alguém o digitasse e enviasse. Era mais simples telefonar. As mensagens menos importantes, deixava para responder quando houvesse mais tempo.

Naquele dia, na saída da Fórmula Academia, onde estava localizada a PPP, ela se pegou pensando no estranho e-mail daquele rapaz atirado. Não era incomum receber mensagens carinhosas e até românticas de pessoas que a viam em eventos ou na televisão, mas uma mensagem ousada e intrigante como aquela ainda não tinha visto. Estava pensando nisso quando, no estacionamento, encontrou Maneco, dono da academia. Maneco era um grande amigo e tinha convidado Mara para sediar a PPP na Fórmula, academia que Mara tinha começado a frequentar por ser acessível e disponibilizar bons equipamentos de fisioterapia. Maneco era um rapaz de trinta anos, bonito, forte, dinâmico, ombros muito largos (resultado de anos de natação profissional), cheio de energia. Ele era esportista, empresário e tinha sido um dos primeiros no Brasil a adaptar sua academia a deficientes físicos. Atento a questões de acessibilidade, convidou Mara para fundar uma ONG que ajudasse a incluir pessoas com deficiência e outras minorias. Acontece que Mara já tinha a sua ONG e não poderia, por falta de tempo, se dedicar a outra. Ela então propôs transferir a PPP, que ficava na Vila Gabrilli, no centro de Santo André, para a Fórmula e pediu para ser incluída na diretoria.

Desde então, Mara e Maneco passaram a se ver todos os dias, e Mara sentia-se atraída pela forma como Maneco encarava a vida, por isso gostava de conversar com ele. Mas naquela noite eles apenas se cumprimentaram, ele saiu apressado para nadar, e Mara tirou o e-mail do rapaz ousado da cabeça e foi para Santo André pensando em Maneco.

No instante em que mandou o e-mail, Alfredo se transformou em um obcecado. Checava sua caixa postal inúmeras vezes por dia, para ver se Mara tinha respondido. E, por vinte dias, não encontrou resposta.

Durante esse período, ainda maluco com a ideia de conhecer Mara, rompeu de vez um relacionamento antigo que andava abalado. Durante o trabalho – Alfredo era nutricionista –, gastava os dias imaginando como seria encontrá-la, conversar com ela, dar um beijo naquela boca que ele havia visto pela TV. Aonde a levaria? Para um café? Para um jantar? Todas essas questões fantasiosas começaram a preencher seu tempo.

Vinte e um dias depois, recebeu a resposta que tanto aguardava: um agradecimento bem-humorado e simpático ao e-mail dele. Com o coração disparado, mandou outra mensagem, agora dizendo que gostaria de encontrá-la. Mais uma vez, Mara demoraria semanas para responder e, quando o fez, ainda em tom de brincadeira, foi para dizer que antes de marcar alguma coisa queria uma foto dele. Ela estava achando aquilo divertido, mas não conseguia levar muito a sério. "Será que ele viu que eu não me mexo? E, por outro lado, não passa pela cabeça dele que eu posso ser comprometida?", pensava. Aquela necessidade quase desesperada de vê-la pessoalmente ficava entre o lisonjeiro e o angustiante.

Um dia depois, Alfredo mandou para o e-mail dela a foto de um golden retriever. Mara achou aquilo engraçado e, mesmo imaginando que aquele cara era esquisito, notou que se tratava de um homem com senso de humor. A troca de e-mails continuou por várias semanas, até que ela aceitou marcar um encontro no Shopping Eldorado, onde estavam localizadas a Fórmula e a PPP. Fazia quatro meses que ele havia mandado o primeiro e-mail.

O encontro foi agendado para uma quarta-feira de junho: Mara esperaria por ele no hall de entrada da academia. Mas Alfredo, ansioso, chegou muito antes e, quando viu Mara sendo empurrada por uma assistente, deu alguns passos à frente até ficar muito perto dela.

– Ah, então esse é você? – disse Mara vendo se aproximar um homem grande, de rosto largo e corpo definido que em nada se parecia com a imagem do baixinho careca que ela havia criado em sua mente.

Alfredo sorriu, e Mara ficou encantada com o sorriso dele. Decidiram tomar um café ali mesmo. Mara já tinha instruído Gil, a assistente, para que ficasse por perto e de olho neles. E se o cara fosse um psicopata? E se tentasse queimá-la com um cigarro? E se desse um tapa na cara dela? Tinha pensando em variados cenários, do mais dramático e bizarro ao mais romântico. Para o segundo, estava preparada. Para o primeiro, precisaria de ajuda. Mas Alfredo não se mostrou uma ameaça. Foi gentil, sedutor e não ficou intimidado quando teve que dar café na boca de Mara, nem quando teve que limpar seus lábios, tirar alguns fios da franja que entravam em seu olho ou ajeitá-la na cadeira. Fazia isso com extrema naturalidade, e Mara sabia que mesmo alguns de seus melhores amigos não tocavam nela com tanta desenvoltura e sensibilidade como ele, em questão de minutos, foi capaz de fazer.

Alfredo saiu do encontro ainda mais encantado, e ela sabia que tinha conhecido um homem que a havia intrigado. Ele começou a frequentar o Shopping Eldorado e a levar Mara para tomar café e conversar. Não demorou a ficar estabelecido que, quando ele estava com ela, a assistente não se fazia necessária: Alfredo começava a marcar um território do qual em alguns meses seria imperador. Os cafés então se transformaram em almoços, ali mesmo nos restaurantes do shopping. Ele entendeu muito rapidamente que estava se apaixonando, mas não tinha coragem para tomar a iniciativa, porque não conseguia perceber o que Mara queria e se sentia ameaçado por Maneco, que estava sempre com ela e de quem ela falava bastante. Sabia que ela não estava completamente apaixonada por ele e não se sentia seguro para dar um passo à frente. Até que um dia, almoçando no terceiro piso do shopping em uma mesa perto da janela, de onde tinham uma bela vista, tudo mudou. Estavam conversando, e ao fundo um pianista deixava o clima mais romântico.

– E aí? – disse Mara enquanto ele levava o copo d'água à boca.
– E aí o quê? – perguntou ele.
– Um beijo rola ou não rola?

Alfredo ficou pálido e levemente sem jeito. Em seguida, tentando se recuperar, sorriu e foi até ela para beijá-la. Aquele "vem cá, meu nego" deixou Alfredo ainda mais abobado de paixão. O beijo encaixou na primeira tentativa, e Mara ficou feliz ao notar que ele beijava bem e que ela tinha ficado excitada. Duas coisas fundamentais se era para haver ali um relacionamento.

Os encontros passaram a ser mais regulares e começaram a acontecer em restaurantes fora do shopping. Mara ia com sua trupe: motorista e assistente, e Alfredo a encontrava lá. Ao chegar para encontrá-la, assumia o comando da cadeira e dispensava os demais. Quando estava com ela, nada mais importava. Do lado dela, o jeito "deixa que eu cuido" dele era extremamente sedutor.

Certo dia, Mara chegou à PPP e encontrou Maneco na cafeteria. Os dois começaram a conversar, e ele a convidou para jantar. Ela aceitou, mas logo depois lembrou que havia marcado com Alfredo naquela noite. Quando Maneco saiu, Mara pediu que sua assistente pegasse o celular e digitasse o número de Alfredo. A notícia deixou Alfredo arrasado, e ele não escondeu dela a dor que estava sentindo. Mara voltou para casa pensando em Alfredo, em como ele tinha ficado chateado. Enquanto se arrumava para ir ao encontro de Maneco, Alfredo não saía de sua cabeça. De repente, entendeu que estava sentindo um medo enorme de perdê-lo e que, indo jantar com Maneco, dado o enorme ciúme que Alfredo sentia, o risco de isso acontecer era grande. Mara pediu que ligassem para Maneco e disse a ele que não poderia ir jantar. Em seguida, ligou para Alfredo. A partir desse dia, Maneco seria sempre um fantasma para Alfredo.

Na semana seguinte, Alfredo levou Mara para jantar em um restaurante japonês que ela adorava, o Nakombi. Enquanto esperavam os sushis e sashimis que haviam pedido, ele disse que gostaria de dançar com ela. Mara sorriu, e ele acrescentou:

– Vamos?
– Aonde?
– Dançar.
– Aqui?
– Por que não? Tem música e tudo.

Enquanto ela digeria a ideia, ele levantou, tirou-a da cadeira e a levou para um lugar mais espaçoso. Ali, começaram a deslizar no ritmo da música. Os muitos anos de judô e jiu-jítsu permitiram que ele tivesse inúmeros recursos técnicos para imobilizar outra pessoa, e durante muito tempo ele teve que usar dos mais variados golpes, submetendo o adversário à dor e ao sofrimento, a fim de poder ganhar a luta. Agora, usava o conhecimento para dar movimento ao corpo de uma pessoa que estava naturalmente imobilizada.

Com o namoro oficializado, ele começou a frequentar a casa de São Bernardo, para onde partia da Vila Olímpia, num trajeto de mais de trinta quilômetros ida e volta. Com Norma, a afinidade foi imediata. Perto de Alfredo, ela parecia ainda menor. Percebendo o olhar apaixonado dele e a forma carinhosa e sensível com que ele alimentava Mara, Norma não precisou de muito mais para aprender a gostar do namorado novo. Quando soube que Norma era diabética e só comia arroz, chuchu e ovo, Alfredo fez para ela uma dieta especial à base de proteína em pó: em menos de um mês, Norma já parecia mais forte e disposta, embora ainda fosse fiel à tríade de alimentos que comia.

Mas com Claudia e Beto a coisa não aconteceu assim. Embora os dois tivessem, no começo, simpatizado com o grandalhão bem-apessoado que tratava Mara com enorme carinho, afeto e competência, não demorou a que desenvolvessem certa implicância. A situação piorou quando Beto começou a desconfiar que Alfredo escondia alguma coisa, sentimento agravado quando ele topou com Alfredo numa padaria da cidade conversando com uma garota. Diante do constrangimento que Alfredo demonstrou quando o viu, Beto ficou cismado. A situação de guerra fria deixava Mara triste.

O fato é que, quando estava com Mara, Alfredo era a melhor companhia do mundo. Sua personalidade dominadora encontrou lugar para existir porque, ao acreditar que Mara era dele, ele a protegia e cuidava dela como ninguém jamais havia feito na vida. Era um leão agasalhando sua cria. Ao lado dele, Mara se sentia completamente segura, exatamente o oposto do que sentia perto de Paulo, o que acabou se transformando em um bem-vindo e acolhedor sentimento. Mara deixaria que Alfredo a tirasse da cadeira, entrasse com ela no mar, ficasse com ela no colo enquanto as ondas quebravam, subisse escadas com ela em seu ombro como se fosse um saco de batatas. Ao lado dele, nunca se sentia amedrontada com coisa alguma.

Com quase 1,90 metro de altura e muito forte, ele não tinha problemas para carregar Mara para cá e para lá, e rapidamente aprendeu tudo o que poderia aprender a respeito da condição, e da portabilidade, dela. Quando estavam juntos, queria fazer tudo: empurrar a cadeira, tirar o cabelo de seu rosto, ajeitar seu corpo, dar comida. Se alguém que não fosse ele desse comida a ela, Alfredo virava um bicho. Alimentá-la era, para ele, o maior gesto de amor que poderia haver. Outra vez, Mara entendia que muito do amor sincero pode se manifestar pela comida; por anos, Norma havia feito isso com ela e todos os Gabrilli. Muito tempo depois, quando visse em uma revista semanal a foto de Mara sendo alimentada por Andrea Matarazzo, Alfredo teria uma das maiores crises de ciúme da vida. Se tivesse flagrado Mara sendo beijada, talvez não reagisse da mesma forma.

Um dia, quando estavam namorando há algumas semanas, Mara teve que ir ao Rio para ver o filho de Patricia, que tinha acabado de nascer. Era um bate e volta, e Alfredo decidiu que iria com ela, dispensando a assistente. Na volta, atrasados para pegar o avião, logo depois de passarem pelo setor de raio X, ela teve vontade de fazer xixi.

– Agora? – perguntou ele enquanto empurrava a cadeira apressadamente em direção ao portão de embarque.

– Agora – disse ela, sabendo que não teriam muito tempo.

Ele então entrou com a cadeira em um fraldário, pegou a sacola com instrumentos fundamentais, como a sonda que Mara sempre levava acoplada à cadeira, e disse:

– Me fala como eu faço.

Mara explicou a sondagem passo a passo e ficou surpresa quando descobriu que ele era capaz de sondá-la mais rapidamente do que qualquer outra pessoa. Por essa época, Mara já tinha entendido que era mais prático e eficiente sondá-la se ela estivesse "de pé" – a cadeira de rodas tinha a capacidade de virar uma plataforma vertical e deixá-la ereta, recurso que Mara utilizava muitas vezes ao dia porque, além de ficar da mesma altura de seu interlocutor, ajudava na circulação. Alfredo sabia que a sondagem deveria ser feita com ela "em pé", mas nunca havia feito uma antes. Como tinha pouco tempo, deixou-se levar pelo bom senso. "Não pode ser assim tão difícil", pensou.

O cuidado que teve com a assepsia do material, limpando tudo meticulosamente antes de introduzi-lo na uretra, a deixou espantada. E isso porque ele estava com pressa. Depois, abaixado e com a cabeça no meio das pernas dela, não teve dificuldade para encontrar o canal certo. Foi tudo muito rápido e limpo. Quando terminou, pegou o recipiente com a urina, jogou-o na lata de lixo, ajeitou a calcinha e a saia de Mara, devolveu a cadeira à posição original e correu com ela para o portão de embarque. Enquanto era empurrada pelo corredor, entendeu que ninguém jamais a havia sondado com tanto afeto.

Alfredo se tornou o super-herói particular de Mara, e ela passou a querer que ele estivesse sempre por perto. Se viajavam para a Europa, para os Estados Unidos ou para o Japão, ele ia ao lado dela e não pregava o olho. Se ela precisava ser sondada durante o voo, em segundos ele fazia uma cortina usando os cobertores da classe executiva, onde normalmente viajavam, e iniciava os procedimentos sem que quase ninguém percebesse o que estava acontecendo. Na praia, Alfredo a tirava da cadeira e a deixava sentir as ondas segurando-a como uma noiva. Era capaz de empurrar a cadeira pela areia fofa apenas para deixá-la ver o mar, coisa que ela adorava. Estudou a alimentação dela e alterou tudo, dando à namorada uma dieta à base de proteína que deixou seu corpo mais ereto e forte. Alguns exercícios de fisioterapia também foram por ele adaptados. Em semanas, com a rígida dieta que incluía milk-shakes proteicos e exercícios de eletroestimulação, o corpo dela foi se redefinindo. Novos músculos e novas curvas apareceram, Mara se sentia mais leve e dura e, sem dúvida, estava respirando melhor.

Ao lado do namorado, ela não sentia medo de nada nem de ninguém. Soube que o amava quando, durante uma tarde de domingo, na piscina de sua casa em São Bernardo, foi invadida pela sensação de que era a pessoa mais feliz do mundo simplesmente porque, naquela noite, se encontraria com ele.

Mas não demorou para o lado dominador de Alfredo também começar a se manifestar com a equipe de Mara. Atento a tudo, passou a achar que as assistentes não faziam a assepsia com cuidado e que isso resultava em algumas infecções urinárias que Mara tinha. Não gostava da falta de interesse do motorista pela manutenção do carro, que ele dizia estar inteiro riscado e cheio de barulhos.

– Véio, você não está ouvindo esse barulho? – dizia nervoso ao motorista. – Tem que levar para uma revisão, pô.

Mara, que não queria encrenca, entrava no carro e pedia que colocassem uma música.

– Mais alto – dizia sempre que Alfredo estava com ela.

Ela queria tudo, menos que Alfredo continuasse escutando barulhos e criasse um clima de animosidade. Estava apaixonada, e tudo o que interessava a ela era ficar ao lado dele. E em paz, o que, com os anos, se mostraria um desejo bastante difícil de ser realizado. Paz e Alfredo não pareciam ser conceitos coexistentes.

Enquanto isso, Alfredo via aquilo como um circo caótico que Mara se recusava a organizar. Era preciso colocar ordem, contratar pessoas mais responsáveis, ter interesse por outras coisas que não fossem seu corpo e seu trabalho, e, sim, o barulho do carro, a assistente relapsa, a forma displicente como ela colocava a luva etc. E ele cobrava a atenção de Mara para tudo isso. Quando ele reclamava das assistentes, Mara ficava especialmente frustrada. Fazia alguns anos que ela tinha entendido que precisaria formar um time de ajudantes que não fossem enfermeiras. A experiência que teve com auxiliares de enfermagem, desde a noite em que chegou de Pittsburgh, foi a pior possível: além do pouco conhecimento prático que compartilhavam a respeito de sua condição, recusavam-se a fazer o que Mara gostaria que fosse feito porque aquilo era radicalmente diferente do que haviam aprendido nos cursos para auxiliar de enfermagem. Se Mara queria que passassem a sonda de outro jeito, diziam que Mara estava errada. Se Mara queria tomar banho à noite, diziam que não seria bom. Se queria começar a se despir pela parte de cima, diziam que não era o correto, que o correto era começar pelos pés. Se pedia que mexessem em seu corpo de outro jeito durante a noite, explicavam que o certo era como estavam fazendo. Tudo isso ia deixando Mara angustiada. Ninguém sabia de suas necessidades melhor do que ela mesma, e ela não gostava de ter que pedir e explicar muitas vezes para que fizessem como queria.

Por isso, muito antes de conhecer Alfredo, tinha começado a treinar pessoas comuns para serem suas ajudantes. E a experiência deu excelentes resultados: Mara passou a ter à sua volta um time que ela havia coordenado para agir da forma como gostaria que agisse. Um time de duas moças foi formado, e elas se revezavam em períodos de 24 horas ao lado de Mara. Toda vez que Alfredo as criticava ou as corrigia, isso criava um clima horrível, e Mara, que dependia desse time 24 horas por dia para coisas como fazer cocô, tomar banho, comer, ser virada na cama quatro vezes por noite, vestir-se e despir-se, tirar o cabelo do rosto, coçar a testa ou até para tirar uma meleca do nariz, acabava sofrendo as consequências – caras fechadas, mau humor, resmungos. Havia dias em que Mara não suportava o clima pesado.

Por isso, depois de pouco mais de um ano, ela se viu diante de uma ironia amarga: o veneno era o remédio. Se por um lado tinha se deixado levar pelo cuidado que Alfredo nutria por ela, sentindo-se absolutamente à vontade e segura ao lado dele, por outro ficava constrangida e estressada sempre que esse jeito dominador dele se manifestava truncado em relação às coisas do dia a dia dela. O problema é que ela não teria um sem o outro – a mesma característica que a deixava romanticamente feliz, manifestada em outros campos era capaz de fazer com que ela quisesse esgená-lo.

E, fora tudo isso, havia a cama.

A "primeira quase-vez" foi em um drive-in na avenida Santo Amaro. Estavam no carro dela, ele tentando ficar calmo diante da situação. O relacionamento ia completar três meses e não tinha ainda passado de beijos, o que estava deixando Alfredo inquieto. Os dois falavam sobre a questão e sabiam que a vontade era recíproca. Tratava-se apenas de entender como e onde transariam. Nesse dia, deixaram o motorista e a assistente em uma rua movimentada e cheia de lojas em Moema e foram para um drive-in.

Ficaram ali algumas horas se beijando e se acariciando – Alfredo, mais excitado do que jamais esteve, tentando aprender a lidar com o corpo de Mara. O episódio serviu para que a libido crescesse ainda mais, e eles então combinaram uma ida a um motel durante o fim de semana. Mara saiu do drive-in pensando que deveria dizer a Alfredo tudo a respeito de como funcionava seu corpo durante o sexo. Transar com uma tetraplégica estava, naturalmente, fora da lista de "situações esperadas" na vida de qualquer pessoa, e ela se sentia na obrigação de instruí-lo a respeito de algumas coisas – sabedoria que começou a adquirir quando, logo depois de voltar de Pittsburgh, entendeu que continuava a precisar de sexo.

Naquela época, como o relacionamento com Paulo tinha esfriado muito e ele havia se mudado para o Rio, ela fez o que achou que deveria fazer a fim de aplacar o tesão: ligou para o ex-namorado e pediu que viesse vê-la. Foi bastante clara: "É para fins sexuais". Se era para transar, teria que ser com ele.

Paulo e ela se encontraram num flat na alameda Campinas que Mara havia alugado apenas para a ocasião. Mara notou que ele estava sem jeito, um pouco nervoso, quase constrangido. Aproximou-se da cadeira de rodas e abraçou a ex-namorada dizendo que sentia falta dela. Mas não disse o que estava pensando de verdade: que ela estava linda como sempre e que o simples fato de vê-la outra vez já trazia de volta toda a atração física que sentia. Só que agora o tesão vinha misturado com medo, culpa, arrependimento e vontade de chorar. Mas finalmente, ao vê-la na cadeira de rodas, Paulo entendeu a qualidade do que sentia e sempre sentiu por ela: uma espécie de inibição, de encolhimento, de pequenez diante da grandeza da paixão. Paixão que o deixava amedrontado, inseguro, quase angustiado. Na verdade, ele nunca soube muito bem como se comportar ao lado dela, ou como deveria tratá-la, ou como fazer para acomodar toda a inquietação dela. Escolheu vestir uma armadura de arrogância e dureza para tentar administrar a intensidade daquela mulher e de tudo o que ela provocava nele. De uma só vez, ali naquele flat e diante da cadeira de rodas, todos esses sentimentos voltaram. Era por isso que nunca a tinha tratado como deveria? Era por medo? Por não saber lidar com o que sentia? Que tipo de covarde era ele? Paulo ainda tentava entender o que estava sentindo quando Mara, que já não tinha tantas encucações assim, pediu que a assistente saísse e, depois, que Paulo a levasse para o quarto. Ela não sabia o que estava prestes a experimentar, mas sabia que estava a fim de transar e que provavelmente passaria a ser a mulher que pede para ser amarrada na cama – fisicamente menos ativa, mas quem sabe pudesse compensar isso com a cabeça? No quarto, pediu que Paulo a tirasse da cadeira e a colocasse na cama. A partir daí, foi dizendo a ele o que fazer e como fazer, o que serviu para deixar os dois ainda mais excitados. A sensação de ser penetrada tinha ficado mais intensa – sua percepção interna estava aguçada demais e, ao sentir Paulo dentro dela, quase delirou. Pediu então que ele fizesse sexo oral nela e descobriu que a grande mudança havia acontecido na estimulação do clitóris. Havia ainda muita sensibilidade, mas não havia mais um clímax. Estimulada, ela rapidamente sentia a sensação de prazer dominar seu corpo, sensação que só deixava de ser sentida quando o clitóris parava de ser estimulado – riu quando pensou que, se Paulo ficasse uma semana ali, ela sentiria aquilo por uma semana. Era, enfim, quase tudo novo e estranhamente melhor sob alguns aspectos.

Naquele dia, Mara foi para casa sabendo que tinha encontrado não apenas um caminho para seu futuro sexual, mas uma forma adequada de colocar um ponto final decente naquela relação tão sexual e tumultuada. Sem que pudesse perceber, o acidente havia dado vida a todos os pálidos fantasmas do relacionamento, que agora dançavam bem à sua frente, lembrando-a de que, ao lado dele, ela se sentia pequena, frágil e insegura. Sentimentos que, a despeito da paixão e do tesão, não permitiam que ela fosse plena, ou que fosse ela mesma, ou a pessoa que gostaria de ser. Ao lado dele, transformava-se em uma versão menos interessante da mulher que gostaria de ser. Quando se despediram, ela entendeu que, provavelmente, não quereria voltar a vê-lo.

Muito tempo já havia se passado desde aquele dia, e agora era outro homem que a deixava excitada, e ela não via a hora de fazer amor com ele. A ida ao motel foi marcada para o sábado. Encontraram-se no Morumbi Shopping, onde ficaram o motorista e a assistente. Alfredo colocou Mara no carro do irmão dele, que havia pegado emprestado para a ocasião, e jogou a cadeira no porta-malas, que teve de ir semiaberto para acomodá-la. Antes de chegarem ao motel, Mara sabia que teria de contar a Alfredo o que aconteceria. Começou a falar:

– Tirar minha roupa não é tarefa simples. São muitas peças, tem a cinta que eu uso para ajudar a manter o tronco ereto e facilitar a respiração, então, é todo um processo. Depois, eu sinto muito frio, e, sem roupa, isso piora muito, claro.

Alfredo estava atento, e alguma coisa dizia a Mara que ele se sairia bem. Seria preciso manter o corpo dela protegido e travado, e isso ele sabia como fazer usando seu próprio corpo: estava excitado e confiante.

No motel, bem perto do shopping, notaram que, antes de entrar no quarto, seria preciso subir uma escada longa. Alfredo tirou Mara do carro e colocou-a em suas costas, movimentando-se como um lenhador com seu machado no ombro. Mas talvez tenha subestimado todas as peças de roupa que deveriam sair para ele entrar.

— Essa calça precisa ser tão apertada? — perguntou enquanto tentava arrancar a peça que Mara usava naquele dia e que era, de fato, bastante justa.

Mara riu do nervosismo dele, mas não poderia ajudar muito mais do que mostrando que estava tranquila. Quando finalmente conseguiu despi-la, depois de tirar cinta, blusas, meias etc., Alfredo iniciou uma série de movimentos para não deixar o corpo dela tão inerte, nem de barriga para cima. Mara entendeu que estava em casa quando viu como ele a virava e remexia sem deixar que ela corresse risco algum. Depois de quase três horas, durante as quais fizeram amor e se aconchegaram, ele começou a vesti-la, um processo ainda mais demorado do que despi-la. Quando terminou, olhou para ela e, sem dizer nada, foi tirando uma peça de cada vez: ainda não estavam satisfeitos.

A partir desse dia, sexo passou a fazer parte da rotina. Alfredo se mudou para um flat que ficava quase na esquina da avenida dos Bandeirantes, convenientemente localizado no caminho que Mara tinha que percorrer todos os dias entre o ABC e a Fórmula Academia. A fase serviu para acalmar o tesão que Mara sentia, mas o relacionamento começaria a ficar confuso logo depois que ela aceitou o cargo de secretária de governo durante o mandato de José Serra na Prefeitura de São Paulo. Trabalhando demais, começou a ficar incomodada com o temperamento sempre agressivo dele em relação à maneira como ela lidava com a própria vida. De sua parte, sentindo-se sozinho, notou em Mara um tipo de tratamento arredio que não sabia que podia existir: não queria ser tratado como mais um. Aliás, fazia questão de ser tratado como o principal. Já bastava o que tinha que passar quando estava na presença de Beto e de Claudia, que o faziam se sentir como um marginal. Passou então a se incomodar com coisas que jamais o incomodaram. Sentia-se como um funcionário, quando precisava se sentir como o homem da vida dela. E Mara começou a sentir que ele estava se distanciando quando notou que, todas as vezes que ela dava um jeito de ficar livre, ele parecia estar ocupado.

Mara já não suportava tanto mau humor e aquela eterna insatisfação: ninguém fazia as coisas como ele, ninguém ouvia o barulho do carro, ninguém era capaz de sondá-la direito, ela não percebia como as pessoas à sua volta tentavam passar a perna nela, estava cercada de incompetentes e aproveitadores. Sem perceber, que é como acabamos nos afastando de quem um dia amamos, começaram a habitar universos diferentes.

20

Naquela manhã de maio de 2002 fazia um frio estúpido. E, no inverno, o processo de se vestir era sempre mais complicado.

Se no verão ela precisava de uma hora, no frio esse tempo dobrava: eram muitas peças de roupa, sobreposições, meias, casacos, acessórios. Por isso, quando saiu de casa, já estava atrasada, e, para piorar, tratava-se de um dia cheio de atividades extras. A mais excitante delas seria a entrevista que daria ao programa do Clodovil para falar de sua ONG e do ensaio sensual que tinha acabado de fazer para a revista *Trip*. A ideia, da amiga Ana Paula Wehba, que ela tinha conhecido na ESPM e que trabalhava na *Trip*, era mostrar que uma tetraplégica poderia despertar desejo. Ana Paula sabia que Mara levava uma vida sexual bastante normal e achou que a *Trip* adoraria contar essa história e quebrar outro tabu. Mara tinha 35 anos e adorou a transgressão logo de cara. Mais ainda depois de ver as fotos que Bob Wolfenson fez. A partir do ensaio, os convites para que ela aparecesse em revistas e programas de TV se multiplicaram, e ela nunca deixava de ir porque sabia que eram grandes oportunidades de promover a PPP. Nesse dia, o programa do Clodovil seria gravado no final da manhã e exibido à noite. Estava animada e curtindo a repentina fama, mas havia um compromisso vespertino, e esse estava mais para apavorante: saindo da gravação, teria que ir ao Ministério Público.

Em 2003, alguns meses depois do assassinato do prefeito de Santo André, Celso Daniel, Mara tinha decidido que tornaria público o que sabia a respeito do suposto esquema de corrupção que envolvia o sistema de transporte no município, apesar de Claudia ter praticamente implorado para que ela não fizesse isso.

– É perigoso, minha filha, não se meta – repetia a mãe.

Mas Mara queria se meter, porque imaginava que o assassinato poderia ter relação com as coisas que o pai tinha contado nos últimos anos.

Durante muito tempo tinha visto o pai voltar para casa abatido e cansado, dizendo que não aguentava mais pagar por fora para conseguir fazer seus ônibus circular. Gabrilli, que começou a vida empresarial pouco depois dos vinte anos, comprando e vendendo carros, dizia nunca ter precisado se submeter a coisas desse tipo. Ela sabia que o pai era empresário experiente, que havia entrado na indústria do transporte público antes dos trinta quando, ao economizar dinheiro suficiente, comprou um ônibus e começou a operar em Santo André. O ABC crescia rapidamente, e, antes mesmo de Mara completar dez anos, a empresa do pai, a Viação de Transportes São José, já possuía cem ônibus circulando pela região. E tudo ia bem até Celso Daniel, filho de um amigo de infância de Gabrilli, ser eleito prefeito de Santo André pela segunda vez.

De acordo com o que o pai contava à mesa do jantar, o esquema o obrigava a pagar, por fora, quinhentos reais por veículo. Como a São José tinha aproximadamente noventa ônibus circulando, ele estava gastando mensalmente 42 mil reais para que seus ônibus pudessem sair da garagem. Mas talvez o que o deixasse ainda mais nervoso era a circunstância em que, segundo ele, o dinheiro deveria ser entregue: sempre em operações clandestinas, noturnas, que envolviam homens armados e deixavam o pai nervoso e com crises de gastrite. Acostumado a operar suas empresas por meio de licitações e contratos, que valeram também durante a primeira administração de Celso Daniel, aquele esquema de coleta de dinheiro por fora era, para ele, novo e assustador.

Como as famílias Gabrilli e Daniel eram amigas, Gabrilli não entendeu quando, logo depois da segunda posse de Celso, foi abordado por um homem que se dizia braço direito do prefeito e afirmava que, se Gabrilli colaborasse com a caixinha mensal, isso facilitaria a circulação dos ônibus. Tentou falar com Celso Daniel, mas não conseguiu, barrado pelo secretário de Serviços Municipais, Klinger Luiz de Oliveira. Imaginou que fosse um engano e que a cobrança não se repetiria. Mas ela se repetiu por muitos meses, e ele continuou sem acesso ao prefeito. Na mesa do jantar, Gabrilli dizia, quase resignado, que o esquema valia para todas as empresas de ônibus de Santo André, não apenas para a dele, e que só com essa taxa extra os veículos conseguiam sair das garagens. Dizia que Klinger, o empresário Ronan Maria Pinto e Sérgio Gomes da Silva, conhecido como Sombra e segurança de Celso, eram os únicos com acesso ao prefeito, e que ele não conseguia mais falar com ele.

Durante quase dois anos, a empresa de Gabrilli pagou sem reclamar, mas ter que se submeter ao esquema obscuro de entrega de dinheiro deixava Gabrilli angustiado e amedrontado. Mara não demorou a notar que havia um custo maior que o do dinheiro: o pai passou a ser um homem tenso, menos brincalhão e bastante arredio. Antes mesmo que ele contasse a ela o que estava acontecendo, Claudia e Mara começaram a questioná-lo a respeito do nervosismo. Ele explicava que era apenas muito trabalho. Mas o trabalho nunca havia abalado o humor de Gabrilli. Como elas insistiram, um dia, depois de chegar em casa abatido e com a pressão nas alturas, Gabrilli contou dos sigilosos e clandestinos encontros mensais. Mara quis saber mais. O pai então explicou que o capanga que dizia trabalhar para Celso Daniel era quem recolhia o dinheiro pessoalmente, que vinha com um revólver que fazia questão de mostrar e falava frases que exaltavam a beleza do poder e continham ameaças subliminares como: "o poder tudo pode". Mara pediu que ele insistisse em falar com Celso Daniel, mas o pai repetia que não tinha mais acesso ao prefeito.

Mara começou a reparar que, nos dias em que o pagamento devia ser realizado, uma vez por mês, o pai parecia estar sempre mais nervoso e abatido do que o normal. Ela detestava vê-lo daquele jeito, e uma noite, no final de 2001, enquanto jantavam, ofereceu a ele o pequeno gravador que usava para fazer as transcrições das sessões na faculdade de psicologia, mas Gabrilli se mostrou reticente. Ela insistiu:

– Pai, grava a extorsão, por favor. Acaba com isso.

O pai não disse nada, mas foi para o quarto dela depois do jantar. No closet, Mara mostrou onde estava o aparelho, e Gabrilli pediu que ela o instruísse a respeito do uso. Mara explicou como ligá-lo e gravar alguma coisa, e ele saiu do quarto com o gravador nas mãos, mas sem saber se o usaria.

Vendo o crescente abatimento do pai, Rosângela e Beto, que nessa época trabalhavam com o pai, começaram a pedir que ele denunciasse o esquema, mas Gabrilli dizia que tinha tentado de tudo, sem sucesso.

– Não tenho mais a quem recorrer – passou a repetir. – Parece que todos fazem parte.

Houve um breve período, no segundo semestre de 2001, em que Gabrilli parecia mais leve e esperançoso. Foi quando soube que tudo terminaria com a chegada à cidade de Gilberto Carvalho, homem de confiança do PT, que viria para colocar ordem na casa. Mas não demorou para Gabrilli perceber que a chegada de Carvalho não mudaria a situação, pelo menos não imediatamente, nem para melhor. E que o dinheiro continuaria a ser entregue todos os meses ao capanga. Numa última tentativa, Gabrilli foi falar com João Francisco Daniel, irmão de Celso. João Francisco prometeu a Gabrilli que iria conversar com Celso, o que de fato ele fez. João passou a frequentar a casa dos Gabrilli semanalmente, e todos acharam que as coisas acabariam se resolvendo. Um dia, João disse a Gabrilli que Celso já tinha planejado tomar providências. Três dias depois, o prefeito seria assassinado.

Logo depois da chegada de Carvalho, durante um check-up de rotina, Gabrilli foi diagnosticado com um aneurisma na aorta e soube que teria que ser submetido a uma operação de emergência e de risco. No dia em que saiu de casa para ser operado, passou, como sempre fazia, no quarto de Mara para dar tchau. Ela estava fazendo os exercícios de fisioterapia.

– Tá com medo, pai? – perguntou enquanto era alongada.

– Um pouco – disse ele, sentando-se na poltrona ao lado da cama.

– Vai dar tudo certo. Você é forte.

Gabrilli riu e continuou a observá-la enquanto ela fazia seus exercícios. Desde o acidente, havia nele um olhar misericordioso que a incomodava. Não era a sensação ruim que sentia quando a olhavam com compaixão nas ruas, nem passava perto de gerar nela a raiva que a invadiu quando Rosângela, em Angra, deixou escapar o que pensava a respeito da condição física dela. O que ela sentia quando via o pai observá-la assim era dor, uma dor profunda, de não querer vê-lo sofrer, especialmente por ela. Sempre que notava aquela expressão nos olhos dele, Mara tentava se mostrar ainda mais alegre, mais viva, mais forte, como se dissesse a ele: "Olha, pai, olha como estou bem e sou feliz". Mara jamais se permitiu não ser feliz, porque isso custaria a felicidade dele.

Mara ofereceu uma bochecha para que Gabrilli a beijasse e ficou triste por não poder abraçá-lo. Mas não deixou que ele notasse a tristeza e sorriu – aquela seria a última vez que conseguiria vê-lo saudável e completamente lúcido. Desde então, Mara nunca deixou de culpar o suposto esquema de corrupção de transportes em Santo André pela doença de Gabrilli e, naquela manhã de maio, ao tomar a iniciativa de ir ao Ministério Público para contar o que sabia, tinha tudo isso na cabeça.

Estava pensando no pai a caminho da sede do MP quando o telefone tocou. Era Claudia, pedindo pela última vez que a filha reconsiderasse, que aquilo era uma loucura, que não entrasse na sala dos promotores, que não se metesse, que Rosângela e Beto também achavam que era maluquice, que Dilermando Cigagna, o advogado da família, já a havia orientado a não ir etc. Mara escutou irritada, porque sabia que não iria desistir nem se a mãe dissesse que o papa tinha ligado para pedir que ela não fosse, e em seguida falou:

– Mãe, pelo amor de Deus, só me diz uma coisa: se eu sei de tudo isso, como posso não tornar público?

– Mara, minha filha, tanto faz o que você sabe; esquece isso, é perigoso, não se misture com isso – insistiu Claudia.

– Já estamos misturados, mãe. Agora é tarde.

No MP, diante da sala dos promotores de justiça, ela entendeu que estava mais nervosa do que supunha. Respirou fundo e pediu que a assistente empurrasse sua cadeira em direção à porta. Podia sentir o coração batendo acelerado. Sabia que suas declarações poderiam determinar um novo rumo às investigações do assassinato de Celso Daniel, porque até ali o crime estava sendo tratado como apenas isto: um assassinato sem motivação política. Mas desde que, meses antes, tinha sido informada da morte do prefeito, Mara não conseguia dormir, sabendo que poderia ter informações relevantes para o caso. Então, uma noite, pediu que a ajudante ligasse para o amigo e promotor Paulo José de Palma. Queria contar o que sabia, ver se ele poderia ajudá-la. Quando Mara começou a falar, De Palma a interrompeu e disse que teria que conversar com ela pessoalmente, desligando em seguida. Mara ficou sem entender nada, mas decidiu esperar um pouco mais para pensar no que mais poderia fazer. No dia seguinte, andando pela cidade, De Palma cruzaria com José Reinaldo Carneiro, um dos promotores do caso, e falaria sobre a ligação de Mara. O promotor, depois de escutar, diria que, se Mara quisesse, ele arrumaria um horário com os demais promotores do MP que estavam no caso, e De Palma então ligaria para ela, que aceitaria imediatamente. Mara sabia que a família iria se opor, mas já estava decidida.

Naquela tarde, ao entrar na sala da promotoria, deu de cara com os sete promotores que a aguardavam sem que tivessem ideia de que falariam com uma tetraplégica. Mara não deixou que a cadeira de rodas tirasse a atenção deles e, imediatamente, começou a contar o que sabia. Passou a tarde no MP e ficou surpresa ao notar a quantidade de informações que jogava na mesa e que pareciam ser completamente novas para todos ali.

José Reinaldo Carneiro, um dos promotores presentes naquele dia, tinha no rosto uma expressão de incredulidade absoluta: assim como os demais, ele parecia não ter ideia de que poderia haver interesses políticos ligados ao crime. Mara optou por contar tudo sem formalizar as declarações, que seriam confirmadas e formalizadas dias depois por sua irmã, Rosângela, chamada a depor. Para desespero de Claudia, estava feito.

Passadas algumas semanas, Mara soube pelos jornais que as investigações haviam sido ampliadas para explorar também o suposto esquema de caixa dois da Prefeitura de Santo André, justamente aquilo que tinha ido contar ao Ministério Público. Sentiu uma ponta de contentamento, imaginando que sua atitude não havia sido em vão, mas lembrou-se do que havia acontecido com o pai e não conseguiu mais sorrir.

21

No hospital, Mara, Beto e Claudia esperavam a cirurgia de Gabrilli acabar. Depois de cinco horas, foram avisados de que tudo havia corrido bem e que ele não demoraria a sair do centro cirúrgico. Os três foram conduzidos ao quarto para onde ele seria levado saindo da UTI. Uma hora depois, o telefone do quarto tocou. Tinha havido uma pequena complicação pós-operatória, e Gabrilli demoraria mais do que o esperado para voltar. Mara começou a ficar preocupada, mas diante do otimismo de Claudia e de Beto, que diziam para ela parar de bobagem que tudo estava bem, tentou relaxar.

Acontece que a demora passou a ser estranha demais, e eles foram atrás de informações mais detalhadas. A notícia dessa vez não era boa: um dos rins havia infartado, e, como um nefrologista não fora chamado para acompanhar a operação, o que era um acidente de percurso quase normal acabou se transformando em tragédia. O pai tinha perdido quase todo o sangue do corpo e entrado em coma.

Passou dias inconsciente na UTI e, quando pôde ser transferido para o quarto, já não era o mesmo homem: dizia coisas sem sentido, parecia sempre fraco e desorientado. Depois de vinte dias, saiu do coma induzido ao qual tinha sido submetido, quando entrou em choque e sua pressão caiu quase a zero. Altas doses de noradrenalina e dobutamina tiveram que ser dadas para normalizar a pressão e, quando ele acordou, estava fora de eixo, meio amalucado e falando apenas uma língua que parecia espanhol. O quadro melhoraria, mas, até conseguir um transplante de rim, precisaria fazer diálise; e nunca mais voltaria a chefiar os negócios.

Dois meses depois de ser operado, recebeu alta. Mas, em casa, mostrava estar sempre perturbado. Um dia, saiu com um carro e voltou com outro, dizendo que havia feito um ótimo negócio trocando os automóveis. Beto descobriria que ele tinha trocado o Mercedes novinho por outro da mesma cor e nada novo. Em outra ocasião, saiu dizendo que já voltava e, quando apareceu, disse que tinha comprado um helicóptero. Nos anos seguintes, quatro AVCs o colocariam em uma cadeira de rodas e dificultariam sua comunicação com o mundo.

E foi assim que a casa passou a abrigar dois cadeirantes.

22

– Mara, quando é que você vai se filiar ao partido?

Claudia fez a pergunta enquanto entrava no quarto de Mara, que, com duas assistentes, iniciava seus exercícios matinais de alongamento.

– Mãe, eu não vou me filiar a partido nenhum, já disse.

– Do que adianta ficar batendo cabeça nessa sua ONG, mendigando dinheiro e ajudando um aqui e outro ali, se como vereadora você pode fazer muito mais coisas por muito mais gente? Você tem que se filiar logo, para poder se candidatar depois.

– Mãe, você pode me deixar fazer meus alongamentos, por favor?

Há semanas a primeira coisa que Claudia fazia quando acordava era entrar no quarto de Mara para mandar que ela se filiasse. Tinha virado uma obsessão.

Quando Mara, depois de fazer os exercícios matinais – que incluíam alongamentos, tapotagens, massagens localizadas e eletroestimulações – e de tomar banho, saía para a PPP, Claudia voltava à carga.

– Tchau, minha filha, e não se esqueça de ir se filiar hoje.

Mara, indo em direção à porta, chacoalhava a cabeça negativamente, como quem não acredita na repetição da mesma ladainha diária, e seguia para o trabalho. Foi, portanto, uma surpresa para a própria Mara quando ela, numa sexta-feira qualquer, disse a seu motorista, na saída da PPP:

– Não vamos para casa hoje. Vamos para a Assembleia Legislativa.

Aquele era o último dia para que ela se filiasse e, depois, pudesse concorrer a vereadora. Não pretendia concorrer, mas não queria perder a oportunidade caso mudasse de ideia. E, de quebra, tiraria a mãe do seu pé. O carro de Mara estava entrando no estacionamento da Assembleia, ela ainda cheia de dúvidas a respeito da filiação, quando viu Adriano, primo de Ariana, passando. Ela sabia que Adriano trabalhava no gabinete de Turco Loco, deputado pelo PSDB. Pediu que abaixassem o vidro para dar um oi.

– Oi, Mara. O que você está fazendo aqui? – ele perguntou, se aproximando da janela dela.

– Acho que vim me filiar, estava pensando nisso...

– Mas faltam cinco minutos – disse ele. Depois, olhou para o prédio da Assembleia e, voltando-se para ela, disse: – Fica aí. Eu vou pegar a ficha de inscrição e já volto.

E foi assim, em estilo drive-thru, que ela se filiou ao PSDB – se era para fazer parte de algum partido, então seria do partido com o qual simpatizava, e partido de José Serra, que ela conhecia.

Agora, filiada, teria quase um ano pela frente para pensar a respeito da candidatura.

Alguns meses depois, um telefonema acabaria ajudando na decisão. Era junho de 2004, pouco antes da convenção do PSDB, e Mara estava trabalhando em alguns projetos da PPP em seu escritório na casa de São Bernardo, quando o telefone tocou. Alguém do PSDB estava na linha para explicar que ela deveria comparecer à convenção, porque só quem é aceito na convenção pode ser candidato.

– Para comparecer, basta pagar cinco mil reais – disseram.

– Olha, deve ser algum engano – disse Mara. – Se alguém tem que pagar alguém aqui são vocês, para eu me candidatar.

Como a voz do outro lado da linha insistia no pagamento, Mara disse que então não iria a convenção alguma. Passaram-se dois dias, e, em mais um telefonema, outra pessoa tentou explicar que o pagamento era de praxe e que o dinheiro iria para o diretório.

– Não sei de praxes nem de diretório – disse. – Só não faz sentido, então não vou pagar.

Mara nunca pagou os cinco mil reais, e, como o PSDB nunca achou de fato que ela pudesse se eleger, deu a ela um tratamento café com leite e jamais voltou a cobrar o dinheiro. Desestimulada, ligou para Verônica, filha de José Serra, para dizer que estava pensando em se candidatar.

– Tá maluca? – disse Verônica, com um misto de susto e incredulidade. – Sai fora disso, Mara. Política é um casamento.

Quando desligou o telefone, estava mais confusa do que nunca.

Mara e Verônica Serra foram apresentadas por Beto num fim de semana em Atibaia, em 1988. Verônica era amiga de Beto e tinha ido passar o fim de semana com amigos da faculdade. De imediato, Mara não foi com a cara dela: parecia distante e levemente arrogante. Depois disso, se encontraram apenas socialmente, e a impressão só foi desfeita no dia em que Mara a encontrou na rua por acaso e, durante um papo displicente, contou que estava em uma fase complicada, andava triste e injuriada sem motivo aparente. Verônica ouviu sem dizer muita coisa, mas no dia seguinte pediu para entregarem a Mara um pacote de suspiros e um bilhetinho que Mara achou muito doce. Não demoraram a ficar amigas e a se verem com regularidade, e Mara chegou a dormir na casa de Verônica algumas vezes depois de noitadas.

Foi assim que, aos vinte anos, conheceu José Serra. Ao contrário do pai de outras amigas, Serra era um homem sério. À mesa do jantar, falava pouco, e, quando falava, o assunto era sempre mais técnico e filosófico. Mara adorava escutá-lo. Serra era educado, elegante e tratava Mara como se ela fosse um adulto, o que Mara entendia como uma deferência – até ver que Serra tratava todos os amigos da filha com aquela mistura de educação e seriedade. Já Mónica, a mãe de Verônica, era uma mulher menos tímida e de papo mais solto. Psicóloga, depois do acidente desenvolveu com Mara uma relação de amizade e parceria, chegando a emprestar o próprio consultório para Mara atender seus clientes e ainda se disponibilizando a supervisionar algumas sessões, já que Mara ainda era estudante.

Durante uma época, Verônica encanou que Mara deveria conhecer os amigos dela que estavam envolvidos com a revitalização do centro de São Paulo, um grupo de homens que pretendiam dar nova vida e nova cara a áreas tradicionais do centro antigo. Eles trabalhavam numa sala do edifício Guanabara. Por isso, depois que Mara se formou em publicidade e começou a procurar trabalho, Verônica a levou para conhecer o pessoal da SP Centro.

Era uma tarde quente de verão quando chegaram ao edifício Guanabara. Os integrantes do projeto estavam reunidos no restaurante que ficava no primeiro andar quando Mara e Verônica entraram. Mara foi apresentada de forma coletiva a uma mesa cheia de homens e percebeu que havia um entre eles que falava mais que os outros. Era um sujeito que parecia um pouco mais velho do que os demais, e mais cheio de atitude. Embora não tenha achado que era especialmente bonito ou charmoso, não pôde deixar de guardar seu nome e sua profissão: Paulo, fotógrafo. Em seguida, Verônica a convidou para conhecer o resto do espaço. Ao entrar no quarto andar, Mara perdeu o fôlego. Era um loft que englobava o que um dia tinha sido o quinto andar também. Da sacada, via-se de frente o vale do Anhangabaú. O local era um escândalo: pé-direito muito alto, enormes janelas de vidro que davam para o skyline da cidade, ambientes enormes e inundados de iluminação natural durante o dia. Mara achou aquilo uma espécie de horizonte perdido e decidiu que adoraria trabalhar ali, nem que fosse como recepcionista. Antes de sair, conversou com o rapaz a quem tinha sido apresentada à mesa, Paulo, e disse que adoraria trabalhar ali. Ele então perguntou se ela toparia cuidar do mailing list e, entre outras coisas, ir diariamente ao banco pagar algumas contas e também ao correio levar cartas e pacotes. Mara aceitou na mesma hora.

– Acho que você vai curtir o clima desses caras – disse Verônica na saída. – E, com sorte, vai conhecer o Caio Leonardo.

– E quem é Caio Leonardo? – perguntou Mara.

– É um advogado do Pinheiro Neto, um escritório super-renomado.

E é um dos homens mais sedutores que já conheci. Inteligente, charmoso, bem-humorado, tenho certeza que você vai se apaixonar. Tem apenas um detalhe.

– Já sei: ele é casado.

– Não. Ele é deficiente físico.

A imagem de um Adônis sentado em cadeira de rodas aguçou a curiosidade de Mara, mas Verônica não tocou mais no assunto, e Mara acabou se esquecendo dele. Algumas semanas depois que Mara começou a trabalhar na SP Centro, Verônica foi visitá-la antes de se encontrar com Caio Leonardo para um almoço.

– Ele vai passar aqui para me pegar, e você vai finalmente conhecer o cara – disse rindo.

Mas Mara estava atrasada para ir ao banco e disse a Verônica que adoraria esperar por ele, mas não poderia. Desceu a escada correndo, como fazia mesmo quando não estava atrasada e, ao abrir a enorme porta que dava para o calçadão do vale do Anhangabaú, viu um rapaz parado, prestes a entrar. Era um homem de beleza arrebatadora, que transbordava charme e libido. O cabelo não era muito curto, os olhos tinham uma expressão que ela nunca havia visto, e, quando ele sorriu, as pernas dela amoleceram. Ao perceber a cadeira de rodas, entendeu quem era.

– Você é o Caio Leonardo – disse, parada com a mão na porta.

– Eu. E você?

– Mara, amiga da Verônica. Ela está lá em cima esperando por você.

Caio Leonardo agradeceu, mas não moveu a cadeira de rodas e ficou olhando para o corpo de Mara, que sorria e também não se movia. Até que Mara deu dois passos para o lado e, segurando a porta, deixou que ele entrasse.

Dias depois, ele ligou e a convidou para almoçar. Mara aceitou, e o encontro durou mais de duas horas, durante as quais conversaram e riram muito. Além de bonito, era inteligente e tinha humor, coisa que a seduzia mais do que qualquer outra característica.

– Acho que estou apaixonada – anunciou alguns dias depois, enquanto jantava com amigas.

E, quando disse que era por um rapaz que não andava, foi colocada contra a parede.

– Ah, Mara, pelo amor de Deus. Com tanto homem que anda, você vai se apaixonar por um que não anda? Que vontade de complicar as coisas.

– Mas vocês precisam ver. É um cara diferente. E a voz dele me deixa maluca. Não tem mais jeito.

Quando, dias depois, Caio Leonardo a convidou para jantar, ela aceitou imediatamente. Acabaram ficando juntos no carro dela, mas nada que passasse de muitos e demorados beijos. Mara foi dormir pensando em como seria quando fossem para a cama.

E então ele a convidou para passar um fim de semana no Guarujá, no Casa Grande Hotel. Ela não sabia o que dizer. Se por um lado queria ir porque se sentia incrivelmente atraída, por outro ainda não estava à vontade para fazer as perguntas que deveriam ser feitas. Embora Caio Leonardo fosse um cara adorável, havia nele um jeito estranho de se comportar quando o assunto eram relacionamentos. Ele parecia estar sempre no controle da situação, e não deixava brecha para Mara tocar muito no assunto. A vontade de Mara era dizer: "Como vai ser? Vamos transar? É diferente? Tem alguma coisa que eu precise saber?", mas ela não perguntou nada além de:

– Vamos no meu carro?

Caio Leonardo não dirigia, embora pudesse ter um carro adaptado, já que movia os braços. Mas tinha fraturado a coluna antes de aprender a dirigir e, depois disso, nunca achou que valeria a pena o esforço. Foi um acidente bobo, como muitas vezes acontece em fraturas de coluna. Ele era adolescente e estava na praia jogando bola com amigos. Gostava de jogar no gol e, quando seu time saía para o ataque, tinha mania de se pendurar na trave, balançar e esperar que o adversário exigisse alguma coisa dele. Mas houve um dia em que a trave cedeu e caiu sobre suas costas. A lesão não foi alta como a de Mara, e por isso ele manteve os movimentos dos braços.

Era uma sexta-feira nublada do inverno de 1992 quando Mara e Caio Leonardo partiram para o Casa Grande. Fazendo o check-in, Mara soube que o quarto reservado era uma suíte com cama de casal. Chegando ao quarto, Mara deitou na cama, e Caio Leonardo, ágil, pulou da cadeira e se juntou a ela – ou, mais precisamente, pulou nela. Começaram a se beijar e a se acariciar. Mara enlouquecia de tesão pela voz e pelas mãos dele. Toda a ansiedade, o medo que sentiu antes de deitar naquela cama, estavam sendo diluídos pelas sensações que a invadiam. A princípio, tentou mostrar que estava calma. Com isso, imaginou, amenizaria qualquer possível constrangimento da parte dele – constrangimento que ela logo entenderia não existir. Ainda assim, algumas perguntas insistiam em ecoar em sua cabeça: "Como se transa com um cadeirante?", "Há alguma dica? Truque? Proibições? Limitações?". Era tudo novo e desconhecido, e ela não tinha certeza se estava fazendo as coisas que deveria fazer. Só anos mais tarde entenderia que qualquer sexo que escape do padrão "heterossexual-papai-mamãe" gera curiosidade, e o sexo com alguém de movimentos limitados entra nesse grupo. Entenderia também que não existe certo ou errado e que, assim como em qualquer outra relação, basta se deixar guiar pelos sentidos. Só que aquela noite terminaria com mais dúvidas do que certezas. Caio Leonardo a levaria longe, e entraria para a lista de melhores amantes, mas quando, depois de fazê-la gozar, ele afastou seu corpo, deixou Mara perdida e culpada. O que ela teria feito de errado?

O que ela não sabia é que Caio Leonardo estava dando a ela uma lição que seria útil muito tempo depois. A de que, sexualmente falando, ela não poderia deixar a outra pessoa no escuro, que deveria explicar como as coisas funcionam na cama com alguém que não se mexe, mas é capaz de sentir com intensidade. Agora, muitos anos mais tarde, Mara estava em uma cadeira de rodas dentro de seu quarto pensando no que Verônica dissera; ela tinha razão. Talvez se meter nesse negócio de eleição fosse encrenca pura. Ela não sabia nada de política, não tinha eleitorado, não tinha histórico, talento, muito menos noção do que fazia um vereador. E, aos 37 anos, havia conseguido levar sua PPP a ter um nome respeitado. Gostava do que fazia, sabia o que deveria fazer e tinha plena confiança na sua capacidade como gestora da ONG.

Foi quando entendeu que era justamente esse o problema. Estava na hora de sair da rotina.

E a verdade é que havia mesmo uma enorme demanda na PPP que ela não conseguia atender – pedidos para calçadas acessíveis, transporte, saúde, educação. Como vereadora, poderia fazer mais, a mãe tinha toda a razão. Então, novamente, no prazo-limite, preencheu a ficha que daria a chance de se candidatar. Faltavam quinze para as cinco da tarde quando ela chegou à Assembleia Legislativa. O prazo se encerrava às seis.

Como candidata, tentou comparecer à reunião do PSDB cuja pauta era prestação de contas de campanha, assunto absolutamente ignorado por ela. Chegou ao diretório municipal do partido, no centro da cidade, e foi tirada do carro. Ao entrar no prédio, descobriu que a cadeira não caberia no elevador. Como ainda não tinha uma equipe e estava acompanhada apenas do motorista e de uma assistente, não havia como pedir que alguém a representasse no encontro. Diante do impasse, frustrada, entrou no carro e foi para casa. No dia seguinte, recebeu em casa o manual do candidato – um livro de centenas de páginas com letras muito miúdas. Mara pediu que colocassem o livro perto de sua cama, disposta a ler todo o seu conteúdo qualquer dia desses, coisa que nunca faria. E, novata absoluta, saiu para fazer campanha. Claudia presenteou a filha com trezentos santinhos, que Alfredo fez no computador. Mara usou seus exatos cinco segundos na TV para dizer o nome e nada mais – e por três vezes apenas. E foi às ruas declarar quem era e pelo que batalharia se fosse eleita.

Como não tinha nenhuma noção a respeito de campanhas políticas, não abriu uma conta, muito menos se preocupou em tirar um CNPJ para a campanha. Tampouco sabia que essa era uma determinação da lei. Até porque não havia dinheiro entrando: além dos santinhos de Claudia, que foram presente, ela recebeu mais trezentos santinhos do partido, nos quais se viam de um lado o rosto dela e do outro o dela e o de Serra, que era candidato a prefeito. De Turco Loco, recebeu um carro emprestado e algumas camisetas, cuja estampa saía ao se encostar em qualquer superfície. Não pediu dinheiro nem teve apoio financeiro de ninguém. Quando um conhecido perguntou se ela não iria montar um comitê, respondeu:

– O que é isso?

Mesmo depois de campanha tão atrapalhada, conseguiu doze mil votos. Não era o suficiente para elegê-la, mas havia por aí doze mil pessoas que tinham escolhido seu nome e sua causa. No dia seguinte à apuração, um primo telefonou:

– Mara, com essa votação você acaba entrando.

Mara agradeceu, mas sabia que aquele era um telefonema de misericórdia, e que doze mil votos não seriam suficientes.

23

Mara e Alfredo estavam em Ilhéus, à beira da piscina de um resort de luxo, bebendo caipirinha. Nos últimos dias de 2004, tinham decidido escapar da loucura de São Paulo para descansar. O tempo e a temperatura na Bahia estavam perfeitos: calor de rachar e sol. Com Alfredo a seu lado, tudo colaborava para que estivesse tranquila e feliz, mas os últimos acontecimentos antes da partida para a Bahia não haviam sido exatamente relaxantes, e Mara sentia agora uma mistura de medo, angústia e excitação – não conseguia parar de pensar em tudo o que teria de enfrentar quando voltasse para casa. À beira da piscina, começou a repassar o que havia acontecido nos dias que se seguiram à eleição.

Uma semana depois da apuração e de saber que não se elegera vereadora, Mara estava na Fórmula Academia quando uma notícia no jornal quase a fez cair da cadeira de rodas. Era uma nota pequena, falando da Secretaria para a Pessoa com Deficiência que Serra, eleito prefeito, pretendia criar. Outras notas começaram a aparecer. Até aí, nada era novo. A notícia já havia sido divulgada, Mara sabia e tinha gostado da ideia. A novidade era a lista de candidatos a secretário: seu nome estava no meio de meia dúzia de outros. Mara ficou apavorada. Se Serra imaginasse, ainda que vagamente, que ela poderia estar soltando aquilo na imprensa, ficaria furioso. Na mesma hora, chamou Gil e pediu que a assistente ligasse para o celular de Serra. O prefeito eleito atendeu depois de dois toques.

— Eu só queria dizer que não estou saindo por aí dando meu nome para a Secretaria da Pessoa com Deficiência — afirmou antes mesmo de dizer "bom dia". — Não fui eu que passei meu nome — repetiu para deixar claro.

— Eu sei, Mara — respondeu Serra, e ela podia notar algum sarcasmo em sua voz. — Fui eu que dei seu nome. Aliás, esse telefonema veio em boa hora. — Ele então fez uma pausa e, em tom mais formal, perguntou: — Você aceita?

Se Mara estivesse segurando a xícara de café, certamente a teria deixado cair. Se pudesse levantar da cadeira, estaria pulando pela sala. E, embora soubesse o que estaria fazendo com seu corpo se conseguisse se mexer, não sabia o que dizer, muito menos como dizer. Não queria soar histérica, embora o sentimento de alegria estivesse nesses níveis, e não queria soar desinteressada apenas para parecer suficientemente séria para a função. Era o momento de ser adulta e madura. O que um adulto maduro faria numa hora dessas?

O convite era uma surpresa absoluta, mas Mara soube que tinha chamado a atenção da nova administração quando, depois de derrotada nas eleições, apresentou à equipe de transição de Serra o projeto do que seria uma Secretaria da Pessoa com Deficiência, antes mesmo de saber que haveria uma. Fez por conta própria, com a ajuda de Roberto Rios, para deixar as diretrizes nas mãos de Serra. Não tinha pretensões maiores do que colocar no papel a situação política ideal para melhorar a vida de cadeirantes, de pessoas com deficiência em geral e de quaisquer outros com limitação de locomoção, e já teria ficado radiante se soubesse que pelo menos algumas de suas ideias seriam usadas. Mas Serra viu no projeto uma oportunidade de nomear um cadeirante engajado para a pasta que acabara de criar e, agora, a convidava para fazer parte da equipe.

Quando desligou o telefone, depois de aceitar a Secretaria com um educado "Seria uma honra. Obrigada pelo convite", ocorreu a ela que havia faltado fazer a pergunta básica: "O que faz mesmo um secretário?". Mara tinha alguma noção do que seria a Secretaria, muito por causa do planejamento que havia feito, mas não sabia quais as funções e responsabilidades de um secretário.

Ainda sem ter nenhuma noção de onde tinha se metido, em dezembro de 2004, dias antes de embarcar para a Bahia, foi para o primeiro encontro da nova administração. Era o dia da nomeação de cada um dos secretários, ocasião que antecede a posse. A reunião foi no edifício Joelma, no centro de São Paulo. Mara, conduzida por Gil, a assistente que estava com ela há mais tempo, se viu numa sala minúscula, lotada e de temperatura solar. Todos os secretários sentados numa mesa, e ela a única mulher. Foi uma das últimas a chegar e, tão logo os secretários se acomodaram, ouviu quando Serra começou a falar:

– Se vocês olharem em volta, verão que escolhi uma psicóloga para o time. Assim, quem sabe, ficamos com a cabeça sã.

Tinha sido apresentada à equipe.

Não estava mais tão nervosa, mas voltou a ser visitada pela voz irritante que insistia em avisar que ela era uma fraude e que seria desmascarada a qualquer momento. Estava tão entretida em duelar com a voz que não percebeu um espasmo chegando, coisa que ela normalmente era capaz de prever. Quando seu corpo começou a se contorcer inteiro, ela não teve como evitar que cabeça e tronco tombassem para a direita, em direção ao ombro de um secretário que ela simplesmente não tinha ideia de quem fosse. Estava sozinha, sem sua ajudante, e não conhecia ninguém naquela mesa, a não ser o prefeito. Será que teria de recorrer a ele?, pensava enquanto seu corpo, caído, se chacoalhava.

Ou ninguém percebeu seu corpo tremendo incontrolavelmente ou ninguém mostrou ter percebido que ela pendia, toda torta, para um lado da cadeira. Só havia, portanto, uma coisa a fazer. E ela começou a chamar baixinho:

– Serra. Serra.

Ele não estava longe dela, mas será que seria capaz de escutá-la? Quando Serra viu o que estava acontecendo, levantou-se e foi quase correndo endireitá-la. Enquanto o prefeito percorria o caminho de volta para o seu lugar ajeitando a camisa, Mara tentou sorrir para a mesa, que agora a observava fixamente, convencendo-se de que nada havia acontecido. Além de não saber onde estava ou o que iria fazer, ainda havia tombado para o lado por causa de um maldito espasmo e tido que recorrer ao prefeito – que agora certamente achava que ela era uma pessoa frágil e sem condições de assumir qualquer pasta – *para desentortá-la*. E ainda teria que passar pela posse, que aconteceria no dia 1º de janeiro de 2005, no térreo do edifício Matarazzo, também no centro de São Paulo.

Todos esses episódios ziguezagueavam por sua cabeça quando Alfredo veio tirá-la da cadeira para um mergulho. De olhos fechados, entregou-se, mais uma vez, ao homem que tinha aprendido a amar. Os problemas de São Paulo ficariam para depois; ainda faltava uma semana para ela assumir a Secretaria.

Na Bahia, os dias foram de um controlado relaxamento. Pouco antes do Ano-Novo, ela e Alfredo voltaram a São Paulo. O plano era ir a uma festa na casa de amigos e dormir cedo para estar com aparência descansada durante a posse. Mas, no dia 1º de janeiro, quando abriu os olhos, notou que estava mais nervosa do que imaginava. Sensação que cresceu exponencialmente quando chegou ao Matarazzo e viu o espaço lotado. Para deixar a cena ainda mais pomposa, havia aquele pé-direito alto e a suntuosidade da construção histórica. O coração de Mara disparou. E uma voz dentro de sua cabeça não parava de repetir: "E se essas pessoas descobrirem que eu não entendo porra nenhuma, que sou uma fraude, que nem sei o que faz um secretário?". Tentando calar aquela voz e mostrar tranquilidade, foi passando pelo local, cumprimentando a todos, sorrindo para esconder a palpitação e o constrangimento pelo fato de não conhecer absolutamente ninguém ali. A cerimônia foi simples e curta. Durante o pronunciamento de Serra, Mara, misturada aos secretários, conseguiu relaxar um pouco e ficou feliz quando entendeu que não seria chamada a falar. Tudo tinha acontecido como planejado.

Tempos depois, uma notícia viria abalá-la: soube que estava sendo processada pela Justiça Eleitoral porque, durante a campanha para vereadora, não havia aberto uma conta de campanha – o que é obrigatório por lei. Se tivesse lido o manual do candidato, pensou, saberia disso.

A história era simples: os santinhos que tinha recebido do PSDB foram declarados pelo partido como dinheiro, e não como santinhos. Uma vez que Mara não havia aberto uma conta com um CNPJ de campanha, porque sua campanha não tinha mesmo dinheiro, estava agora enrascada. E já que ignorar a lei não exime ninguém da pena, Mara teria que se defender de um processo que tinha tudo para ser longo, penoso e poderia acabar comprometendo sua trajetória política. Se assim fosse, ela teria fracassado por culpa de trezentos reais e de um prédio sem elevador acessível que a impediu de ir à reunião que poderia ter esclarecido tudo.

24

Mara precisou de apenas algumas semanas para conquistar um inimigo dentro da equipe de Serra. Seu nome era Andrea Matarazzo.

Mara e Andrea se conheceram no dia da nomeação, na salinha minúscula e quente do Joelma em que os secretários de Serra estavam reunidos. Apesar da temperatura, Matarazzo, um homem charmoso e grisalho, perto dos cinquenta anos, mantinha a elegância sem deixar transparecer uma gota de suor. Ele tinha sido nomeado subprefeito da Sé, e Mara e ele cumprimentaram-se cordialmente, pouco se falando durante o evento ou nos primeiros dias da administração Serra.

Mas, semanas depois, um episódio envolvendo o novo piso da calçada da avenida Paulista colocaria os dois em rota de colisão.

Mara soube pelos jornais que Matarazzo queria um piso em mosaico português para a calçada que estava sendo reformada. Como ela era secretária de uma pasta que atuava na transversal, tendo voz e impacto sobre as demais pastas em nome de todas as minorias com dificuldade de locomoção, deveria participar ativamente do projeto de reforma das calçadas da avenida Paulista, tendo inclusive feito algumas reuniões com os arquitetos para discutir o decreto. Por isso, sabia que mosaico português fazia parte da lista de pisos que não poderiam ser utilizados, simplesmente porque estavam longe de ser práticos e seguros para cadeirantes, "muletantes", obesos, cegos, pais e mães empurrando seus carrinhos de bebê e tantas outras minorias. Ela mesma havia colocado o mosaico português na lista negra dos pisos.

Quando soube do mosaico português, iniciou uma série de contatos com Matarazzo, via telefone e e-mail. Em todas as ocasiões, explicava por que o mosaico português não poderia ser utilizado: "Trepida, é ruim para cadeira, para bengalas, para cegos, para salto alto... sem contar que o trabalho para colocar o mosaico é escravo, porque é pedra por pedra à mão até assentar". Matarazzo escutava, mas Mara ficava com a impressão de que ele não estava levando todos aqueles argumentos em consideração. Decidiu que iria mandar um e-mail para Serra, e não conseguiu fugir do tom indignado. Estava, pela primeira vez em sua curta carreira política, diante de um impasse. O que fazer?

Se não pudesse ter voz numa questão tão fundamental como a das calçadas da principal avenida da cidade, para que uma Secretaria como a dela? "Seu secretário quer colocar mosaico português na Paulista", começou assim o e-mail para o prefeito. "Isso não é acessibilidade. Se você me deu uma Secretaria para cuidar de acessibilidade, então me sinto à vontade para dizer que mosaico português não pode."

O barulho começou a fazer algum eco, e Mara procurou o Ministério Público para defender o decreto municipal de José Serra que exigia que calçadas reformadas não fossem feitas em mosaico português em nome da padronização do material. Mara sabia que tinha ali um bom caso. Sabia também que o mesmo decreto, além de limitar o tipo de material, limitava inclinações e estabelecia três faixas para uma calçada: a de serviços, aquela que fica mais perto do meio-fio e é usada para a instalação de postes, telefones públicos, caixas de correio, bancos e vasos e deve ter 75 centímetros; a faixa de circulação, com 1,20 metro no mínimo; e a terceira, essa opcional, usada para a entrada e saída de veículos. Mara sabia de tudo isso e estava disposta a fazer valer a lei e seu cargo.

O MP ouviu o que ela dizia e abriu um processo. Quando a notícia do processo aberto pelo MP chegou aos ouvidos de Matarazzo, ele ficou uma fera. Foi visto andando pelo gabinete esbravejando:

– Se ela pensa que vai me comover com aquela cadeira de rodas, está muito enganada – dizia para quem quisesse ouvir.

Ao saber do episódio, Mara sentiu um frio na espinha. Estava em plena rota de colisão com um dos homens mais fortes da administração Serra.

Mas Matarazzo não era seu único problema de trabalho. Havia, além disso, a necessidade de montar o time, e o desafio de conseguir acomodá-lo, psicológica e fisicamente.

Ela ainda estava em Ilhéus com Alfredo, nos últimos dias de 2004, quando recebeu um fax com o decreto de criação da nova secretaria que chefiaria. Era um documento burocrático, mas de extrema importância porque estruturava, com cargos, a nova pasta. Ao receber o fax, na recepção do resort, a primeira coisa que viu foi o número de cargos: trinta. Na mesma hora perguntou para Alfredo:

– O que vou fazer com trinta pessoas?

O que ela não sabia é que a pergunta deveria ser outra, mais precisamente: "Onde vou colocar trinta pessoas?".

No primeiro dia de trabalho no edifício Matarazzo, para onde Marta Suplicy havia mudado a Prefeitura de São Paulo na gestão anterior, Mara descobriu que, por se tratar de uma pasta nova, sua secretaria não tinha nem orçamento, nem sala, nem cadeira, nem computador, nem as mais básicas necessidades logísticas. Entendeu que os primeiros dias seriam de caos.

Tudo piorou quando soube que as gestões anteriores até tinham verba de acessibilidade, mas que o dinheiro sempre fora convenientemente usado em outras coisas, como em asfalto de rua e na construção dos túneis da cidade. Como, por decreto, todo o sistema de transportes do país – táxis, ônibus, barcos, metrô, estações – teria que estar inteiramente acessível até 2014, e dos quinze mil ônibus da cidade apenas trezentos eram acessíveis, alguém teria que fazer alguma coisa, e esse alguém, ela pensou, seria ela.

Disposta a começar a trabalhar imediatamente, pediu que saíssem pelos andares procurando qualquer coisa que pudesse estar sobrando: mesa, cadeira, computador, grampeador. Foi então avisada de que poderia ter um gabinete confortável em outro lugar longe dali, porque o prédio da Prefeitura já estava bastante cheio. Mas ela sabia que era preferível ficar mal acomodada perto do prefeito do que bem acomodada longe dele.

Depois de muitas idas e vindas pelo edifício Matarazzo, a Secretaria foi provisoriamente instalada no sétimo andar, que havia sido inteiramente reformado durante a gestão anterior. Semanas depois, encontraram uma sala definitiva para sua pasta e para os restos de mobiliário que ela havia angariado pelo prédio: junto à Secretaria de Relações Internacionais, que cedeu uma sala.

Resolvida a questão do espaço, era hora de montar o time. E, enquanto entrevistava e escolhia as peças que a ajudariam na empreitada da acessibilidade municipal, decidiu que iria se apresentar pessoalmente aos demais secretários.

Todos os dias, fazia uma lista de nomes para os quais ligava pedindo uma reunião, que era rapidamente marcada. A única coisa que os secretários solicitavam era que o encontro fosse feito na sala dela. Mara recusava o pedido prontamente: queria justamente ir até eles e ver como reagiriam à falta de acessibilidade do local. E também queria mostrar que ela não era uma pessoa que só podia tomar sopinha, ideia que teve depois de receber um telefonema de trabalho convidando-a para um almoço e soube que a pessoa havia perguntado a sua assistente:

– Ela só toma sopa e papinha?

Mara tinha noção de que teria que ser carregada, porque a cadeira não passaria pelas portas das salas. E, se ser carregada tinha a capacidade de deixar os outros envergonhados, para ela era tão corriqueiro quanto tomar um copo d'água. Mas, dessa vez, ser carregada para dentro da sala dos secretários teria funções políticas.

Quando finalmente era colocada na sala, o interlocutor já se sentia em débito. E, enquanto eles limpavam a garganta e tentavam encontrar a melhor forma de iniciar a conversa, ela dizia:

– Quantas pessoas com deficiência o senhor contrata na sua Secretaria?

Ela tinha a nítida impressão de que a vontade de alguns secretários era a de se jogar no chão e espernear.

Depois de semanas, seu time foi formado por pessoas quase tão sem-noção quanto ela, o que, no começo, se mostrou uma boa sacada, porque eram profissionais cheios de novas ideias, novas atitudes e dispostos a quebrar convenções; mas, em um segundo momento, a experiência política começou a fazer falta, e Mara achou que o melhor seria misturar os dois tipos de profissionais e contratou funcionários de carreira.

Começava então a fase de implantar seu método de trabalho. Para estruturar a Secretaria, ela decidiu dividir as funções e os cargos por tema: cultura, esporte, lazer, educação... decisão que se mostrou acertada com o passar do tempo porque, como ela previu, sua pasta deveria, se bem administrada, impactar todas as demais. Foi, então, escolhendo seus assessores a dedo, um a um: alguns mais políticos, outros mais técnicos, outros mais acadêmicos. Não sabia, mas estava montando um time que seguiria com ela por anos e anos.

Não demorou a notar que o time estava entrosado e equilibrado. E, quando teve segurança, ela e Renato Baena, seu secretário adjunto que era formado em medicina e tinha muita noção de logística e planejamento estratégico, coisas sobre as quais Mara pouco sabia, deram liberdade criativa para todos. Mara mostrou-se especialmente receptiva a novas ideias, por mais amalucadas, desajustadas e inovadoras que aparentemente soassem. Entendeu que uma nova ideia, mesmo inicialmente incompleta, poderia, com a intervenção de muitos, ser aprimorada e tornar-se útil. E percebeu que seu papel ali não era de censora, mas de incentivadora.

Uma dessas novas ideias foi a criação de grupos de projetos que eliminavam a hierarquia. Os projetos eram distribuídos por afinidade:

cada funcionário do time de Mara poderia se voluntariar para trabalhar no tema que quisesse – e isso valia até para ela.

Mara escolheu trabalhar com transporte e, dentro desse grupo, não tinha mais o status de secretária, era apenas uma componente. A ideia parecia arrojada e criativa e, se funcionasse, poderia tirar do papel projetos importantes.

Logo nos primeiros dias, os grupos se mostraram funcionais. A igualdade de status encorajava os mais novos e mais simples, que dentro dos grupos eram iguais em poder. Todos ali, incluindo ela, foram obrigados a aprender a escrever um projeto.

O resultado foi sentido. Os ônibus municipais com acessibilidade, que no início da gestão não passavam de trezentos, em dois anos subiram para 3.500. Foram construídos 450 quilômetros de calçadas no município, sem contar as seis mil rampas e guias rebaixadas.

Mara estava tão afundada em trabalho que se esqueceu do processo do MP que envolvia a nova calçada da Paulista. Lembrou-se dele apenas quando, no meio do Carnaval, ela e Andrea foram chamados pelo MP para esclarecer o caso. Mas era quarta-feira de Cinzas, Mara estava passando uns dias na praia de Barra do Sahy e decidiu que não iria à audiência – o que enfureceu ainda mais Matarazzo.

A situação agora era de alto risco. Matarazzo tinha experiência política, era homem de confiança de Serra e seria parceiro útil se ela não tivesse, logo na primeira oportunidade, resolvido entrar em disputa com ele. E ela, por outro lado, era uma iniciante: sem experiência, sem conhecimento, sem poderes e sem influência. Talvez estivesse entrando com facas em uma batalha que seria disputada com rifles – e, mesmo ganhando a batalha, corria o risco de perder a guerra.

Apesar do cenário bélico e nada favorável, ela não tinha mais como recuar. Havia sido contratada para melhorar a vida das pessoas com deficiência de São Paulo, e teria que fazer o que achava certo.

25

Depois de dois anos à frente da Secretaria da Pessoa com Deficiência, Mara decidiu deixar a pasta para assumir uma vaga na Câmara Municipal. Como terceira suplente do PSDB, teve direito ao cargo em 2006, quando o partido elegeu quatro vereadores para deputado, disponibilizando as cadeiras municipais. Só então entendeu o que o primo havia querido dizer quando a parabenizou pelos doze mil votos: com a disponibilidade de vagas, ela acabaria entrando na Câmara. No final, herdou a vaga de Ricardo Montoro, que havia sido eleito deputado estadual. Com a decisão, aos 39 anos, pegava a contramão da avenida política: são os vereadores que querem ser chamados para o secretariado, e não o contrário. Por isso, duelou com a decisão durante alguns dias.

Por um lado, sabia que a secretaria já estava montada, continuaria a existir e a funcionar sem ela. Também foi tomada pelo medo de que, ao recusar a Câmara, sua vaga fosse dada a outro suplente que não fizesse absolutamente nada pelas pessoas com deficiência da cidade. Por outro lado, amigos tentavam explicar que sair da secretaria para ir à câmara era retroceder. Como vereadora, sua luta seria mais árdua, e ela teria menor poder de decisão.

Havia, entretanto, dois bons motivos que a faziam pender para pedir demissão de seu cargo na Prefeitura e aceitar a cadeira na Câmara.

O primeiro eram as doze mil pessoas que tinham votado nela e em sua plataforma. Seria incoerente deixá-las de lado. O segundo era o fim do processo movido contra ela pelo Tribunal de Contas do Município; se fosse condenada, sua carreira política estaria comprometida. Mas, absolvida, estaria livre para seguir em frente. E ela soubera há pouco tempo que estava livre.

Quando recebeu a notícia de que tudo estava acabado, justamente na época em que foi chamada para ocupar seu cargo na Câmara, sabia que deveria agradecer a uma pessoa em particular: Alberto Rollo, o advogado que a havia defendido sem receber honorários. Rollo havia sido recomendado por amigos como sendo excelente advogado, especializado em direito eleitoral. Ela não conhecia nenhum advogado nessa área e não queria sair procurando outros nomes. Por isso, ligou e marcou uma reunião com Rollo. Eles se encontraram dentro do carro dela, na frente da casa na qual funcionava o escritório dele – Mara tinha pressa e precisava ser prática. O carro, uma Caravan, ficou lotado: entraram Rollo pai e dois outros Rollos, os filhos que trabalhavam com ele.

Rollo, um homem que passava dos cinquenta, cabelos brancos e um bigode grisalho e inesquecivelmente grande, sentou-se ao lado dela. Disse apenas: "Conte-me sua história". E Mara começou a falar sobre como era ignorante em relação à legislação eleitoral, sobre como não sabia que mesmo presentes deveriam ser declarados, sobre como havia feito a campanha sem doações, sobre por que não esteve presente na reunião do partido a respeito de gastos de campanha e da displicência ao não ler as regras do jogo.

Quando terminou, foi ao ponto principal.

– Não tenho dinheiro para te pagar. Como a gente faz?

Rollo ficou olhando para aquela mulher jovem e tão ignorante a respeito de legislação eleitoral e, levemente incrédulo com a situação toda, disse:

– OK, vou defender você mesmo assim.

Mara só saberia mais tarde que estava diante daquele que é considerado um dos mais renomados especialistas em direito eleitoral do Brasil. Tudo combinado, a família Rollo saiu do carro e deixou Mara esperançosa – entendeu que estava em boas mãos.

Muitos meses depois, Rollo ligou para ela.

– Sua audiência foi marcada. Quero você lá.

Rollo tinha uma estratégia, e Mara entendeu isso quando o advogado começou a oratória diante de sete juízes.

– Não pensem que eu a trouxe aqui para comovê-los, porque ela detesta isso. A verdade é que ela não tinha dinheiro de campanha e recebeu os trezentos santinhos do partido sem saber que deveria declará-los como dinheiro. Ela errou, e sabe disso hoje. Mas por acaso vocês conhecem o trabalho que ela faz? Preferem fazer com que ela perca o cargo e não possa assumir ou preferem deixar que ela continue a exercer seu trabalho?

E, quanto mais Rollo falava, mais os juízes fixavam o olhar em Mara, que permanecia séria.

Rollo falou por mais de uma hora, articulado, embasado e, por vezes, emocionado. Ao final, Mara foi absolvida por unanimidade e estava pronta para assumir sua vaga como vereadora.

Por tudo isso, contrariando os conselhos que recebeu, pediu exoneração da Prefeitura e foi desvendar a Câmara, deixando Renato, secretário adjunto, em seu lugar. No dia em que recolheu suas coisas e foi embora do edifício Matarazzo, havia uma despedida que ela sabia que a deixaria mais emocionada: a de Andrea Matarazzo. Em dois anos de convivência, o relacionamento deles tinha ido do pior estágio possível a uma parceria sólida. E Mara deveria agradecer aos ambulantes do centro pela aproximação. Enquanto se encaminhava para a sala de seu ex-rival para se despedir, ria pensando na estranha história que acabou aproximando-os.

Era uma tarde como outra qualquer, e ela estava voltando para a Prefeitura depois do almoço. Tinha saído a pé com sua assistente e, ao se aproximar do viaduto do Chá, se deparou com uma cena inusitada:

uma infinidade de homens que pareciam ser cegos acorrentados ao viaduto. Mara foi até eles.

– O que é isso? O que vocês estão fazendo? – perguntou para o primeiro da fila.

– A gente só sai daqui quando o subprefeito devolver nosso Termo de Permissão de Uso – disse.

– Mas por que ele tomou de vocês? – perguntou Mara.

E o cego disse apenas:

– Enquanto o TPU não voltar, não vamos mais comer.

O papo não resolveu muita coisa. Mara continuava sem entender o que era aquilo e decidiu que só conseguiria saber mais detalhes se falasse com Andrea Matarazzo. O processo no MP estava em andamento, e o relacionamento deles não tinha conseguido encontrar espaço para se desenvolver.

Naquela tarde, não tinha outra alternativa, a não ser ligar para Matarazzo. Dali mesmo, pediu que telefonassem.

– Oi, Andrea, aqui é a Mara, estou no viaduto do Chá. – Matarazzo permanecia mudo do outro lado da linha. Mara continuou: – Andrea, vai cair uma chuva daquelas, e tem um monte de cegos acorrentados aqui, e eles estão dizendo que só vão sair e voltar a comer com o TPU de volta.

Mara ouviu um suspiro do outro lado da linha e imaginou Andrea chegando ao viaduto e a atirando lá de cima.

Mas, em vez de dispensá-la, ele quis saber mais a respeito dos cegos acorrentados. Mara contou o que estava vendo. Andrea pediu um tempo, pediu que ela continuasse por ali e disse que telefonaria em seguida. Telefonou depois de dez minutos e perguntou se Mara poderia organizar os cegos e levá-los para a secretaria dela. Se ela fizesse isso, ele iria lá ouvir as reivindicações. Antes de desligar, disse a ela:

– Só para você não achar que eu sou o diabo, esses homens vendem produtos piratas e, ao serem flagrados, respondem: "Não vi que era pirata, sou cego".

Mara riu e se despediu. O pedido de Mara foi o suficiente para que os cegos concordassem em se desacorrentar e sair dali antes da chuva.

Horas mais tarde, Andrea estava na sala dela, reunindo-se com todos os cegos, um a um, e, ao final, concordou em devolver o TPU para aqueles que provaram estar legalizados.

Pouco tempo depois, Matarazzo pediu que ela fosse até a Paulista, em frente ao Shopping Center 3, para ver um teste de material da calçada que ele tinha feito ali. O processo que estava em andamento no Ministério Público já tinha sugerido que se usasse bloquete intertravado na reforma, que é o piso das calçadas da rua Augusta. Mara foi para o local esperando ver os bloquetes, que não eram a melhor solução porque são assentados na areia, que se desintegra quando chove, mas que, ainda assim, seriam melhores do que o mosaico português. Ao chegar, notou que Andrea tinha usado concreto escovado com piso tátil: entre todas as opções, a melhor. De lá mesmo ligou para Andrea:

– Eu amei a calçada – disse.

Andrea agradeceu, sem tentar esconder a satisfação. Mara desligou, pensando que talvez tivesse feito um julgamento apressado do secretário.

Alguns dias se passaram, e Mara estava em casa, fazendo seus exercícios de alongamento, quando Andrea telefonou para convidá-la para almoçar. Ela sabia que tinha que aceitar e disse "sim", mesmo sem saber se tinha outros compromissos no dia. Foram comer no centro, no recém-reformado Walter Mancini, um lugar do qual os dois gostavam. O papo começou com amenidades. Andrea falou do hotel Jaraguá, que ficava ali perto e tinha sido também reformado recentemente, e surpreendeu Mara quando disse a ela que Gil não precisaria ficar por ali para dar comida em sua boca, porque ele mesmo faria isso.

– Pode ficar tranquila, não vou derrubar no seu colo.

Mara gostou da atitude. Ao final do almoço, sugeriu:

– Por que você não me leva até o hotel Jaraguá pra gente ver a reforma? – Ele concordou, mas, quando estavam saindo, Mara o viu pedindo o carro e disse: – É aqui perto. Me empurra, e vamos juntos pela calçada.

Meio sem jeito, ele aceitou.

Foram trinta metros de desníveis e degraus e desvios, e Andrea tendo que fazer malabarismos para que a cadeira de Mara chegasse ao Jaraguá. Quando finalmente conseguiram entrar no hotel, Andrea parou de empurrá-la, travou a cadeira e deu a volta para olhar Mara de frente.

– Eu não vou colocar mosaico português na Paulista, está bem?

Começou ali uma parceria que duraria anos. De rival, Andrea passou a ser o maior defensor e articulador das ideias de Mara, tornando-se especialista em soluções para minorias com problemas de locomoção. A causa virou uma obsessão para ele. Juntos, percorreram a pé todos os quarteirões da Paulista, Andrea conduzindo Mara. Um dia, durante um evento da Prefeitura no Glicério, Andrea notou que Mara não conseguia subir no praticável porque não havia acesso. Todas as autoridades já estavam lá em cima, incluindo o prefeito, e Mara ainda embaixo, tentando entender como poderia subir. Quando percebeu a dificuldade, Andrea pediu silêncio e disse em voz alta:

– Ou todos os que estão aqui descem, ou não haverá evento.

Todos desceram, e os discursos foram feitos sem o praticável.

Foi uma fase em que Mara teve que começar a falar em público, mas sua voz, que ficou muito fraca depois do acidente, não colaborava, nem mesmo com a amplificação de potentes microfones e caixas de som, e ela tinha grande dificuldade em se fazer entender. Sempre que um evento que exigia discurso se aproximava, ficava dias sem dormir.

A voz, aliás, foi uma das características que mais se alteraram com a lesão medular. Tudo nela era novo: timbre, dicção, tom. Discursar era tarefa dura e cruel. Tanto mecânica quanto psicologicamente falando.

Até que um discurso mudou tudo.

Algumas semanas depois de iniciar seu trabalho na Prefeitura, Mara foi chamada para fazer uma palestra a respeito de educação. Ficou sem dormir por quase um mês e, no dia marcado, chegou ao local passando mal de tanto nervoso. Quando entrou no auditório e viu todos os assentos ocupados, sentiu o coração acelerar de forma incontrolável.

Foi chamada ao palco e, no caminho que pareceu eterno, sentiu-se fraca, desorientada e trêmula. Aquilo que se anunciava como um fracasso só começou a ficar divertido quando o apresentador foi anunciá-la. Na verdade, o que estava para acontecer havia sido previsto por Mara quando, ao ser convidada por Serra para assumir uma secretaria dedicada às pessoas com deficiência, tentou encontrar um nome adequado para a pasta. Depois de muita pesquisa, criou um nome de comprimento barroco, mas que definia bem a função: Secretaria da Pessoa com Deficiência e Mobilidade Reduzida. Com isso, ela deixava claro que pretendia atender não apenas deficientes físicos, mas também deficientes sensoriais, intelectuais, obesos, cidadãos da terceira idade e até pessoas com mobilidade temporariamente reduzida. O nome da secretaria, embora preciso para explicar a função, era difícil de ser decorado e, nesse dia, foi acidentalmente encurtado pelo cerimonialista:

– E com vocês a secretária da pessoa reduzida.

Nessa hora, Mara só conseguia pensar: o que será essa pessoa reduzida? Os anões ou as pessoas reduzidas a nada? Ainda refletindo sobre a hipotética pasta, e já no palco, tentou sorrir, mas notou que até o sorriso, sua arma infalível, estava travado. Foi quando percebeu que não sabia o que iria dizer. Dentro de sua cabeça havia um vazio – não era capaz de se lembrar de uma frase sequer. Fez então o que conseguiu diante de dezenas de pessoas que esperavam ela dizer alguma coisa: começou a falar do acidente. Aos poucos, restabeleceu sua frequência cardíaca, foi se lembrando da pauta que havia preparado e intercalando-a com sua jornada pessoal. Sem pressa, ia misturando vida com o trabalho na Prefeitura e com tudo o que tinha aprendido a respeito de educação.

O auditório, absolutamente calado, ouvia atentamente, e ela podia ver lágrimas nos olhos de algumas pessoas. Quanto mais percebia o silêncio do lugar, mais se acalmava e mais conseguia se articular. Para ela era extremamente trabalhoso usar programas como o PowerPoint, já que não podia nem apontar nem ficar se virando, e a dificuldade obrigou-a a aprender a falar sem se prender a papéis ou documentos.

O discurso foi um sucesso absoluto, e Mara entendeu nesse dia duas coisas fundamentais. A primeira: que sua voz, embora fraca, era capaz de se fazer ouvir. E a segunda: ao falar misturando coisas pessoais com outras mais técnicas era possível entreter a plateia, emocionar e, o mais importante, comunicar sua mensagem a respeito de acessibilidade. Ao final, foi elogiada por José Aristodemo Pinotti, na época secretário da Educação.

Na sala de espera do gabinete de Matarazzo, pensava em quantas coisas havia conseguido fazer nos dois anos em que ali esteve e em como o apoio dele tinha sido fundamental. A Paulista havia, afinal, sido toda reformada com rampas, piso tátil e era agora citada como modelo de acessibilidade na América Latina. Ao todo, na cidade, tinham sido adaptados quatrocentos quilômetros de calçadas. Nada mau para quem entrara ali como uma zé-mané. E ainda havia os ônibus acessíveis, que aumentaram de trezentos para cerca de três mil, agora com bancos largos para obesos e piso baixo, e o incrível número de catorze mil pessoas com deficiência que passaram a frequentar cinemas, teatros e exposições.

Ela ainda sorria, como sorrimos sempre que sabemos como foi bom ter conseguido superar nossas próprias limitações, quando foi tirada do devaneio por uma voz que pedia que ela entrasse na sala de Matarazzo.

26

Uma das primeiras pessoas que Mara conheceu na Câmara Municipal foi o vereador Agnaldo Timóteo, com quem desenvolveu um ritual dolorido de saudações: Timóteo dava oi desferindo carinhosos tapinhas em sua cabeça. Sabia que ele fazia aquilo com afeto, mas em pouco tempo não podia deixar de vê-lo sem pensar: "Meu Deus, lá vem o homem que bate na minha cabeça". Ficava sem jeito para dizer que aquilo era desagradável, porque ele era sempre muito simpático e atencioso. Por isso, quando ele se aproximava, ela fechava os olhos, prendia a respiração e esperava pelo impacto.

A maior diferença em relação ao trabalho na Prefeitura era a quantidade de e-mails que agora tinha que responder: num dia de pouca movimentação, eram trezentos. Telma, sua advogada e assessora jurídica, passou a fazer depois de algum tempo a leitura das mensagens. Mara decidia então quais seriam respondidas com um telefonema e quais mereceriam uma resposta por escrito, que ela ditava. O cargo era de alta confiança, porque algumas mensagens particulares deveriam continuar a ter o status de particulares. Por isso Telma, irmã de Patricia e amiga de infância, ficou com a tarefa.

Para Telma, Mara sempre foi mais do que uma amiga – era uma espécie de super-heroína, a mulher a ser imitada. Como Patricia fazia o estilo sério e maduro, e Mara pendia para o transgressor, Telma gostava de observar a amiga da irmã se relacionar com a vida: roupas, linguajar, atitudes.

Quando, aos onze anos, Telma foi convidada para sua primeira festa à fantasia, decidiu que iria vestida de punk e sabia exatamente a quem recorrer: ligou para Mara e pediu que ela a produzisse. Era uma época em que Mara tinha desenvolvido um estilo punk-bicho-grilo-perua, e Telma gostava da combinação de looks. A primeira incluía uma calça branca muito justa da Dijon, que, no Brasil, apenas Mara e Luíza Brunet usavam. A outra era a punk de verdade: saia e colete de couro, cheio de tachas e correntes, que Mara tinha trazido de Londres. Para compor o visual, uma meia-arrastão e o toque final dado pelos sprays que coloriam cabelo, novidade que Mara tinha trazido da última viagem à Europa e que usava quase diariamente. No dia da festa, Mara colocou as roupas em uma mochila, pegou seu Escort XR3 e foi para a casa de Patricia. Vendo Mara chegar com um tênis OP de lona, calça saruel, camiseta Lightning Bolt e cheia de apetrechos para a produção, Telma pensou: "Meu Deus, como é chique, como se veste bem; um dia vou me vestir como ela". Telma também via em Mara uma mistura de sofisticação e de subversão que passou a admirar. O fato de saber que ela era capaz de tocar piano e tirar músicas de ouvido, de tocar violão e cantar bem e, especialmente, de tirar um som na bateria, compunha a imagem de mulher-maravilha-punk-musical que Telma fazia dela, uma espécie meio amalucada, tropical e moderna de super-heroína.

Música, aliás, sempre teve na vida de Mara um status parecido com o do sexo. Quando a mãe fez com que ela tivesse aulas de piano, ainda criança, entendeu que gostava daquilo de verdade. No começo da adolescência, quis aprender violão e, durante os anos mais rebeldes, arranjou uma bateria e contratou um professor. Adolescente, passava horas sozinha em seu quarto, cantando e tirando músicas de ouvido. Claudia não suportava o barulho da bateria, vivia reclamando e não entendia por que a filha tinha desistido do piano, um instrumento tão mais melódico. Mas essa não era, nem de longe, sua maior reclamação em relação à filha.

Foi mais ou menos nessa época que Mara decidiu fazer uma tatuagem para acompanhar os onze furos que vinha acumulando na orelha: um cavalo alado na bunda. Telma e Patricia estavam na piscina com amigos quando Mara chegou e, sem dizer nada, abaixou o short. Os amigos de Telma não acreditaram no que viram.

Mara riu, puxou o short para cima e disse que tinha ido com Beto no Marco Tattoo, na Vila Madalena.

– É um dos melhores tatuadores do Brasil, mas o Beto é que fez com ele, eu caí com outro que já foi dizendo que o cavalo que escolhi era muito pequeno, que ia ser difícil fazer. No final, não deu nem para colorir, de tão pequeno.

– Mara, ficou uma coisa meio estranha – disse Patrícia seriamente.

– É que foi no improviso – explicou Mara. – Quando eu vi um cavalinho pequeno e sem cor, achei que estava parecendo uma mancha na bunda e não uma tattoo. Disse pro cara: "Assim não quero, dá um jeito nisso". Aí ele sugeriu fazer umas asas, continuou estranho, e ele fez esse arco-íris. Virou esse cavalo alado voando no arco-íris... na real, acho que meu tatuador não era muito bom – disse rindo, mas sabendo que, no fundo, tinha gostado do resultado.

Dias depois, no barco em Angra, Claudia viu, horrorizada, aquele cavalo alado voando sobre o arco-íris borrado na bunda da filha.

– Mara, o que é isso na sua bunda? Isso sai?

– Tem que esfregar muito – respondeu, morrendo de rir, antes de pular no mar.

Essa era a Mara que Telma continuava a ver, mesmo depois do acidente, e mesmo agora às vésperas de fazer quarenta anos. Sabendo da lealdade da amiga, Mara não pensou duas vezes para convidá-la a usar o diploma e ser sua assessora jurídica. Mas, como Telma não podia ficar grudada a ela 24 horas do dia, Mara resolveu a questão da privacidade em mensagens de texto telefônicas quando soube que alguns smartphones poderiam ter a tela virada para ela, ficando o teclado com a pessoa que estava digitando. Rapidamente decorou os números que se relacionam a letras no teclado para mandar mensagens particulares. "Eu te amo", por exemplo, passou a ser 3-8-ESPAÇO-8-3-ESPAÇO-2-6-6.

Para atender à demanda por e-mails, foi obrigada a começar a respondê-los durante a fisioterapia matinal, no trânsito, no almoço ou em qualquer outro momento possível: tinha munícipe reclamando da calçada, do vizinho, da escola do filho, de rato na rua, de árvore podre, de iluminação precária... Como vereadora, deveria ir em busca de soluções legais para todas essas reivindicações. Com o tempo, foi entendendo como encontrar uma saída para cada caso e como delegar tarefas. Alguns pedidos, Telma e Claudia Carletto, sua chefe de gabinete, tinham autorização para encaminhar diretamente aos setores responsáveis, sem necessariamente mostrá-los a ela.

Mas Mara não demorou a perceber que cada reclamação deveria ser usada para a criação de uma política pública e não simplesmente atendida, como tentava fazer em sua ONG. Se o cadeirante reclamava que não conseguia ir da Saúde a Itaquera utilizando transporte público e entrava em contato com ela em busca de uma solução, o que ela tinha que fazer era ir até o local, entender o que acontecia, solicitar uma reunião com o subprefeito, explicar a importância de se criar uma política pública e, finalmente, lutar pela criação de ações capazes de beneficiar os demais cadeirantes daquela região, e não apenas aquele munícipe que havia pedido socorro.

Era muito diferente do que fazia no Instituto Mara Gabrilli, nome que sua ONG passou a ter quando ela assumiu o cargo na Prefeitura (a PPP se tornou um programa para atletas com deficiência, uma das pastas do instituto). Lá, ela tentava resolver caso a caso porque era o que estava a seu alcance. Agora, aquela sem-noção que havia entrado na política como secretária de uma pasta recém-criada estava na Câmara com entendimento do funcionamento da Prefeitura, o que a gabaritava ainda mais. Muita coisa havia acontecido desde o dia em que fundara sua

ONG, sem nenhum tipo de relacionamento com o poder público, o que agora ela via ter sido equivocado: aprendeu na marra que "ongueiro" que não tem relacionamento com o poder público passa os dias duelando com ele, reclamando de tudo e de todos. Entendeu isso quando, logo depois de assumir a Secretaria da Pessoa com Deficiência, foi convidada a participar do Programa do Ratinho. Quando era "ongueira", estava acostumada a reclamar da Prefeitura, por isso, antes de entrar no ar, pensou: "E agora vou xingar quem, se a responsável sou eu?".

Começou a refletir sobre o papel de cada um e percebeu que sua função era a de criar leis, mas leis que pudessem ser cumpridas, ajudando essa ou aquela pessoa a ter mais acesso e mobilidade. E era também muito diferente do trabalho como secretária, que não a capacitava a criar leis. O que tinha a chance de fazer agora era mudar as coisas em escalas muito maiores, em benefício de muito mais gente – e a oportunidade a deixava cada dia mais animada. Ironicamente, outra de suas funções era fiscalizar o trabalho da Prefeitura, e ela agora fiscalizava o que sua ex-equipe na Secretaria da Pessoa com Deficiência fazia.

Quando, em 2007, chegou à Câmara Municipal, havia dois projetos pelos quais estava disposta a brigar ferozmente. O primeiro deles era em relação às calçadas de São Paulo. Como secretária municipal, tinha mergulhado na questão e entendido a urgência de solucionar o problema, que exigiria dedicação intensa. Para criar o projeto de lei de seus sonhos, deixando acessíveis as calçadas da cidade, deveria fazer a via-sacra: protocolar o projeto, conseguir os votos necessários para fazê-lo passar em plenário e, finalmente, ter a lei sancionada pelo prefeito antes de poder regularizá-la. Assim que chegou à Câmara, imediatamente protocolou o pedido, iniciando uma batalha árdua para a aprovação da lei. Na secretaria, havia coordenado a criação de um software que era alimentado com os serviços disponíveis pela cidade, a fim de monitorar o local onde cada subprefeitura deveria consertar calçadas. O programa era capaz de identificar os locais de maior concentração de serviços (escolas, hospitais, bancos, mercados, correios), que são também aqueles por onde circula maior quantidade de pessoas e que, portanto, deveriam ter calçada acessível para todos os cidadãos. Agora, como vereadora, iria fazer uma lei de calçadas que obrigaria as subprefeituras a se basearem no software que havia criado quando estava na secretaria, facilitando, assim, o controle e a priorização dessas reformas.

O outro projeto que tratava com muito carinho era o de uma central de Libras (língua brasileira de sinais) para atender deficientes auditivos nos pontos de atendimento ao cidadão da cidade, como delegacias, subprefeituras e demais órgãos públicos. A ideia era colocar um time de tradutores em uma sala, estabelecendo-os como uma central capaz de ajudar, via webcam, os deficientes auditivos que necessitassem de auxílio em todos os órgão públicos da cidade. Mara ficava especialmente revoltada quando sabia que um deficiente auditivo ia a uma delegacia relatar um furto e não conseguia se fazer entender, e não tinha sequer o boletim de ocorrência concluído. Havia casos de surdos que eram detidos equivocadamente só por não serem capazes de comunicar de maneira adequada ao delegado o que havia acontecido. Mara sabia que já havia tecnologia disponível para a instalação de uma central de Libras em órgãos públicos e sonhava criar uma lei que obrigasse todos os órgãos a instalar uma.

Também não demoraria a entender que, para fazer o que tinha que ser feito, meio mandato não seria suficiente – concorrer à reeleição estava se tornando inevitável.

Em pouco tempo, tinha criado uma nova rotina para sua vida. A primeira parte da manhã, como fazia desde que voltara de Pittsburgh, era dedicada aos cuidados com o próprio corpo: alongamento, massagem, eletroestimulações e banho demorado para se aquecer.

Depois disso ia para um almoço-reunião. Terças, quartas e quintas eram os dias de plenário. Então, assim que chegava à Câmara, registrava presença e, se julgasse a discussão do dia importante, ficava ali.

Não sendo importante, subia para seu gabinete para dar início às reuniões agendadas. Eram, em geral, conversas com vereadores de outros estados, com assessores e munícipes. O dia seguia assim, entre plenário e reuniões, até as oito. Depois, ficava lendo e respondendo e-mails, muitas vezes até as onze. Seu gabinete passou a ser conhecido como o último a apagar as luzes.

Às sextas, gostava de sair para visitar algum bairro, falar com o subprefeito, entender as necessidades dos cidadãos com dificuldade de locomoção. E, toda segunda-feira, instituiu uma reunião com a equipe logo no começo da tarde. Eram entre 20 e 25 pessoas, algumas trabalhando como voluntárias, sem ganhar nada.

Tinha o Didi, portador de síndrome de Down, que fazia o clipping, entregava cartas, cuidava dos cadastros. Tinha a Julie, cadeirante apelidada de Guardiã da Paulista (seu trabalho era ficar indo e vindo pela avenida, observando o que poderia ser melhorado). Tinha o Ricardo, deficiente visual que cuidava para que Mara não publicasse na rede nada que não pudesse ser acessado pelos deficientes visuais; além disso, atendia o telefone e fazia pesquisas a respeito dos mais variados assuntos. Tinha a Cris, deficiente auditiva que, depois de passar por várias funções dentro do gabinete, ganhou o cargo de ouvidora – para deleite de Mara, que adorava dizer a todo mundo que tinha colocado uma surda como ouvidora e que ela era um espetáculo na função. E não era incomum ver pelo local anões, que iam explicar como poderiam ter a vida facilitada com maior acessibilidade. Quem passasse pelo corredor e visse aquela turma entrando e saindo do gabinete e as longas filas que munícipes faziam na porta, entenderia rapidamente que alguma coisa muito diferente estava acontecendo. Como a sala era toda de vidro, qualquer um que passasse poderia flagrar o movimento.

Havia ainda Alexandre, Claudia, Telma, a assistente pessoal, o motorista, Ariana... A sala era pequena, e, diante de tanta gente, foram colocadas várias mesas. Para acomodar todo mundo, não existia lugar fixo e era necessário um revezamento, de modo que todos pudessem usar os computadores. A sala de Mara ficava com a porta aberta, e o entra e sai durava o dia inteiro – ela era solicitada do minuto em que sua cadeira de rodas atravessava a porta até o apagar das luzes e só dava o dia por encerrado depois de ter escutado o que cada um deles tinha a dizer. Havia dias em que, quando ela voltava do almoço, via na porta de seu gabinete uma fila enorme de munícipes, e aquilo a deixava com muito orgulho.

Outra solução encontrada para que pudesse fazer política foram os jantares de negócios. Alexandre Taleb, que cuidava da agenda, tinha autorização para preencher as noites com reuniões em restaurantes – nesses dias, Mara saía um pouco mais cedo. O relacionamento com Alfredo há muitos meses já não era bom, e a ideia de morarem juntos, sobre a qual falaram por muitos anos, também já não a tentava. Voltar para a casa dos pais em São Bernardo e ter que jantar sozinha com a mãe, já que Gabrilli, muito debilitado, raramente deixava seu quarto para descer até a sala, também não era sedutor.

Foi por essa época que Mara começou a pensar em comprar um apartamento e adaptá-lo para poder morar apenas com o time de assistentes. Já era hora de ter um canto, um lugar para onde quisesse voltar todas as noites.

27

No início de 2010, Mara começou a pensar a respeito de seu futuro político. Ia fazer 44 anos e já tinha segurança em sua trajetória pública. Como era ano de eleição para deputado, senador e presidente, era também hora de decidir se continuaria vereadora ou tentaria alguma coisa maior. Primeiro, passou pela sua cabeça que a evolução natural depois de dois meios mandatos como vereadora (depois de assumir a vaga em 2006, tinha conseguido se reeleger em 2008 com quase oitenta mil votos) seria tentar uma vaga como deputada estadual.

Mas estava amplamente ambientada à Câmara, tinha aprendido a usar toda a estrutura do órgão, conseguido montar um time de funcionários que de fato existiam e se apresentavam diariamente para o trabalho – por que sair? Todos os dias, quando chegava para trabalhar e via a anã, o surdo, o cego e o cadeirante, ria da originalidade do time que havia montado – "Talvez no mundo não haja outro igual" – e sentia-se feliz.

Em pouco menos de quatro anos como vereadora, tinha conseguido importantes vitórias, que a animavam a continuar lutando por todos aqueles com dificuldade de mobilidade na capital de São Paulo. Quatro dos 43 projetos de lei que protocolara na Câmara tinham sido aprovados e eram agora leis municipais, entre eles o da Central de Libras para surdos e surdos-cegos e o Plano Emergencial de Calçadas, que obrigaria a

Prefeitura a reformar todas as calçadas em vias estratégicas, onde estão localizados diversos equipamentos públicos e privados essenciais, como correios, escolas, hospitais, delegacias. Outra luta com final feliz havia sido a aprovação da lei municipal que criou o Programa Censo Inclusão, que levantaria o perfil socioeconômico de cerca de 1,5 milhão de pessoas com deficiência na capital paulista.

Como vereadora, estava em casa. Em 2008, avaliada como a segunda melhor de São Paulo – entre 55 possíveis –, havia recebido nota 9,53 no quesito "coerência", aquele que avalia o cumprimento das propostas feitas durante a campanha.

Então por que mudar? Muita gente pedia que ela não fosse deputada estadual e que continuasse como vereadora, mas ela ainda tinha dúvidas e, de quebra, ainda passava por sua cabeça uma candidatura a deputada federal. Mas essa opção a levaria para Brasília, e sair de São Paulo, tentar voos mais altos, significaria, talvez, precipitar as coisas.

Fora isso, tinha o apartamento, recém-comprado e reformado, totalmente acessível, com vista para o skyline da cidade e para onde havia se mudado fazia poucas semanas – estava, aliás, morando no meio de caixas, sem a estrutura ideal, mas tinha finalmente saído da casa dos pais. Agora precisava decorá-lo, deixá-lo com cara de lar, começar a curtir a toca com amigos. O fim do namoro com Alfredo, efetivado depois de algumas idas e vindas, inaugurou uma fase mais solitária, que serviria para ela arrumar a casa. Um emprego que exigisse passar metade da semana em Brasília, e que a obrigasse a viver no caos da ponte aérea, não era, naquele momento, a situação ideal.

Mas uma tarde de outono acabaria alterando os planos.

Era abril, e ela deveria ir a mais uma edição da Reatech, Feira Internacional de Tecnologias em Reabilitação, Inclusão e Acessibilidade, que se realizaria em São Paulo. Como no ano anterior, ela teria um estande, que a Rádio Eldorado havia montado, onde passaria boa parte do tempo entrevistando frequentadores da feira e entrando ao vivo com boletins sobre o evento para seu programa de rádio. Desde 2007, comandava o programa *Derrubando barreiras: acesso para todos*, na Eldorado AM, que depois viraria Rádio Estadão.

Frequentar a Reatech exige que a pessoa deixe o preconceito na porta: trata-se, muito provavelmente, da maior concentração de cegos, cadeirantes, surdos, muletantes e anões da América Latina. Lá dentro, Mara era a estrela. Vendo as filas que se formavam no estande da Eldorado, quase todos a fim de uma foto com ela, os produtores da rádio não demoraram a apelidá-la de Xuxa dos deficientes. Quando tentava sair do estande, demorava quase duas horas para percorrer cem metros, porque era constantemente abordada por fãs. Mara sabia que aquela era uma oportunidade como nenhuma outra para sentir a pulsação de seu eleitorado. Frequentava a feira há muito tempo e tinha com o evento certa relação de familiaridade. Só que nesse ano ela estava percebendo a Reatech de um jeito diferente. Quando voltava para casa, sentia-se perturbada com um tipo de comentário que tinha virado corriqueiro nos corredores do Centro de Exposições Imigrantes: "O que você faz por São Paulo é maravilhoso", diziam os frequentadores, "mas precisamos disso no Brasil inteiro, e não apenas aqui". Aqueles comentários, ainda que bem-vindos, a deixavam encucada.

Uma tarde, conversando com Milton Jung, radialista da CBN, ouviu:

– Não vá para a Assembleia Legislativa, Mara. Isso seria um desserviço. É melhor se reeleger vereadora do que ser deputada estadual.

Mara soube que, como deputada estadual, teria uma estrutura menor do que na Câmara, com menos cargos, menos dinheiro, menor salário para todos, sem falar na verba de gabinete – muito menor. Lembrou então da piada que um dia ouviu: "Deputado estadual só aparece quando mata alguém". Tudo isso martelava em sua cabeça quando saiu da feira e foi para casa. Queria dar continuidade à carreira política, mas seria ruim ter que demitir parte de seu time e dizer a quem ficasse que, a partir daquele momento, ganharia menos.

A melhor opção talvez fosse mesmo continuar vereadora, como havia sugerido Jung, embora a ideia a fizesse se sentir estagnada, sensação que nunca engoliu, nem mesmo quando perdeu os movimentos.

No sábado, o penúltimo dia da feira, José Serra, candidato a presidente da República, apareceria por lá. Semanas antes, Mara havia mandado um e-mail para ele com a pergunta: "O que você quer de mim?", na esperança de que ele, que sempre a orientou politicamente, pudesse deixar o futuro mais claro. Mas a resposta de Serra tinha sido insatisfatória: "Acho que você tem que ser estadual, seria muito sacrificante ter que ir semanalmente para Brasília". Era a resposta de alguém que não a conhecia, e não era esse o caso de Serra, que a conhecia desde que era uma adolescente. Mara então devolveu o e-mail: "Não, Serra, eu quero a sua opinião política". A resposta dele nunca chegou. Mara esperou alguns dias e reencaminhou o e-mail com nova pergunta: "Esqueceu de mim?". Outra vez, nenhuma resposta.

Mas, no sábado, Mara acordou com o telefonema de uma das assessoras de Serra:

— Mara, ele pede para avisá-la que estará na Reatech hoje.

O recado era claro – "falaremos lá".

À tarde, novo telefonema. Dessa vez o recado era para que ela fosse até a porta do pavilhão, porque ele estava chegando.

O calor beirava o insuportável, e os corredores do Centro de Exposições Imigrantes estavam mais abarrotados do que nos outros dias. Carina, a assistente, ia tentando empurrar Mara por entre o público, ferozmente, pedindo licença e sem diminuir a velocidade.

— Carina, mais devagar. Assim você está fazendo novos deficientes pelo caminho – disse Mara para a ajudante, que riu, mas não diminuiu o passo.

Quando finalmente chegaram à saída, Carina estava exausta, mas permanecia ereta atrás de Mara.

— Acho que talvez tenha que te agradecer – disse Mara em tom jocoso. Carina sabia o que vinha a seguir. Convivia com Mara há quase três anos, tempo suficiente para ter familiaridade com o humor dela. – Ano que vem, a Reatech, graças a você, terá muito mais público.

Mais uma vez, Carina riu, momento que provavelmente foi registrado pelas dezenas de equipes de TV que estavam na porta do Centro de Exposições Imigrantes esperando o candidato.

Quando Serra chegou, teve início o movimento natural de repórteres e cinegrafistas, que, na tentativa de pegar a melhor imagem e a melhor declaração, começaram a andar para trás, de costas, sem ter tempo de ver quem ou o que está pelo caminho. Em um evento como a Reatech, o que há pelo caminho são cadeiras, muletas e cães-guia. E os profissionais da imprensa iam tropeçando e tentando permanecer de pé para não perder o candidato de vista. O tumulto era geral.

Mara achou aquela cena estranha e perigosa e pediu que Carina recuasse a cadeira. Não tinha como disputar espaço com centenas de pessoas querendo ver Serra, muito menos com as dezenas de repórteres e cinegrafistas armados de câmeras e microfones.

Quando começou a se afastar, foi flagrada pelo candidato. Serra então mudou a rota e foi em sua direção. Ao chegar, abaixou-se para ficar à altura dos ouvidos de Mara e sussurrou:

– Federal.

Deu um beijo no rosto dela e entrou no evento.

Mara ficou ali atônita. Quando voltou a si, pediu que Carina tentasse acompanhar o trajeto dele por corredores paralelos. Mas o lugar estava lotado, e não havia como seguir no mesmo ritmo da comitiva do candidato.

– Carina, chega, esse é meu limite. Não vamos conseguir. Me leva para o estande da rádio.

Não veria mais Serra naquele dia.

À noite, já em casa, vendo o *Jornal Nacional*, ouviu a chamada da visita de Serra à feira. A imagem era justamente a do beijo que ele havia dado em seu rosto. Riu da coincidência, lembrando como tinha sido difícil se aproximar dele e de como havia desistido de tentar segui-lo pelo evento. Algumas coisas precisam dar errado para dar certo, pensou.

Dez dias depois, fez a inscrição para o cargo de deputada federal. E a vida, mais uma vez, mudou completamente.

Iniciaram-se meses de exaustivas peregrinações, algumas pelo interior de São Paulo. Ela agora corria atrás de 110 mil votos, a "nota de corte" para ficar com a vaga. Seria difícil, exigiria muita disposição, mas ela sabia que aquela era uma luta possível. Como vereadora, contando com os votos apenas dos moradores da capital, havia conquistado quase oitenta mil na segunda vez que concorrera. Era preciso aumentar esse número, tarefa árdua, mas que, com trabalho pesado e constante pelos próximos meses, teria efeito.

Mara pediu que arregaçassem suas mangas e se preparou para mais uma batalha.

28

As primeiras horas da manhã do dia 26 de fevereiro de 2011 anunciavam um clima quente e abafado em Brasília. Ao abrir os olhos, Mara virou o pescoço para os dois lados a fim de entender onde estava, como muitas vezes fazemos quando acordamos em um lugar diferente daquele que nos é habitual e demoramos uma fração de segundo para perceber a realidade. O Hotel Royal Tulip, que a hospedava desde o dia da posse, havia pouco menos de um mês, demoraria algumas semanas para adquirir ares familiares.

Gil ainda dormia na cama ao lado quando Mara respirou fundo e lembrou que dali a algumas horas estaria pela primeira vez na tribuna do plenário discursando para seus colegas deputados federais. Na noite anterior, enquanto preparava o que falaria, decidiu que improvisaria. Não era, aliás, o discurso inaugural em plenário que a preocupava. Estavam longe os dias em que falar em público a deixava nervosa e com medo de que sua voz não alcançasse a força necessária para se fazer entender. Sua voz era hoje uma voz firme, embora bastante diferente daquela que tinha antes do acidente.

Duas outras coisas a incomodavam naquela manhã em Brasília. Uma delas era ter que usar, pela primeira vez, a plataforma de acessibilidade instalada no Congresso para que um cadeirante alcançasse a tribuna. A outra era o apartamento de São Paulo, ainda em reforma e que, por causa dela, ainda não tinha uma cara de lar. Ela pensava nisso na cama, de onde, sem mexer muito a cabeça, podia ver o dia amanhecendo no deserto. O céu de um azul infinito, as palmeiras balançando ao vento, tudo isso refletido no lago e emoldurado pelos batentes da janela do quarto lembrava a ela uma pintura. "Ao contrário do que muitos disseram, Brasília é uma cidade linda", pensou enquanto olhava pela janela. Mas ela sabia que a paz que estava sentindo naquele instante iria ser quebrada em poucas horas. Não apenas pelo dia que teria diante de si, mas pela repetição dos pensamentos a respeito da reforma do apartamento, que, muitas vezes, tinham a capacidade de deixá-la angustiada. O que estaria atravancando tanto o final das obras? O apartamento seria sua primeira casa, a primeira vez que moraria sozinha, o lugar onde receberia amigos, descansaria e se prepararia para as semanas de trabalho em Brasília. Mas ainda não era nada disso.

Achar o apartamento ideal tinha sido, aliás, uma batalha de quase cinco anos. Desde sempre, desde muito antes do acidente, a ideia era sair da casa dos pais e alugar um canto qualquer onde conseguisse se sentir mais livre. Com os anos, o sonho passou a ser encontrar um lugar para onde pudesse se mudar com Alfredo, e, finalmente, com o rompimento do namoro, o desejo voltou a ser apenas o de morar sozinha, mas agora não mais como aquela adolescente que, sem pensar muito, alugara um flat qualquer na rua Frei Caneca dentro do qual havia conseguido passar apenas uma noite antes de se mudar para a casa do namorado. Ela era agora uma mulher, sabia que curtiria morar sozinha e tinha os meios para isso. Movida pelo sonho da casa própria e da solidão voluntária, conhecia praticamente todos os corretores imobiliários de São Paulo. Quando finalmente comprou o apartamento pelo qual se apaixonou, a vida virou de pernas para o ar, e ela teve que deixar a reforma de lado a fim de se entregar à campanha para se eleger deputada federal. Ironicamente, o imóvel havia sido o escolhido por estar localizado na alameda Campinas, muito perto da Câmara dos Vereadores, onde trabalhava como vereadora. Mas, se eleita, a ponte aérea São Paulo-Brasília seria seu lar. A arte de complicar a própria vida.

Ainda na cama e olhando as palmeiras e o lago, Mara se lembrou de como havia se mudado de repente para o apartamento da alameda Campinas, antes mesmo que a reforma que o deixaria completamente acessível estivesse concluída.

Era dia 24 de dezembro de 2009, ela tinha acordado cedo na casa dos pais em São Bernardo e, ao descer depois de fazer os exercícios de alongamento e de tomar banho, foi informada de que Claudia tinha pedido que seu lugar não fosse colocado na mesa da ceia. Mara entendeu que estava excluída do Natal, o que, imaginava, era até esperado porque Claudia lidava assim com as brigas entre as duas: fingindo que Mara não existia. Era incrível como ainda se deixava abalar pelas atitudes da mãe, pensou. Aquele estava sendo um dia especialmente ruim, aliás. Mara estava se sentindo deslocada dentro da própria casa; o pai, seu grande cúmplice, quase não falava e tinha o olhar cada dia mais perdido, e Beto, o irmão que abdicara da própria vida para cuidar dela depois do acidente, hoje tendia a ficar ao lado de Claudia sempre que as duas brigavam. Fora tudo isso, Norma, o colo que nunca faltou, tinha partido.

Pensar na circunstância infantil dessa última briga com a mãe deixava Mara ainda mais inconformada. Tudo começou quando Claudia sugeriu que Mara pegasse para ela uma das camas reclináveis que havia no quarto de Gabrilli. Como Mara estava a fim de reformar a sua cama, achou que era uma boa ideia trocar uma pela outra temporariamente. Mas, quando tirou a cama do quarto do pai sem avisar Claudia que faria a troca naquele dia, a mãe, sabe-se lá por quê, ficou uma fera, disse que ela estava roubando uma cama e que aquilo era absurdo. Mara não podia acreditar no que estava acontecendo outra vez, e se arrependeu tremendamente de ter saído da casa de Telma, para onde tinha se mudado meses antes, justamente a fim de escapar da variação de humor da mãe, com quem estava se desentendendo cada dia mais.

A mudança temporária para a casa de Telma tinha sido providencial. Tendo terminado a relação com Alfredo, sentindo-se mal na casa dos pais, sozinha e rejeitada, encontrou abrigo por três meses na casa da amiga, que ficava na Vila Mariana, a uma distância segura de São Bernardo. Telma, recém-casada, ficava sozinha durante a semana porque o marido era promotor no litoral de São Paulo e só voltava às sextas, quando Mara saía atrás de outro lugar para "acampar" durante o fim de semana; se não achasse uma amiga hospitaleira, ia para um hotel. Era uma maluquice, uma correria sem fim, mas ainda assim melhor do que ficar sob o mesmo teto da mãe. Só que, depois de comprar o apartamento da alameda Campinas e iniciar a reforma, ela achou que poderia passar mais um tempo ao lado de Gabrilli, de quem sentia muita falta, e voltou para o ABC, atitude da qual já tinha se arrependido.

Foi com o pai que ela decidiu conversar no dia 24 de dezembro, logo depois de saber que tinha sido excluída da ceia. Ela estava em seu quarto quando Gabrilli entrou. Sentiu vontade de abraçá-lo, mas abraçar o pai já não era possível: os dois em cadeiras de rodas e dependentes de ajudantes. A verdade é que nem sequer conseguiam ficar sozinhos.

– Pai, minha situação nessa casa está muito complicada – disse. Às vezes Mara conseguia perceber um vestígio de vida nos olhos de Gabrilli, os mesmos olhos que a ensinaram a esquiar na água, que andaram com ela pela praia em Angra falando de coisas triviais e de outras mais sérias, que a observavam com tanto orgulho e amor desde muito cedo. Os mesmos olhos que ao longo dos anos tentaram protegê-la do sofrimento e que agora estavam entregues a sua própria dor. Havia amor, havia afeto; havia no pai, enfim, tudo aquilo que ela precisava naquele dia, mas que ele já não tinha mais condições físicas de oferecer.

Mara continuou:

– Minha mãe e eu brigamos outra vez e ela não colocou meu lugar na mesa, mas ainda assim eu estou disposta a ficar aqui hoje à noite por sua causa, para passar o Natal do seu lado. Então, se você me pedir para ficar, eu fico. Mas se disser "minha filha, sai daqui, vai ser feliz", eu vou.

O pai continuou a olhá-la sem dizer nada. Ficou assim por alguns segundos, e Mara sabia que ele talvez não dissesse nada, porque cada dia falava menos por causa dos seguidos AVCs que sofrera. Ela já estava conformada com o silêncio quando ele deixou que duas palavras saíssem pausadamente de sua boca:

– Vai embora.

Mara estava chorando quando foi colocada no carro para deixar a casa de São Bernardo. Eram quase quatro da tarde, e ela não sabia exatamente para onde estava indo. Já dentro do automóvel, decidiu que iria para o apartamento ainda em obras, mas antes precisaria comprar lençol e toalha. Pensou que poderia dormir fora por uma noite, que isso talvez fizesse com que ela se sentisse mais forte.

Foram para o Shopping Eldorado, e ela teve tempo de entrar e fazer algumas compras antes que todas as lojas fechassem para o Natal. Quando voltou para o carro, lembrou que não estava com o seu, mas usando um automóvel pequeno que tinha sido emprestado por Telma enquanto o acessível não voltava da revisão. Notou que não caberiam ela e as compras naquele carro e então pediu ao motorista que levasse as coisas para a alameda Campinas; disse que ficaria ali na porta do shopping com Carina esperando por ele. Enquanto Djalma ia, Mara e Carina procuraram dentro do Eldorado um lugar para comer qualquer coisa. Como não acharam nada aberto, Mara pensou em ligar para Fabiano, um amigo da faculdade de psicologia que ela havia reencontrado dias antes por acaso em uma andança pela loja de decoração Etna.

Fabiano tinha pedido o telefone dela e ligado no dia seguinte para convidá-la para jantar. Flertaram e acabaram ficando juntos, estabelecendo o que seria um curto, mas leve e bem-vindo romance. Mara sabia que Fabiano era um cara arredio a Natais em família e que poderia estar em casa naquela noite. Era, pelo menos, uma tentativa válida para uma noite que prometia ser melancólica. Pelo telefone, Fabiano disse a ela que estava meio largado e não tinha mesmo planos. Perguntou se Mara não queria ir até a casa dele, ofereceu-se para fazer um macarrão, e ela não pensou duas vezes.

Os dois comeram na sala, com a TV ligada. Nada naquela noite lembrava Natal, e Mara sentia-se feliz por isso. Tentou imaginar como estariam as coisas em São Bernardo: a mesa cheia de pratos requintados, muito mais comida do que três pessoas conseguiriam comer, e Gabrilli, em silêncio, observando Claudia fingir que nada estava acontecendo e que não faltava ninguém à mesa. No dia seguinte saberia que o pai havia ficado quinze minutos à mesa antes de pedir que o levassem para o quarto.

No sofá, depois de jantarem, Fabiano pegou os pés de Mara para massageá-los enquanto a novela da Globo chegava ao fim. Mara já tinha esquecido que dera um depoimento que deveria ser televisionado logo depois de um capítulo de *Viver a vida*. Como já fazia vários meses desde que dera depoimento e ele ainda não havia sido exibido, o fato saiu da cabeça dela. Por isso, quando ouviu sua voz ecoando pela sala, vinda do aparelho de TV, levou um susto.

– O que é isso, Mara? – perguntou Fabiano interrompendo a massagem e apontando para o monitor.

Mara riu e explicou que a novela tratava da vida de uma deficiente física e que o formato era o de terminar todos os capítulos com o testemunho de pessoas reais e que aquele era o dela.

Mais estranho do que ter sido surpreendida por sua imagem e voz na TV, foi escutar o que ela mesma dizia e ser chacoalhada pela noção das coisas que já tinha conquistado desde o acidente. Às vezes, com a correria do dia a dia e os problemas com Claudia e Beto, era fácil perder a perspectiva. "Como a gente pode aprender com a gente mesmo", pensou. Ao contrário de todas as previsões, aquela acabou sendo uma noite agradável e cheia de significado. Depois da meia-noite, Mara se despediu de Fabiano e foi, pela primeira vez, dormir em seu novo apartamento.

* * *

Ela saiu do devaneio quando Gil acordou, levantou-se e começou a mexer em seu corpo para alongá-la. Nesse instante lembrou outra vez que estava em Brasília e que deveria se concentrar no primeiro discurso que faria em plenário. Sem dizer nada, privilégio das relações verdadeiras, Gil movimentava as articulações de Mara. Em seguida, colocaria os eletrodos para iniciar a rotina: era o momento de mexer todas as partes do corpo que não poderia movimentar durante o resto do dia. Longe de casa, Mara adaptou o procedimento matinal diário para uma versão pocket. As duas continuariam com os exercícios por alguns minutos, mas ainda sem muito papo. Gil sabia que era um dia importante demais para que os pensamentos de Mara fossem interrompidos. Mara olhou para a ajudante e sorriu; aquela talvez fosse uma relação de amizade tão improvável quanto sincera, e que já durava dez anos. Gil entendia seu humor, ria de suas piadas, sorria para suas ironias, respeitava seu silêncio e era capaz de sofrer com ela, um sentimento cuja matriz havia sido Norma. Será que existia hoje no mundo alguém que a conhecesse melhor do que Gil?

Quando, dali a pouco mais de um ano, Mara conseguisse tirar uns dias para passear em Miami e escolhesse Gil para ir com ela, a relação ganharia ainda maior significado. Juntas nas freeways da Flórida, com a ajudante ao volante, ela teria acessos de risos quando Gil começasse a imitar seu jeito de reclamar das coisas mais banais e cotidianas. E, quando voltassem ao Brasil e o pai de Gil fosse vítima de um AVC fatal, Mara cancelaria a agenda para ficar no velório ao lado dela, madrugada adentro, numa das noites mais frias do ano. O que poderia haver de mais importante para fazer do que ficar com Gil naquele dia? Quantas pessoas são brindadas na vida com relacionamentos tão verdadeiros? Mara matutava sobre tudo isso enquanto Gil ainda mexia em seu corpo. Estavam igualmente ansiosas pelo dia que teriam pela frente, e, sem falar muito, preparavam-se para ele.

A memória então voltou para a primeira noite no apartamento da alameda Campinas, pouco mais de um ano atrás. Tinha sido uma noite estranha, numa cama ainda mais estranha, colocada em um quarto cheio de caixas pelo chão. Na sala, fios soltos indicavam que a instalação elétrica estava longe de ser concluída, e o ambiente vazio dava ao espaço um aspecto frio, mas longe de ser desagradável; era, afinal, a sua casa. Ela entendeu que não poderia mais ir embora dali, que não voltaria mais para a casa de São Bernardo, porque aquele agora era o seu lugar. Seguiram-se a essa noite de Natal a decisão de sair candidata a deputada federal, uma campanha intensa e a batalha por uma reforma que ela achou que jamais terminaria. Como sempre acontecia, entre a expulsão da ceia de Natal e a candidatura a deputada federal, Claudia e ela voltaram a se falar, e, no dia da festa que Mara deu em seu comitê por ter conseguido se eleger com mais de cento e sessenta mil votos, a mãe comportava-se como a primeira-dama, correndo para receber e agradecer a todos os que chegavam.

O dia da eleição tinha sido divertido: Mara, amigos e o pessoal da equipe ficaram em seu comitê, acompanhando as apurações diante de um monitor de TV. Assim que a vitória foi confirmada, Henrique, que acompanhava a apuração em um laptop, deu um pulo e gritou que ela estava eleita. Nesse instante, a música começou a bombar no comitê, e na pista de dança improvisada todos se amontoavam para celebrar. Claudia, Telma, Ju Daud, Henrique, Lu, Beto, amigos que tanto a ajudaram a passar pelos dias mais difíceis, agora estavam ali dançando, comemorando a eleição dela para um cargo federal em Brasília. Mara observava a mãe e o irmão na pista, tão alegres e descontraídos, e pedia, silenciosamente, que os três pudessem ficar assim para sempre, apenas amigos e companheiros. Vendo seu comitê eleitoral repleto de colegas de trabalho, que compunham um mosaico de minorias – o anão, a deficiente auditiva, os cadeirantes, o deficiente visual –, e olhando todos dançando alegremente, ela entendeu como estava feliz, e que só não estava ainda mais porque no meio daquela bagunça faltavam dois personagens fundamentais: Gabrilli, que não saía mais de São Bernardo, e Norma.

Outra vez foi tirada do devaneio por Gil, que perguntou se poderia levá-la para o banho, disse que já estava ficando tarde e que teriam que sair em breve. Mara concordou. Depois do banho e de comer alguma coisa, as duas foram para o Congresso. Mara sentia-se leve, alegre, e pelo caminho ia cumprimentando a todos, avisando que era dia de seu primeiro discurso no plenário, pedindo que comparecessem. De um jeito estranho, aquele salão verde projetado por Niemeyer a relaxava como a Câmara Municipal de São Paulo nunca fora capaz de fazer: havia um ar cosmopolita que a agradava, e, embora estivesse ali há pouco tempo, não havia detectado o ranço de mesquinharias que tanto a incomodaram na Câmara Municipal. A sensação de que seria capaz de fazer política na capital federal a animava e inspirava.

Agora era se concentrar no discurso e em usar a plataforma que a levaria à tribuna. A novíssima plataforma automática tinha sido instalada no plenário por insistência de Mara, que, poucos dias depois de ser eleita deputada federal, soube por Telma que a Comissão de Acessibilidade da Câmara estava sugerindo que ela discursasse do chão, ao contrário dos demais deputados, que há décadas sobem ao mezanino onde fica a tribuna, espécie de púlpito que sedia os discursos.

– Não vou falar do chão, imagina – respondeu para Telma.

Mara sabia que não havia acessibilidade no plenário, mesmo porque se tratava de obra tombada de Oscar Niemeyer, mas sabia também, por experiência, que quando há interesse de todos é sempre possível adaptar o espaço às necessidades das pessoas com deficiência. Ela foi então atrás de um arquiteto em Brasília que pudesse ajudá-la. Lembrou-se de Leandro Giordano, um amigo que já tinha projetado e executado intervenção de acessibilidade em obras de Niemeyer, e procurou por ele. O primeiro passo, imaginou, seria conseguir acessibilidade para que pudesse chegar à tribuna e discursar como qualquer outro deputado. O segundo, que ela deixaria para os anos seguintes, seria o de conseguir acessibilidade para a mesa diretora, onde ficam o presidente e secretários, localizada uns degraus acima da tribuna e inalcançável para uma pessoa em cadeira de rodas.

Giordano topou fazer o projeto, e Mara agendou uma reunião com a Comissão de Acessibilidade para explicar a ideia. A princípio, como Leandro não era conhecido por eles, o projeto foi recebido com certa resistência. Disseram que, apesar da dificuldade que havia em fazer interferência em obra de Niemeyer, já tinham projeto próprio, que era uma rampa bastante grande, e bastante inclinada, ligando o plenário à tribuna. Mara sabia que uma rampa assim não seria o ideal, porque obrigaria a mesa diretora a avançar em direção ao plenário e os integrantes da mesa a olhar para trás a fim de ver a tribuna. Com a colaboração da amiga e cadeirante Silvana Cambiaghi, que trabalhara com Mara na Câmara e na secretaria municipal e que já dera um curso para o pessoal da Comissão de Acessibilidade da Câmara, ela conseguiu chegar a um consenso com o pessoal da comissão. Feitos alguns ajustes sugeridos por eles, o projeto foi aprovado. Aliviada, Mara entendeu que a primeira missão tinha sido cumprida antes mesmo da posse: falaria da tribuna, como todos os demais deputados. Outras mudanças foram feitas para que ela conseguisse votar nas sessões semanais e registrar presença na Casa. Um software capaz de detectar o movimento de sua cabeça foi desenvolvido. Com a plataforma e o software, Mara era, agora, apenas mais um parlamentar na capital federal. Mas, mesmo com tanto esforço e boa vontade, o resultado era um elevador que exigiria dela e de Gil certo malabarismo para ser usado. E, como a plataforma ficava bem de frente para o plenário, ao se preparar para discursar e iniciar as manobras, estaria sendo observada por quem estivesse na Casa.

Eram pouco mais de três horas quando Mara foi chamada para fazer da tribuna seu discurso inaugural. Olhou em volta e sentiu a tensão no ambiente. Mais de sessenta congressistas, iniciantes na arte de ver um tetraplégico levar uma vida normal, prendiam a respiração. Empurrando a cadeira em direção à plataforma, Gil respirava curto e acelerado. Era sua primeira vez na tribuna também, e ela sabia que, embora coadjuvante, o sucesso da performance de Mara estava diretamente ligado a sua atuação. Sabia do procedimento de colocar Mara dentro do elevador, fazer a manobra com a cadeira a fim de encaixá-la na plataforma, sabia que só sairia dali depois que ela estivesse bem posicionada, e que havia um momento ligeiramente tenso que tinha início quando o elevador era acionado e a trava de segurança começava a baixar automaticamente. Nessa hora, Gil, estando fora da plataforma, teria que jogar o tronco de Mara todo para a frente, a fim de que a barra não a degolasse. Em seguida, com a trava completamente baixada, teria que ser rápida e elevar o tronco de Mara antes que o elevador começasse a subir. Depois, era hora de ir para a escadaria correndo e, no andar de cima, repetir tudo de trás para a frente até posicionar Mara na tribuna. O passo a passo estava todo decorado e revisado, mas, ainda assim, não havia como saber se ocorreria sem contratempos.

Naquela tarde, ao colocar Mara na plataforma, Gil olhou bem em seus olhos e disse, sem precisar falar, que tudo correria bem. Mara devolveu a cumplicidade com outro olhar que respondia "eu sei". Sozinha no elevador, sob o testemunho de todos os congressistas presentes ao plenário, sentiu quando a máquina deu o primeiro tranco, indicando que a subida estava começando. Dali até a tribuna seriam 47 intermináveis e solitários segundos. Enquanto isso, Gil ia pela escada, e o silêncio na Casa era absoluto. De frente para o plenário e para seus colegas, sendo levada pela plataforma automática, Mara sentiu vontade de rir. Dezesseis anos depois que o carro em que estava caiu na serra de Taubaté, roubando seus movimentos e sua voz, ali estava ela, mais viva e ativa do que nunca, prestes a discursar como deputada federal em Brasília. Mas de repente a ideia de que estava fazendo história, de que era, no mundo, a primeira tetraplégica sem os movimentos do pescoço para baixo a alcançar um cargo como esse, mexeu com ela de uma forma como até ali não havia mexido. Estava rindo, mas agora já sentia vontade de chorar. Só que não choraria, decidiu. Não ali, não antes do discurso. Talvez, quem sabe, chorasse mais tarde. Enquanto a plataforma cumpria sua função, Mara pensava em Pittsburgh e em como alguns médicos tinham se apressado em falar com ela a respeito de todas as limitações que teria na vida, em todas as coisas que ela não poderia mais fazer. O que *doctor* Brennes diria se a visse agora, prestes a discursar na capital federal para seus colegas congressistas? E o dr. Baywatch, que queria operá-la outra vez e, quem sabe, ligá-la para sempre a um respirador porque, afinal, seu pescoço estava caindo? Para alguém que havia passado muito perto de nunca mais voltar a respirar por conta própria, até que a vida havia sido gentil. Mara divertia-se com o frenesi dos pensamentos que ricocheteavam em sua cabeça. Fosse um pouco mais louca, chegaria à tribuna e gritaria apenas "Sou tetra, e daí?". Naquele exato instante era o que sentia vontade de fazer. Mandar às favas o protocolo e simplesmente gritar: "Sou tetra, e daí?". E pensar que, depois do acidente, até falar parecia tarefa heroica. Hoje, muitos exercícios mais tarde, seria capaz de gritar a ponto de se fazer escutar no Palácio do Planalto. "Sou tetra, e daíííí?" Quanto de tudo isso tinha a ver com Claudia e com seu jeito "não percebo que minha filha é tetra" de ser? Mara nunca soube se a mãe simplesmente continuou em negação durante todos esses anos ou se usou o método para dizer a Mara que ela era igual a outras pessoas e que, apesar da falta de mobilidade, tinha a capacidade de ser chata, e implicante, e desagradável, e teimosa, e imperfeita, e de fazer coisas erradas como qualquer outro ser humano. O que teria levado Claudia a agir assim? Certo mesmo é que a cadeira de rodas nunca fez a mãe tratá-la de um jeito diferente, muito menos condescendente. Tinha dias em que Claudia dizia para Mara: "Anota aí um telefone que vou te passar", e Mara tinha que lembrar à mãe que ela não poderia anotar o número de telefone, porque ela não se mexia do pescoço para baixo. Havia outros dias em que a rigidez de Claudia irritava Mara a ponto de ela querer voltar a se mexer apenas para esganar a mãe, mas em tantos outros dias aquele jeito "não tô vendo que você não se mexe" fazia apenas com que Mara quisesse mais da vida. Se Claudia não tivesse agido assim, será que ela se acharia na situação de entender que era, de fato, apenas mais um? O que teria sido dela se a mãe a tivesse tratado com piedade? Estaria ali, subindo numa plataforma automática diante de dezenas de deputados, para falar para o país inteiro? Talvez nunca conseguisse essa resposta.

O elevador deu um tranco; ela estava chegando à tribuna. Foi expulsa do devaneio quando viu que Gil estava pronta para tirá-la da plataforma. Era a hora de falar, de dizer àquelas dezenas de deputados quem era e o que estava fazendo ali. Hora de mostrar como se sentia privilegiada por estar em Brasília, por ter a chance de ajudar a melhorar a vida de outras pessoas – uma sensação que de cara poderia parecer altruísta, mas que Mara aprendeu com os anos que era, no fundo, muito egoísta, porque, toda vez que ela melhorou a vida de alguém, foi invadida por uma sensação de bem-estar que era nova em sua cartilha de felicidades. Um sentimento que, de certa forma, já conhecia antes do acidente: a certeza de que o prazer que vem quando se ajuda outro ser humano não tem comparação com nada mais: nem com sexo, nem com uma maratona, nem com uma noite na balada rodeada de amigos, nem com a possibilidade de mexer seu corpo do pescoço para baixo. Mara pensava nessas coisas ao deixar o elevador e olhar para o plenário. Acreditariam nela se dissesse isso? Foi quando notou que tudo ali parecia diferente do dia da posse como deputada federal, que tinha sido um dia basicamente de festas e cumprimentos.

Em seu primeiro momento oficial na capital, pouco menos de um mês antes, Mara estava com a mãe, com quem viajara especialmente para a posse. E, como na festa que comemorou sua eleição, Claudia parecia alegre e orgulhosa. Mas Mara sabia que a mãe estava também extremamente emocionada, só que jamais se entregaria às lágrimas ou a qualquer outra manifestação sentimental: era preciso deixar claro que o que Mara havia conquistado era apenas natural, banal, esperado até. Mas, quando Claudia invadiu seu quarto de hotel nas primeiras horas da manhã, agitada e dizendo que não havia a menor condição de se maquiar no quarto dela, que era escuro demais, Mara percebeu toda a emoção represada. Nesse dia, a mãe não desgrudou dela e, a seu lado, recebeu os cumprimentos. No plenário, com o salão totalmente lotado, Mara pediu que Claudia e Gil deixassem sua cadeira de rodas articulada na posição vertical. Esticada, era mais alta do que todos os presentes e, lá de cima, vendo onde estava, começou a ter alguma ideia do que havia conquistado. Depois, as três foram comer em um restaurante que ficava em frente ao lago, e Mara entendeu que poderia ser feliz naquela cidade.

A fase era boa, talvez a melhor em muitos anos. Estava se dando bem com a mãe, tinha finalmente conseguido esquecer Alfredo, havia terminado com Fabiano da maneira mais natural e amigável possível, sentia-se forte, e seu corpo era hoje muito melhor do que quando ela posou para um ensaio sensual da revista *Trip* em 2000, entrando para a história como a primeira tetra a posar para uma revista masculina. Seguiram-se ao ensaio dezenas de convites para participar de programas de TV e de rádio, ocasiões em que acabou fortalecendo sua personalidade televisiva, coisa que seria bastante útil durante as campanhas que precisaria enfrentar. Entendia como uma de suas missões mostrar que pessoas com deficiência, além de terem libido, também podiam provocar tesão. E ela, que sempre encarou o sexo como uma das coisas mais naturais da vida, com o ensaio sensual teve a chance de, mais uma vez, mostrar que era um ser humano tão normal quanto qualquer outro.

Mas estava mais feliz com seu corpo aos 43 anos do que esteve na época do ensaio sensual para a *Trip* aos 33. Depois de dezesseis anos em cadeira de rodas, tinha finalmente conseguido adaptar a alimentação e exercícios de modo a dar a si mesma a melhor combinação de disposição, saúde e rigidez muscular. Possuía 17% de gordura corporal – porcentagem que poderia ser de uma atleta –, as coxas pareciam duas tábuas de tão duras, e ela começou a ver gomos de músculos surgir na barriga desde que passara a tomar choques no abdômen todos os dias e a usar uma frequência tão alta para os choques que, sabia, provavelmente a maioria das pessoas não aguentaria aquela intensidade. A creatina e outros suplementos alimentares também ajudavam nessa recente definição muscular, e o fato de já conseguir pedalar por uma hora sem interrupções com a ajuda dos choques que movimentavam suas pernas tinha efeito enorme em sua disposição. A rotina diária de exercícios, montada por ela do começo ao fim, exigia disciplina, mas a cada dia se revelava mais acertada.

Havia, no entanto, outra coisa que colaborava para a felicidade que estava sentindo. Estava, mais uma vez, apaixonada. O objeto do seu desejo era o empresário paulista Milton, que ela conhecera durante a campanha para deputada federal e com quem viveria uma grande paixão, que se transformaria em relacionamento ainda mais forte quando, no dia 23 de abril de 2011, Gabrilli morresse. O pai, que estava ainda mais debilitado depois de um acidente caseiro no começo do ano, não aguentou passar por uma operação para reconstrução do fêmur. No sábado de Páscoa, Mara foi chamada às pressas pelo Hospital Oswaldo Cruz, onde ele ficou internado depois da cirurgia. Pelo telefone, disseram a ela que o quadro tinha piorado. Ao entrar na UTI, teve a certeza de que o pai já não estava mais ali, embora os sinais vitais indicassem o contrário. Pediu que aproximassem a cadeira da cama e deu um último beijo no homem que, de certa forma, a ensinou a viver e foi, até o último dia, o maior parceiro que ela teve na vida.

– Vai em paz, pai, e obrigada por tudo – sussurrou em seu ouvido.

Depois de algumas horas, com Mara ainda no hospital, Gabrilli foi declarado morto. Como Milton tinha viajado, Mara pediu que ligassem para ele porque queria contar da morte do pai. Mas Milton estava saindo de um longo relacionamento e tinha duas filhas, por isso o caso de amor que estavam vivendo muitas vezes ficava complicado, e Mara entendia que fosse assim, mas esperava que ele pelo menos estivesse com ela no velório, coisa que não aconteceu. No domingo, depois de enterrar o pai, ela estava em casa quando Milton chegou. Trazia com ele uma mala e a notícia de que estava se mudando para a casa dela. De repente, havia outro homem em sua vida, e Milton seria fundamental para que Mara passasse inteira pelos primeiros dias de luto. Enquanto começava a aceitar a vida sem Gabrilli, ela também se preparava para entrar de cabeça em um casamento, ainda que não de papel passado. O relacionamento com Milton duraria quase dois anos, período durante o qual ela aprenderia a compartilhar com ele uma casa, e uma vida.

Mas o dia da posse e o almoço com Gil e Claudia à beira do lago estavam no passado. Agora era hora de falar da tribuna pela primeira vez como deputada federal. Já posicionada, tendo Gil às suas costas, pensou em um detalhe que usualmente escapava da sua memória. Quando ainda estava imóvel nas ferragens do Range Rover e optou por voltar do lugar de paz em que se encontrava – e enquanto Henrique corria em busca de socorro –, uma das primeiras coisas que disse silenciosamente num improvável diálogo com Deus foi: "Se você me ajudar a ficar boa, eu prometo retribuir, ajudando a melhorar a vida de outras pessoas". Durante muitos anos aquele diálogo tinha caído em um lugar pouco visitado da memória, mas por sorte ela estava cumprindo a promessa que havia feito na noite do acidente. Foi nessa hora que ela finalmente tomou fôlego e começou a falar da tribuna:

– Eu tenho a honra de chegar a esta casa representando mais de trinta milhões de brasileiros que têm algum tipo de deficiência – disse com a voz firme. O plenário continuava em silêncio, coisa que ela rapidamente aprenderia ser bastante rara na Casa. Depois das primeiras sílabas, entendeu que estava um pouco nervosa, mas o nervoso talvez fosse apenas emoção. Decidiu não pensar e seguir no improviso: – O fato de eu ter chegado aqui demonstra que não existe problema em ter uma deficiência. O problema reside no meio, quando ele não se adapta às pessoas. É muito importante que os parlamentares conheçam a convenção da ONU que fala que falta de acessibilidade é discriminação, e que discriminação é crime. Essa convenção da ONU foi ratificada pelo Brasil, e hoje ela tem a força de uma emenda constitucional. Para mudar o cenário para o cidadão brasileiro com deficiência, que é dramático, temos que trabalhar a saúde, a educação, a empregabilidade, a cultura, o esporte, o entretenimento. Só assim vamos sair da triste marca de 80% desses trinta milhões que vivem em situação de pobreza. A falta de recursos é um problema sério, mas a falta de recursos para uma pessoa com deficiência pode jogá-la em situações sub-humanas: é viver sem poder sair de casa. Preciso da ajuda dos parlamentares para que este país tenha boa distribuição de órteses e próteses, para que esses equipamentos consigam chegar à periferia de todos os municípios deste país. Acesso não é apenas eu conseguir chegar a esta tribuna, acesso é acesso à educação, aos direitos e à comunicação. Quando a gente equipa, planeja e constrói um país para todas as pessoas, a gente descobre que quem tinha uma deficiência era o país, e não as pessoas. Peço a colaboração dos parlamentares para me ajudarem a construir um Brasil mais inclusivo.

Ao terminar, foi aplaudida por um longo tempo. Enquanto observava os demais parlamentares de pé a ovacioná-la, teve a certeza de que estava entrando numa nova e fundamental fase da vida. Naquele fim de tarde de fevereiro, depois de fazer seu primeiro discurso em plenário, ela ainda não poderia imaginar como, em poucos meses, acabaria chamando Brasília e o Hotel Royal Tulip de lar. Ao sair do Congresso, pôde ver que o sol começava a baixar no Planalto Central e decidiu que não entraria ainda no carro para voltar ao hotel; sentiu vontade de dar uma volta, respirar o ar da capital, absorver aquele dia. Enquanto Gil empurrava a cadeira, ela olhava para o infinito, um tipo de infinito que só os desertos oferecem: um que indica possibilidades, que mostra que, quando tudo está claro e purificado, podemos ver o horizonte... e a vida, como talvez tenhamos que vê-los sempre – sem obstáculos, sem limites. No céu, a lua, teimosa, parecia querer brilhar, ignorando que o dia ainda não havia terminado. Mara pensou que uma taça de vinho e um bom prato de massa cairiam bem; estava, afinal, com muita fome, e a noite prometia ser quente, limpa e de lua cheia. Exatamente o tipo de noite de que ela sempre gostou.

Instituto Mara Gabrilli (Projeto Próximo Passo)
1997-2013

1997
- Mara Gabrilli funda a ONG Projeto Próximo Passo, que atua no apoio a pesquisas científicas para cura de paralisias, apoio a atletas do esporte paralímpico e na orientação para desenvolvimento social de pessoas com deficiência em situação de vulnerabilidade social.
- A PPP trouxe o dr. Semion Rochkind de Tel-Aviv, Israel, para uma integração com médicos e pesquisadores do Hospital Israelita Albert Einstein, de São Paulo.

1999
- Participação no IMSOP (International Medical Society of Paraplegia), em Copenhague, Dinamarca.

2002
- Participação no congresso da ASIA (American Spinal Injury Association) e da IMSOP (International Medical Society of Paraplegia) sobre neurorregeneração em lesão medular, em Vancouver, Canadá.
- Início do trabalho de implantação do atendimento às pessoas com deficiência física em academias (reabilitação física).
- Início do apoio e patrocínio a atletas com deficiência nas modalidades de natação, basquete e atletismo; participação de dois atletas na maratona de Nova York.

2003
- Participação no primeiro grupo de implante de células-tronco do IOT (Instituto de Ortopedia e Traumatologia) e Abralem (Associação Brasileira de Lesão Medular), com Mara Gabrilli sendo voluntária nessa pesquisa.

2004
- Um dos atletas da PPP na modalidade atletismo é campeão nas Paralimpíadas de Atenas.
- Início da parceria com a TAM Linhas Aéreas.

2005
- Mara Gabrilli vai até a Câmara dos Deputados, em Brasília, pressionar pela liberação de pesquisa com células-tronco no Brasil. Em março de 2005, é aprovada a Lei de Biossegurança (11.105/05), que regulamenta o uso de organismos geneticamente modificados e que, no seu artigo 5º, libera as pesquisas com células-tronco embrionárias no Brasil.

2007
- Com uma década de vida, a organização se expande e torna-se o Instituto Mara Gabrilli, mantendo a PPP como seu braço de apoio ao paradesporto.

2008
- O IMG participa ativamente do movimento pela liberação das pesquisas com células-tronco embrionárias no Brasil. Em 5 de abril, promove caminhada em São Paulo, para chamar a atenção da sociedade e do Supremo Tribunal Federal.
- Com apoio do IMG, a pesquisadora da USP Lygia da Veiga Pereira consegue criar a primeira linhagem brasileira de células-tronco embrionárias: a BR-1.
- Produção do documentário curta-metragem *Células-tronco embrionárias, usar ou não para pesquisa?*, que mostra um debate entre religiosos, cientistas, advogados, cidadãos comuns e outros representantes da sociedade que apresentam diferentes pontos de vista sobre o uso polêmico das células-tronco embrionárias para a pesquisa e tratamento de pessoas com deficiências e doenças degenerativas.

2009
- O IMG apoia o Encontro Internacional sobre Células-Tronco, que aconteceu em São Paulo entre 11 e 18 de fevereiro, e promove jantar de boas-vindas aos especialistas brasileiros, britânicos, japoneses, canadenses, entre outros, que vieram discutir os avanços e questões éticas das pesquisas com células-tronco.
- Mara Gabrilli viaja aos Estados Unidos para trocar experiências com Marc Buoniconti e a equipe do Miami Project to Cure Paralysis. Marc é presidente da Buoniconti Foundation, que levanta recursos para o Miami Project desenvolver seus estudos e pesquisas.

2011
- Natação para Deficientes – um projeto para melhorar as condições de treinamento da equipe de natação do IMG e ampliar o número de atletas, oferecendo oportunidade para novos talentos (jovens com deficiência física ou visual na natação paralímpica).
- Primeira fase do projeto Cadê Você, que localiza e identifica pessoas com deficiência residentes nas comunidades mais carentes da cidade de São Paulo e cria uma rede de proteção levando informações sobre os principais serviços existentes nas áreas: saúde, trabalho, acessibilidade, educação, esporte, cultura, lazer e direito. Mais informações no site www.cadevoce.org.br.

2012
- Lançamento do *Guia de acessibilidade cultural*, com informações sobre a acessibilidade dos espaços culturais da cidade de São Paulo. Para saber mais, acesse www.acessibilidadecultural.com.br.
- Produção do curta-metragem *Dicas de convivência*, uma série de quatro episódios que abordam a convivência entre pessoas com e sem deficiência. Nela, personagens com diferentes tipos de deficiência dramatizam situações cômicas do convívio cotidiano com pessoas sem deficiência.

Mara Gabrilli – Secretária Municipal da Pessoa com Deficiência e Mobilidade Reduzida
2005-2007

Abril de 2005
- Criação da Secretaria Especial da Pessoa com Deficiência e Mobilidade Reduzida da Prefeitura de São Paulo. Mara atua como agente de interação com outras secretarias, autarquias, órgãos e empresas municipais. Semeia a mudança de atitude e da cultura dentro da agenda pública, como verdadeiro agente transformador.
- Desenvolve e implanta projetos e programas de inclusão:
  - Arte Inclui – 7 mil pessoas participando do cenário cultural.
  - Rotas de Acessibilidade e Segurança – 140 km de calçadas reformadas.
  - Programa de Educação Continuada – 1.500 profissionais formados.
  - Ler pra Crer – Livros acessíveis para 600 mil pessoas com deficiência visual.
  - Inclusão ao Paradesporto – Ações inclusivas no esporte.
  - Campanha "Eu Respeito!" – 10 mil talões e folhetos orientando motoristas que estacionam em vagas reservadas para idosos e pessoas com deficiência.
  - Inclusão Eficiente – Mais de 800 pessoas no mercado de trabalho/cadastro de 5 mil currículos (on-line).
  - Implantação de Telecentros Acessíveis.

Mara Gabrilli – Vereadora
2007-2010

Janeiro de 2007
- Toma posse como vereadora da Cidade de São Paulo.

Abril de 2007
- *24 de abril* – Apresenta o Projeto de Lei nº 258/2007, que cria o programa Censo Inclusão, um cadastramento e mapeamento das pessoas com deficiência e mobilidade reduzida do município de São Paulo. Aprovado, torna-se a Lei Municipal nº 15.096, de 5 de janeiro de 2010.
- *24 de abril* – Apresenta o Projeto de Lei nº 256/2007, que cria a central de intérpretes da Língua Brasileira de Sinais – Libras e guias-intérpretes para surdocegos, no âmbito do município de São Paulo. Aprovado, torna-se a Lei Municipal nº 14.441, de 20 de junho de 2007.
- Mara apresenta, junto com o vereador Donato, o substitutivo ao Projeto de Lei 267/2006, que criava o Programa Municipal de Reabilitação da Pessoa com Deficiência Física e Auditiva. Em 14 de janeiro de 2008, o projeto é aprovado em plenário e sancionado como Lei nº 14.671. A lei amplia os serviços de reabilitação para os cidadãos com deficiência.

Setembro de 2007
- *19 de setembro* – Apresenta o Projeto de Lei nº 636/2007, que cria o PEC – Plano Emergencial de Calçadas, permitindo à Prefeitura realizar obras de acessibilidade em passeios que concentram serviços e comércios, com grande fluxo de pedestres. Aprovado, torna-se a Lei Municipal nº 14.675, de 23 de janeiro de 2008.
- Lança o *Manual de convivência*, publicação que dá dicas de como se relacionar com as pessoas com deficiência.

2008

- Participa, junto com Andrea Matarazzo (então secretário de Coordenação das Subprefeituras), das obras de revitalização das calçadas da avenida Paulista, orientando tecnicamente quanto à acessibilidade.
- *17 de dezembro* – Apresenta o Projeto de Lei nº 685/2008, que dispõe sobre a obrigatoriedade de equipamento de segurança para resgate de pessoas com deficiência motora ou mobilidade reduzida, nas edificações com mais de um pavimento, e dá outras providências. Aprovado, torna-se a Lei Municipal nº 15.576, de 6 de junho de 2012.

2009

- Lança o *Guia de serviços para pessoas com deficiência e mobilidade reduzida da cidade de São Paulo*, com informações e orientações sobre equipamentos que prestam serviço a essa população.
- Lança a cartilha *Desenho universal: um conceito para todos*.

2010

- Lança a *Cartilha da calçada cidadã*, com orientações sobre como tornar sua calçada acessível.

Mara Gabrilli – Deputada Federal
2011-2013

Fevereiro de 2011
- *1º de fevereiro* – Mara é empossada deputada federal.
- *24 de fevereiro* – Mara emociona parlamentares ao discursar pela primeira vez na Câmara dos Deputados – http://maragabrilli.com.br/federal/destaque/97-confira-na-integra-o-1o-discurso-da-mara-gabrilli-na-camara-federal.

Março de 2011
- *1º de março* – Mara protocola seus dois primeiros Projetos de Lei em Brasília. O primeiro deles altera o Código de Trânsito Brasileiro, permitindo que as autoridades de trânsito possam fiscalizar as edificações públicas ou privadas de uso coletivo, como shoppings, supermercados e hospitais, por exemplo. O segundo Projeto de Lei altera a Lei de Licitações (nº 8.666/93), incluindo a observância da Lei de Cotas nessa legislação. Ou seja, se for aprovada, para que uma empresa participe de licitação realizada por órgão público, ela terá que, necessariamente, atender à Lei de Cotas.
- *29 de março* – Mara estreia na Rádio Estadão/ESPN, apresentando o programa *Derrubando Barreiras*.

Abril de 2011
- *5 de abril* – Mara participa da criação da Frente Parlamentar de Defesa dos Direitos das Pessoas com Deficiência do Congresso Nacional.

Maio de 2011
- *3 de maio* – Mara tem sua primeira importante vitória na Câmara, aprovando duas emendas de sua autoria no programa Minha Casa Minha Vida, do governo federal. O primeiro item proposto é para

que as famílias nas quais existam pessoas com deficiência tenham prioridade no cadastro do programa. A segunda modificação dispõe que, na ausência de legislação municipal ou estadual acerca das condições de acessibilidade, 3% das unidades habitacionais construídas sejam adaptadas às pessoas com deficiência. http://maragabrilli.com.br/federal/destaque/1269-programa-minha-casa-minha-vida-tera-moradias-acessiveis.
- *5 de maio* – Em Buenos Aires, representa o Brasil em evento da OEA que discute políticas públicas para pessoas com deficiência.
- *12 de maio* – Mais uma importante conquista: Mara consegue alterar outro programa do Governo através de Emenda, dessa vez o Pronatec, garantindo ampliação de oportunidades profissionais para pessoas com deficiência por meio do acesso à educação profissional e tecnológica. http://maragabrilli.com.br/federal/destaque/1281-emenda-amplia-acesso-de-pessoas-com-deficiencia-a-educacao-profissional-e-tecnologica.

Junho de 2011
- *9 de junho* – Participa diretamente da formulação do Plano Nacional de Educação 2011-2020, com emendas que garantem acessibilidade física e pedagógica aos alunos com deficiência.
- *13 de junho* – Mara é designada relatora do Projeto de Lei nº 7.081/2010, que dispõe sobre o diagnóstico e o tratamento do transtorno do déficit de atenção e hiperatividade (TDAH) e dislexia na educação básica.
- *16 de junho* – Mara lança a cartilha *Acesso para todos: um guia rápido de inclusão social nas cidades brasileiras*. A cartilha é distribuída para todos os prefeitos do Estado de São Paulo.
- *16 de junho* – Emendas de Mara à Medida Provisória 527/2011, que obrigam construções para a Copa e Olimpíadas a ter acessibilidade, são aprovadas na Câmara. http://maragabrilli.com.br/federal/destaque/1309-emendas-de-mara-gabrilli-garantem-acessibilidade-nos-aeroportos-e-estadios-da-copa-do-mundo.

Agosto de 2011
- *22 de agosto* – É finalista do Prêmio Congresso em Foco 2011, estando entre os 25 melhores deputados da Câmara Federal.

Dezembro de 2011
- 23 de dezembro – Ranking da revista *Veja* coloca Mara Gabrilli como o terceiro melhor deputado de 2011.

Abril de 2012
- *19 de abril* – Publicada lei federal que autoriza linha de crédito para pessoas com deficiência. Mara foi relatora da Medida Provisória na Câmara e lutou por sua aprovação no Senado. http://maragabrilli.com.br/federal/destaque/1621-aprovada-mp-que-facilita-financiamentos-para-pessoas-com-deficiencia.
- *24 de abril* – Mara Gabrilli é designada relatora do Projeto de Lei nº 1.631/2011, que institui a Política Nacional de Proteção dos Direitos da Pessoa com Transtorno do Espectro Autista.

Julho de 2012
- *23 de julho* – Mara lança *Cartilha de inclusão profissional* – http://maragabrilli.com.br/federal/destaque/1819-no-aniversario-de-21-anos-da-lei-de-cotas-mara-gabrilli-lanca-cartilha-de-inclusao-profissional.

Agosto de 2012
- *27 de agosto* – Pelo segundo ano consecutivo, Mara é finalista do Prêmio Congresso em Foco, ficando entre os 25 deputados federais mais atuantes do ano.

Dezembro de 2012
- *14 de dezembro* – Mara é designada relatora de Projeto de Lei do deputado Romário, que visa diminuir a burocracia que impede avanços das pesquisas no país.

- *27 de dezembro* – Dilma Roussef sanciona lei que institui a Política Nacional de Proteção dos Direitos da Pessoa com Transtorno do Espectro Autista, da qual Mara foi relatora na Câmara.

Março de 2013
- *13 de março* – Mara Gabrilli consegue retirar da pauta no Senado um projeto de lei que prejudicaria a Lei de Cotas, diminuindo o número de vagas nas empresas.
- *19 de março* – Convidada pela Prefeitura de Londres, Mara Gabrilli viaja para a Inglaterra, onde discute acessibilidade, saúde e inclusão da pessoa com deficiência.

Abril de 2013
- *3 de abril* – Mara passa a integrar a Comissão de Segurança Pública e Combate ao Crime Organizado da Câmara dos Deputados.

Junho de 2013
- *4 de junho* – Mara Gabrilli é designada relatora do Estatuto da Pessoa com Deficiência.

Julho de 2013
- *3 de julho* – Pelo terceiro ano consecutivo, Mara Gabrilli está entre os finalistas do Prêmio Congresso em Foco.

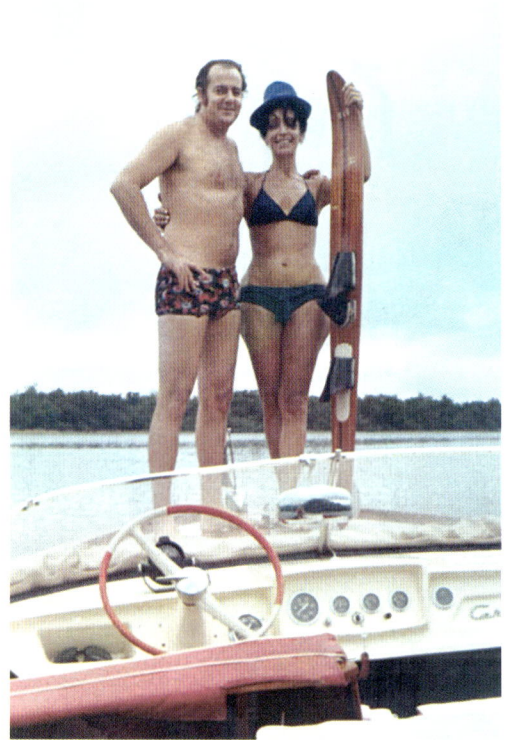
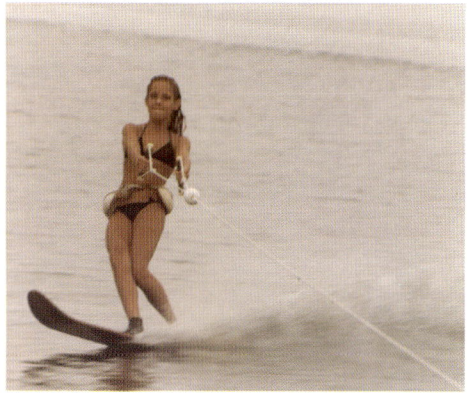
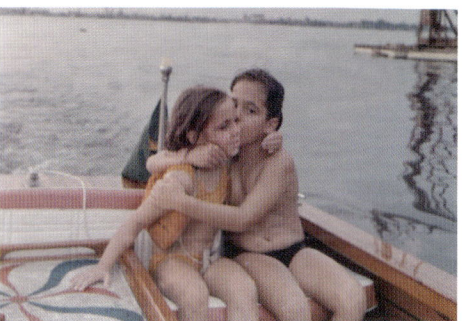
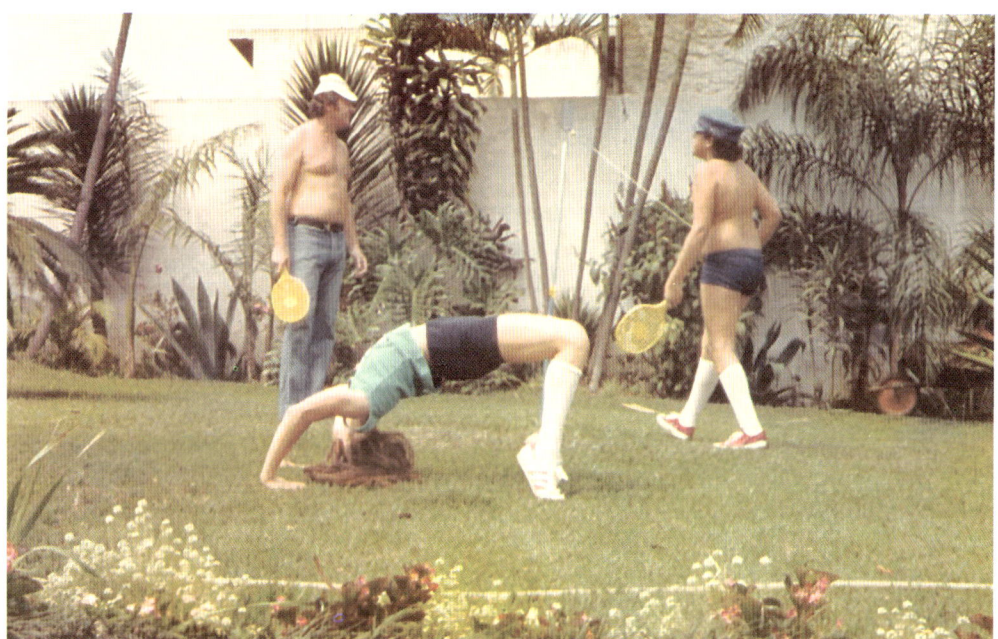

Mara sempre foi uma criança inquieta, o que ficou claro para Claudia já na gravidez. Quando, aos dez meses de vida, Mara deu os primeiros passos, a família se mudou para uma casa maior, onde, durante a infância, Mara passava tardes inteiras fazendo acrobacias na grama. A família também morou em São Vicente, litoral de São Paulo, e Mara e Beto puderam se dedicar aos esportes aquáticos, paixão que herdaram dos pais.

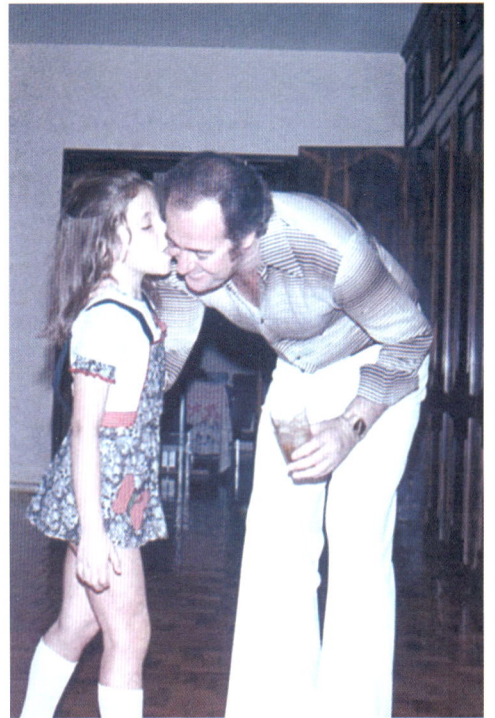
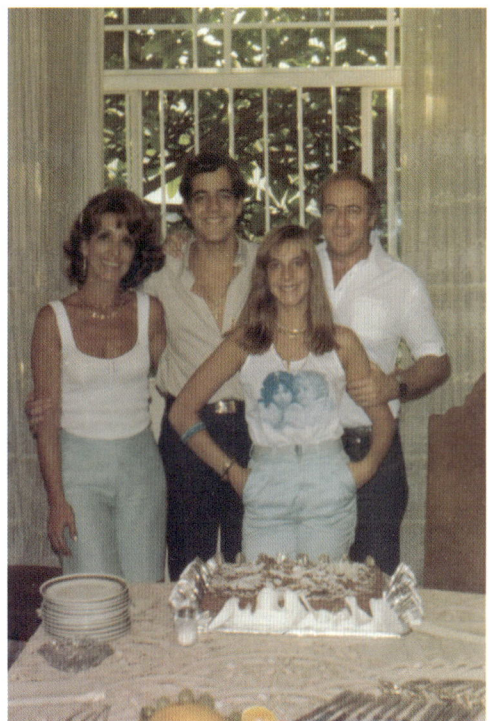
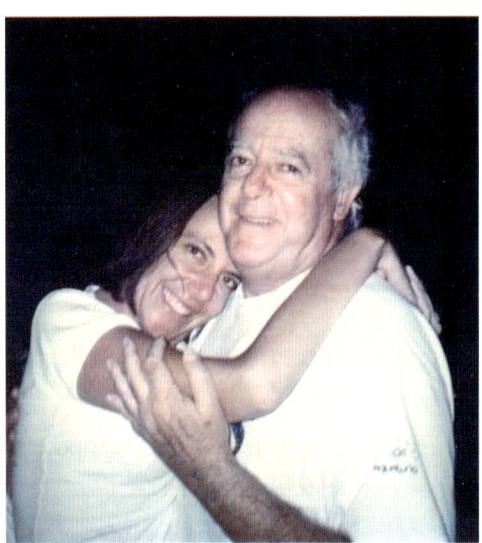
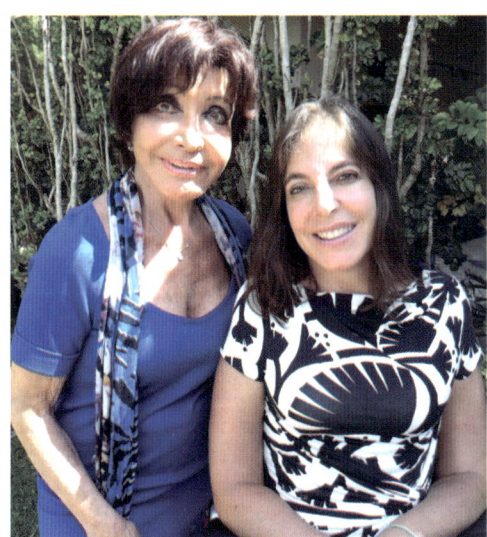

Gabrilli sempre foi o herói de Mara, e os dois tinham uma ligação quase sobrenatural. Depois do acidente, uma das maiores tristezas de Mara era não poder mais abraçar o pai, ou imaginar que ele estava sofrendo por vê-la em uma cadeira de rodas. Já a relação entre Mara e a mãe nunca foi das mais fáceis, e muitas vezes Claudia parecia esquecer que a filha não tinha mais os movimentos do pescoço para baixo, desafiando-a a não se sentir diferente de ninguém, atitude que acabou instigando Mara a fazer cada vez mais, a ser cada vez mais.

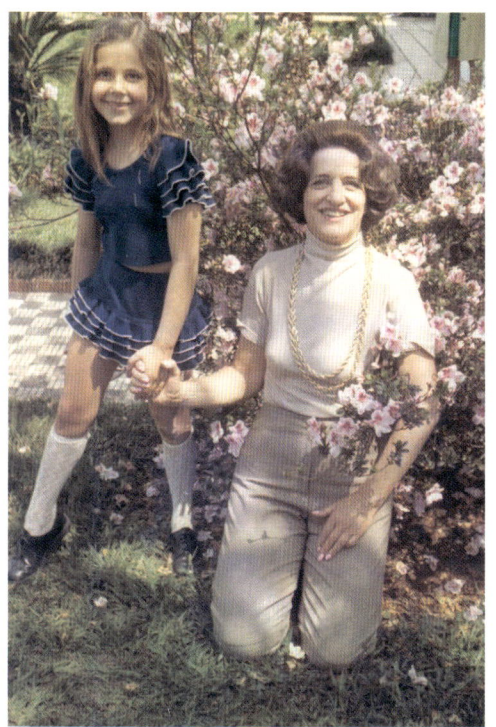

Durante alguns meses, Mara morou com a avó Semíramas. No apartamento da avenida Brigadeiro Luís Antônio, quase no centro de São Paulo, neta e avó fundiram mundos radicalmente diferentes e, na diferença, conseguiram ser felizes. Quando Semíramas morreu, Mara era a única pessoa da família que estava no Brasil – seus pais e irmão estavam viajando –, e teve que cuidar de todos os trâmites para o velório e o enterro.

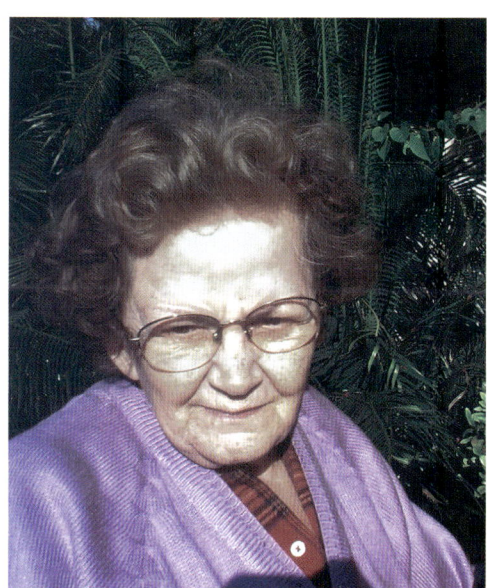

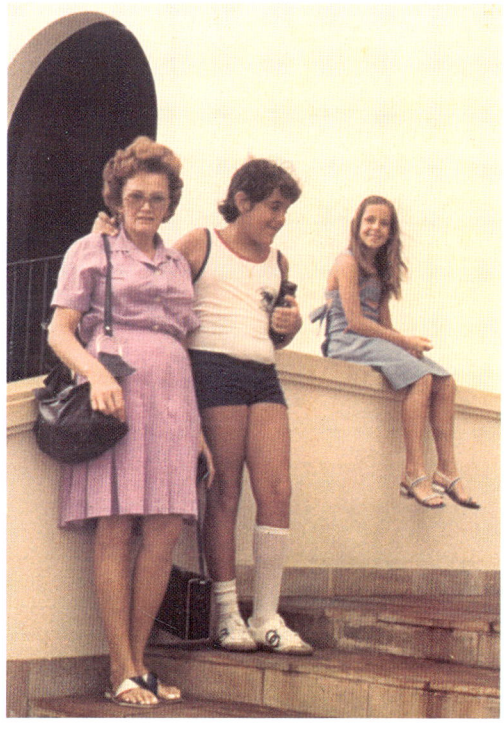

Norma foi fundamental na vida de Mara, cuidando dela e de Beto desde que eram crianças. Para Mara, ela foi mãe, irmã e melhor amiga. Não era raro Mara entrar no quarto da governanta para bater papo, falar do dia, pedir conselhos. A ligação entre as duas era tão forte que, na noite do acidente, Norma não conseguiu dormir, angustiada por algo que não sabia o que era. Foram quase quarenta anos dedicados aos Gabrilli, e elas só se separaram quando Norma morreu, em maio de 2008.

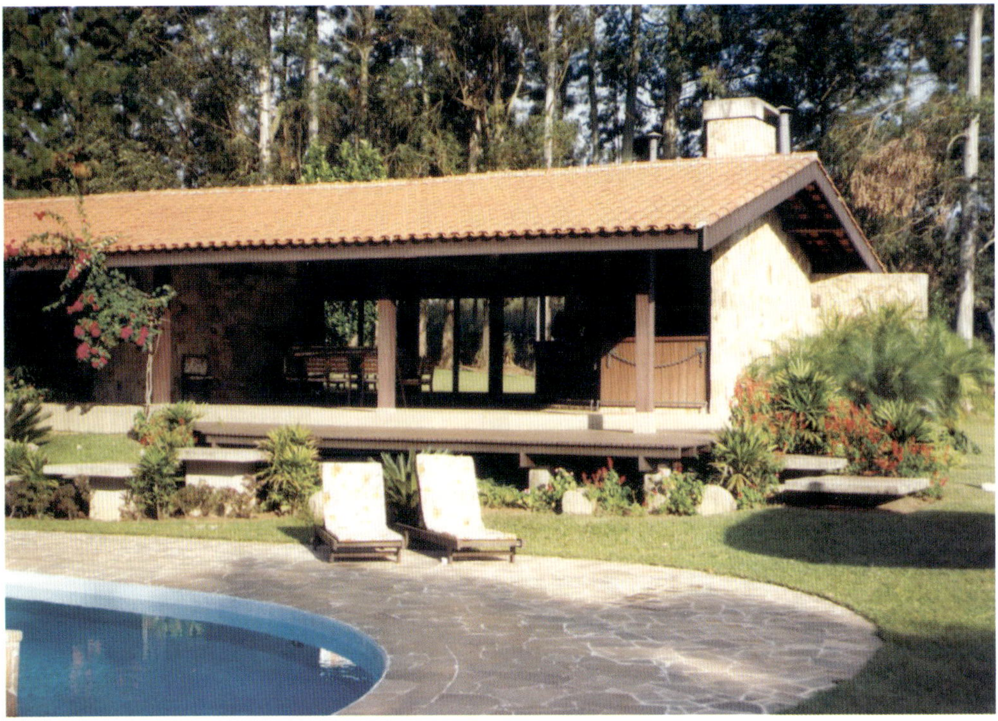

A casa de Atibaia foi importante para a família Gabrilli, principalmente para Mara. Era o lugar escolhido para reunir os amigos e até mesmo para curar um coração partido; era para lá que ela ia, muitas vezes sozinha, para pensar na vida. Foi nessa casa que começou a amizade entre Mara e Henrique.

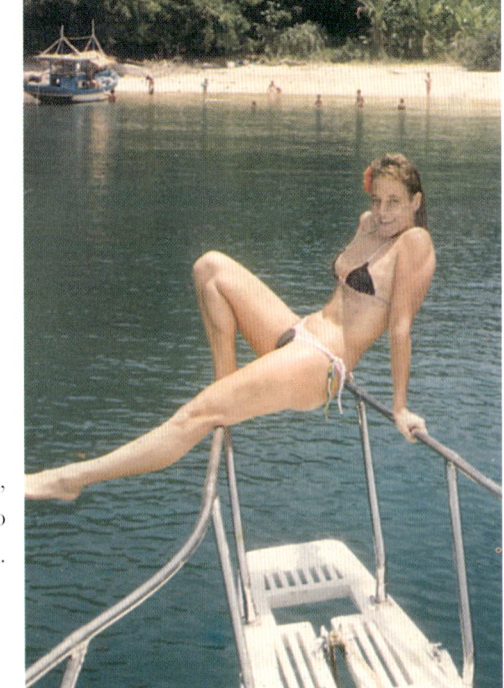

Mara sempre teve um corpo escultural, daqueles de fazer os homens virarem o pescoço e as mulheres invejarem.

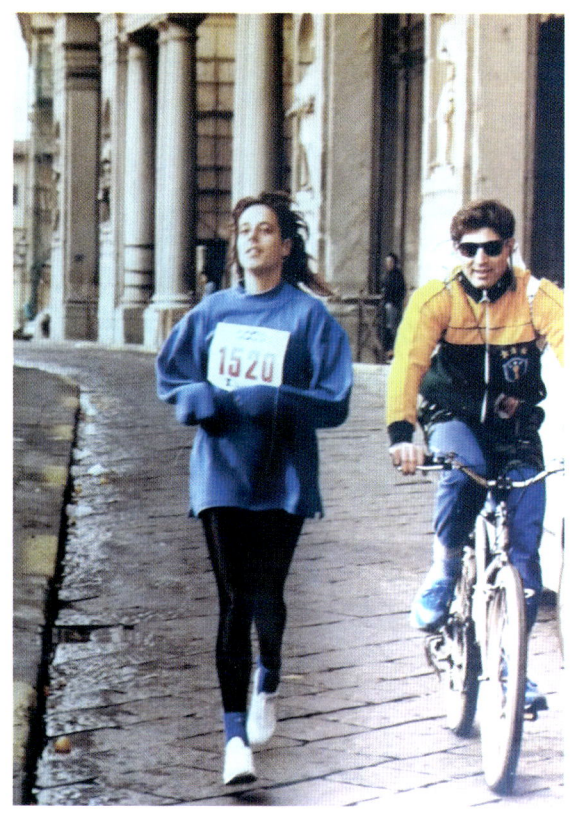

Em sua temporada na Itália, influenciada por Milena, com quem dividia um apartamento em Florença, Mara descobriu a corrida. Juntas, chegaram a correr, sem qualquer preparação ou equipamento, uma ultramaratona de 101 quilômetros. Elas, e uma senhora de 70 anos, foram as últimas a chegar, e a história ficou eternizada em um jornal italiano.

Durante o período que passou na Itália, Mara teve vários empregos. Um dos mais significativos foi no acampamento de inclusão, do qual foi voluntária. Lá, ela lidava diariamente com pessoas com distúrbios psiquiátricos e deficiências físicas. Um dos trabalhos de Mara era alongar os pacientes que estavam em cadeiras de rodas e que sofriam espasmos regulares – os mesmos que ela viria a ter constantemente depois do acidente.

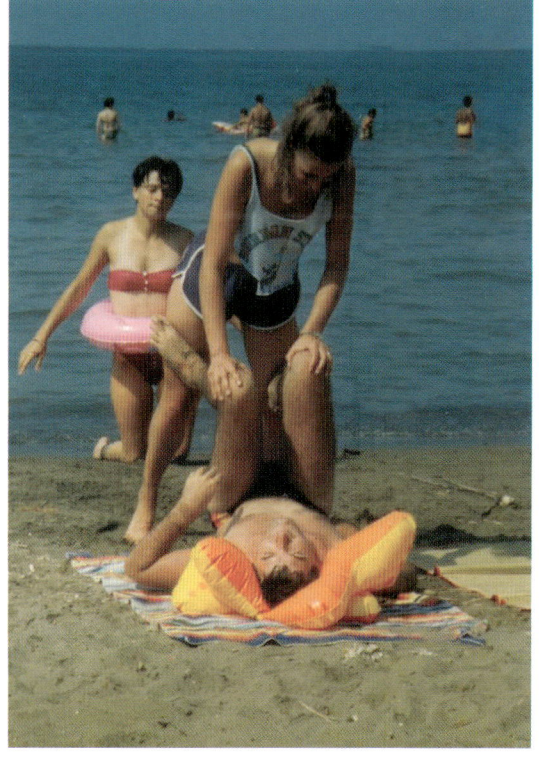

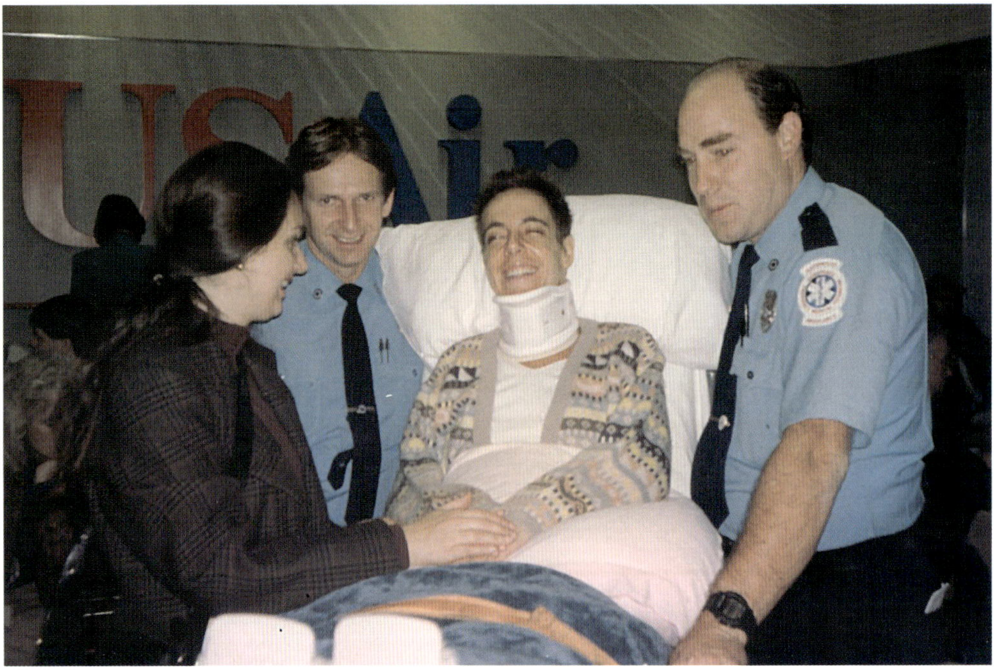

Depois de um período no Hospital Albert Einstein, Mara foi levada aos Estados Unidos. Primeiro, para um centro de reabilitação em Boston; depois, para Pittsburgh – onde ficou por três meses. A transferência exigia uma megaoperação e precisava ser feita de maneira cuidadosa. Durante esse período, Beto e Claudia sempre estiveram a seu lado. Na chegada, estava também Gisleine, fisioterapeuta do Einstein.

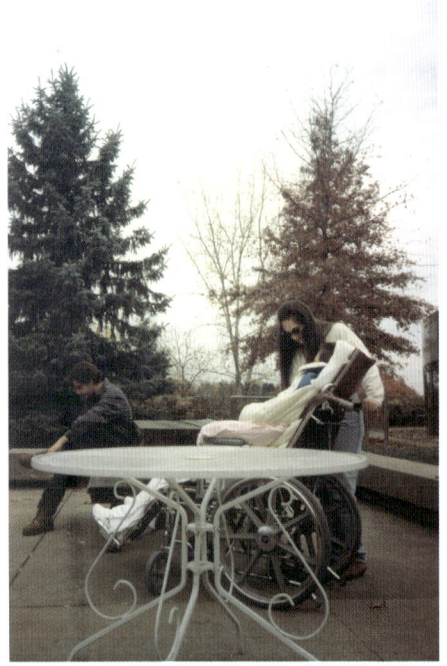
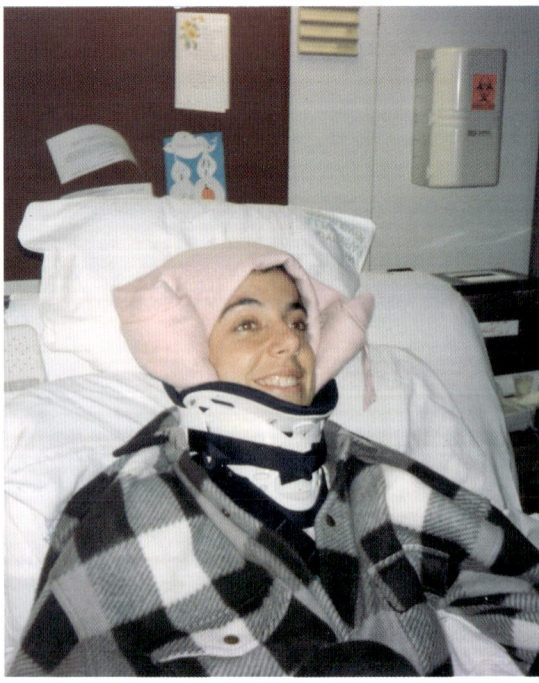

Nos primeiros meses após o acidente, Mara passou a receber visitas de pessoas que gostariam de ajudá-la – e até mesmo curá-la. O grupo envolvia benzedeiras e curandeiros. Mas uma delas tocou mais forte o coração de Mara: o pastor evangélico Jonas Pinto Madureira.

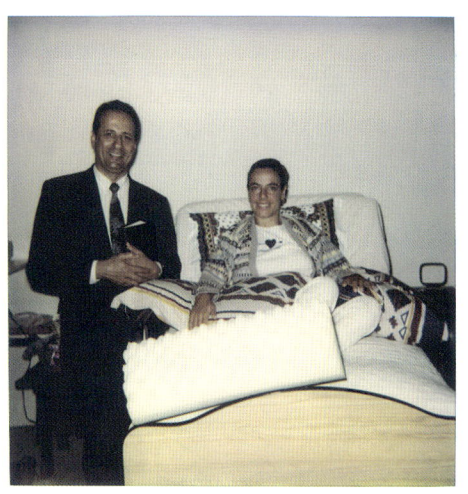

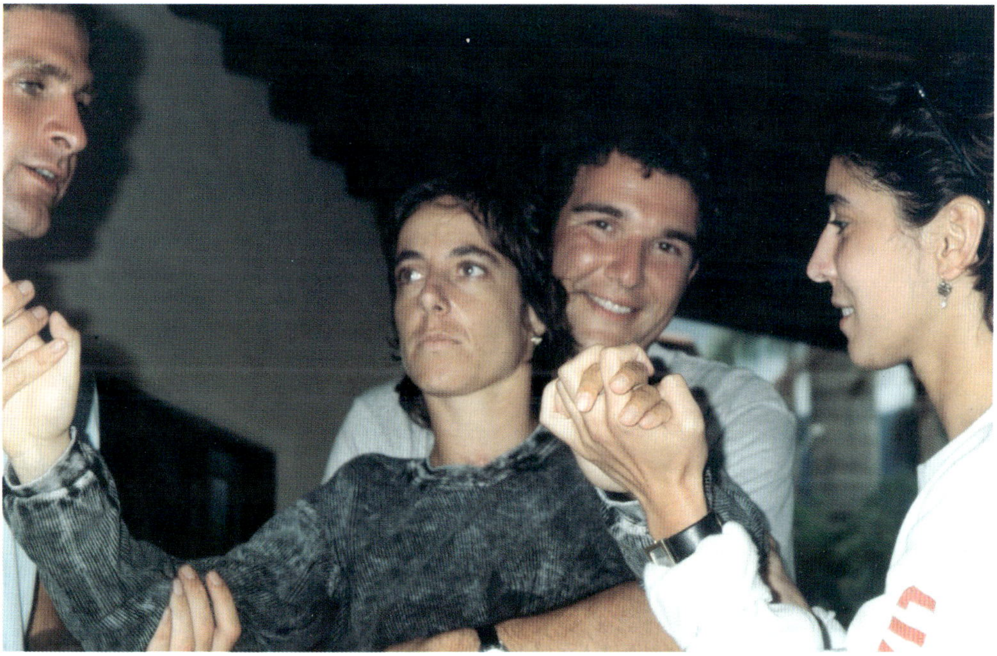

Em 1995, Mara, que sempre teve uma forte ligação com o mar, voltou à praia pela primeira vez depois do acidente. Os amigos Henrique, Thomas e Catherine foram com ela.

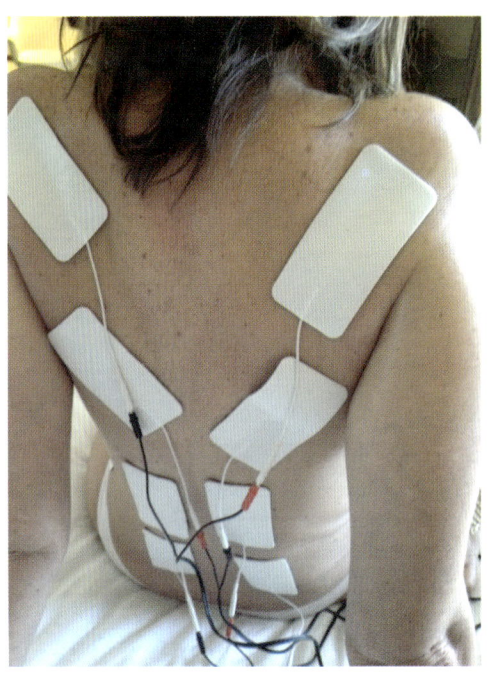
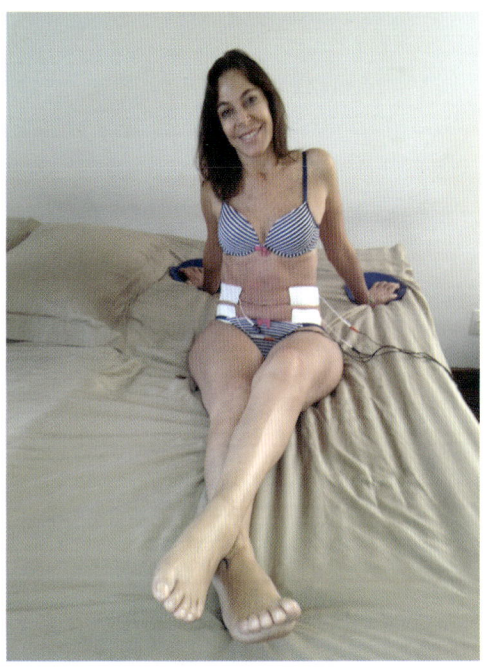

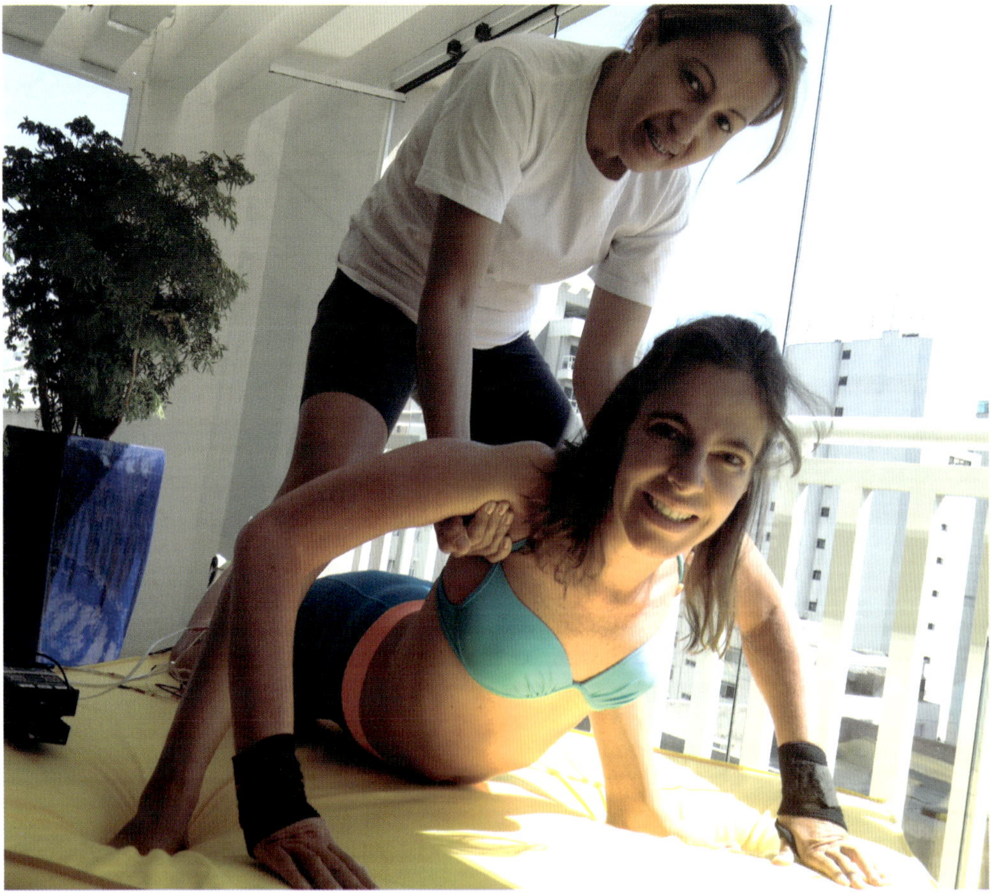

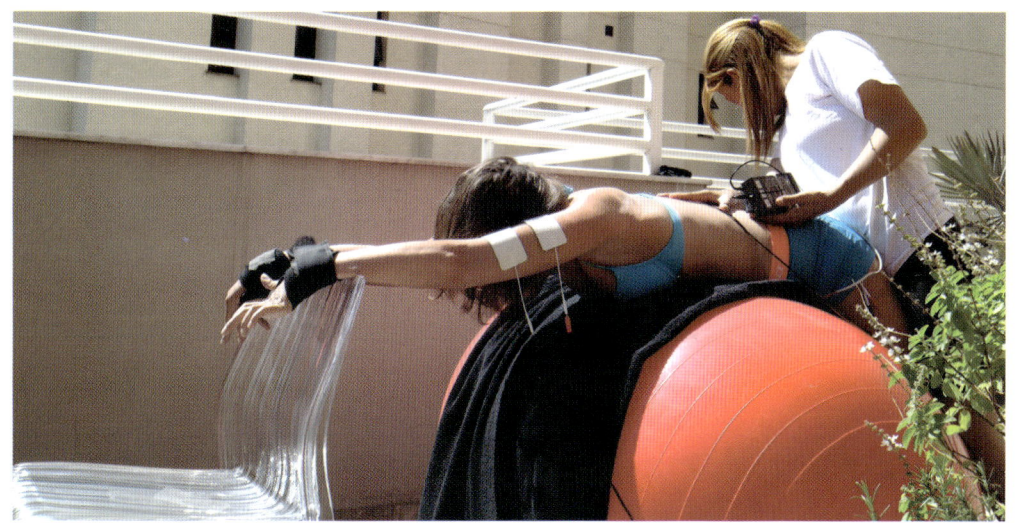

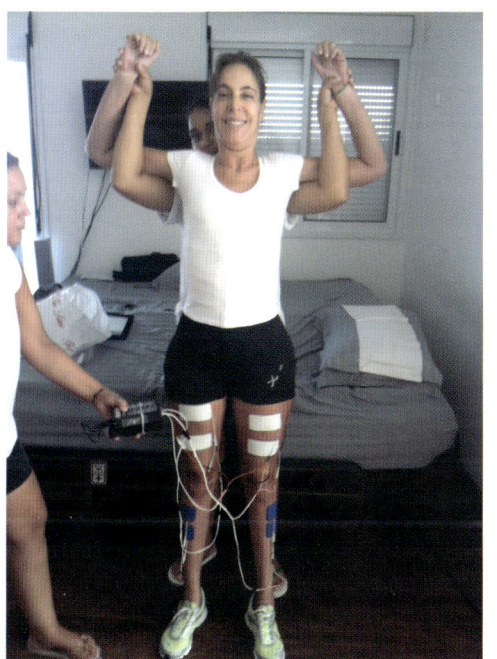

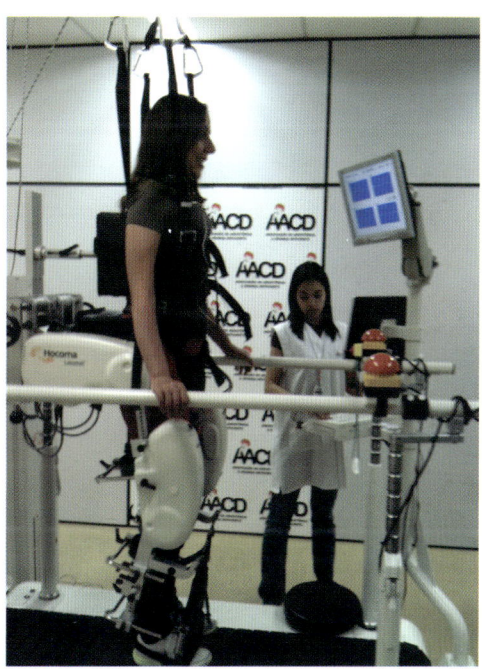

Diariamente, Mara se submete a uma rígida sessão de exercícios matinais, que envolvem alongamento, eletroestimulação, musculação e pedalada. De maneira quase autodidata, ela conseguiu adaptar a alimentação e os exercícios de modo a proporcionar a si mesma a melhor combinação de disposição, saúde e rigidez muscular.

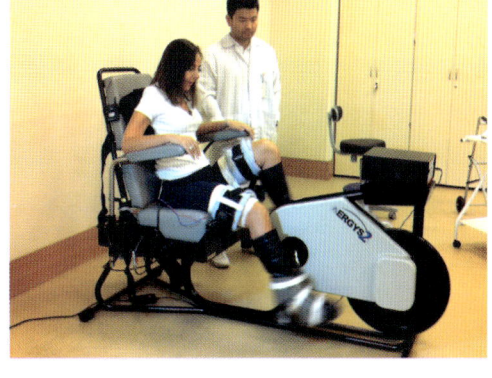

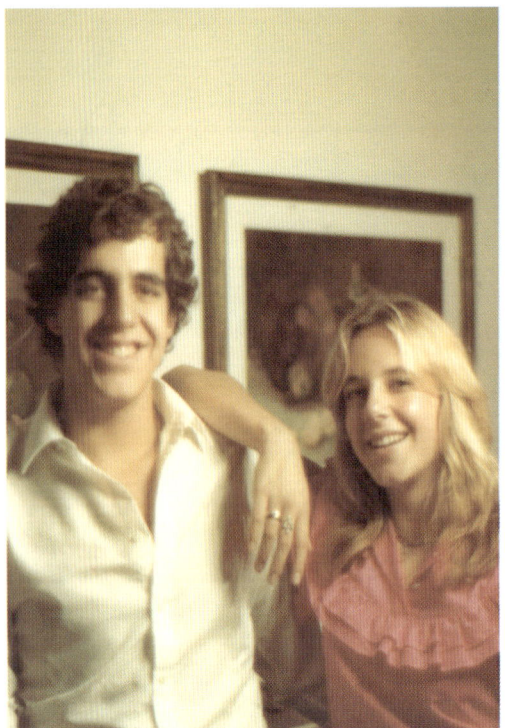
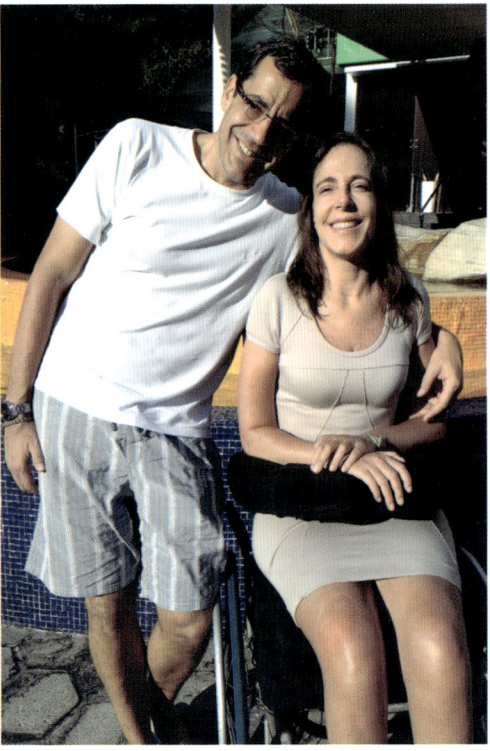

Quando crianças, Mara e Beto não se desgrudavam e, na adolescência, dividiam o grupo de amigos. Depois do acidente, Beto largou tudo para se dedicar a Mara, passando as noites no hospital e indo para os Estados Unidos acompanhar o processo de reabilitação.

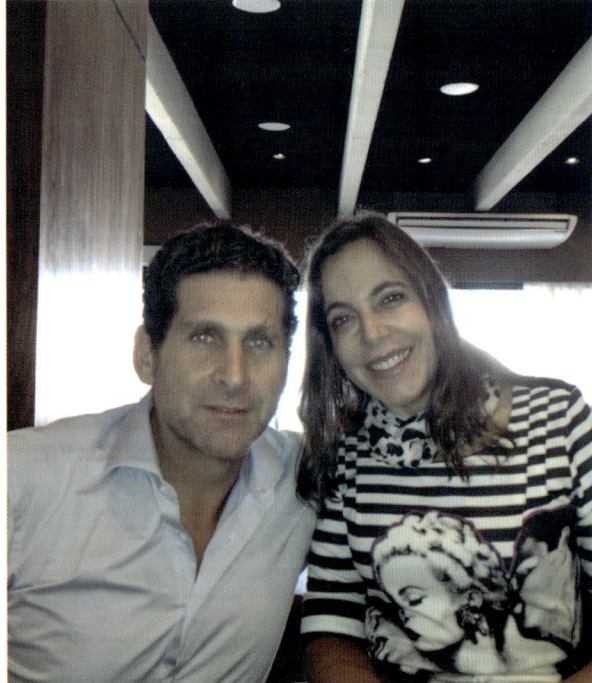

Mara e Henrique se conheceram na casa dos Gabrilli em Atibaia quando ela tinha apenas 22 anos. A cumplicidade foi imediata, e Henrique se tornou seu companheiro e confidente. Ele estava no banco de trás do carro no dia do acidente.

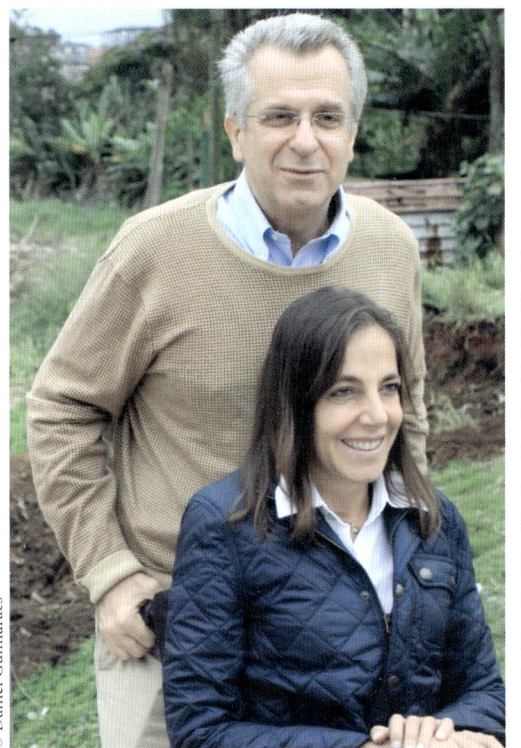

Mara e Andrea Matarazzo se estranharam assim que Mara assumiu a Secretaria Municipal da Pessoa com Deficiência e Mobilidade Reduzida e descobriu que, na reforma da calçada da avenida Paulista, Andrea pretendia colocar mosaico português como acabamento. O clima de animosidade entre os dois foi quebrado quando Mara notou que Andrea tinha usado concreto escovado com piso tátil. De rival, Andrea passou a ser o maior defensor e articulador das ideias de Mara, tornando-se especialista em gerir políticas públicas inclusivas.

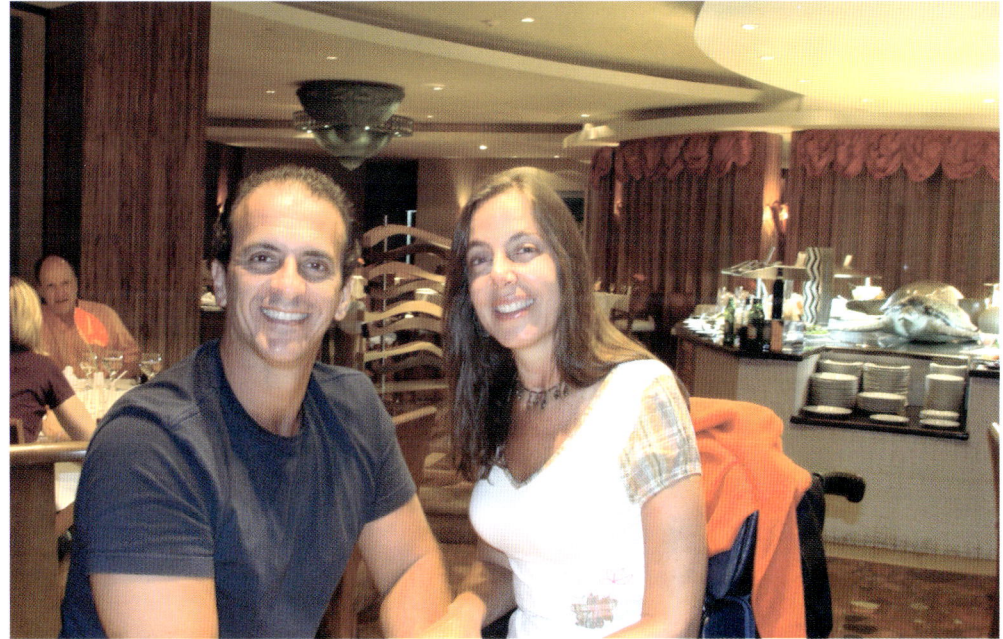

Alfredo foi o primeiro namorado de Mara depois do acidente. O encontro não poderia ter acontecido de maneira mais inusitada: Alfredo assistiu a uma entrevista de Mara no programa de Clodovil Hernandes e decidiu que ela seria sua namorada. O desejo se realizou depois de meses de troca de e-mails. O namoro durou mais de cinco anos, e Alfredo foi, durante esse tempo, um exemplo de cuidador.

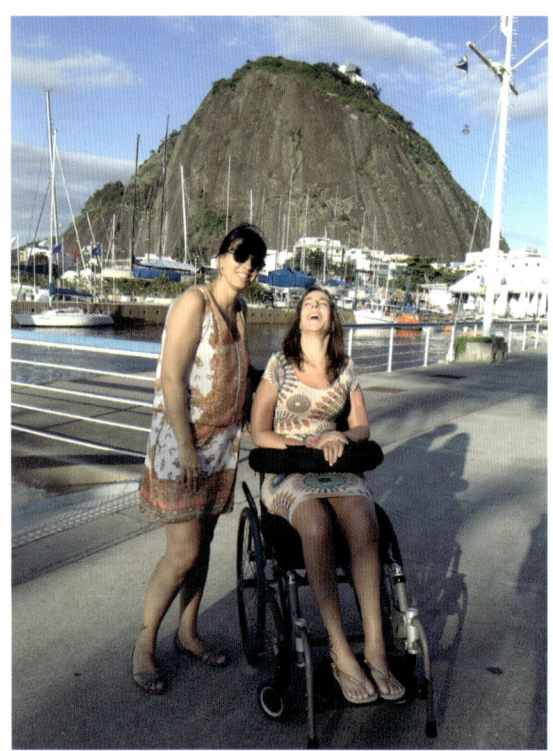

Mara e Patricia se conheceram no colégio e se tornaram inseparáveis. No período em que Mara esteve internada no Albert Einstein, Patricia a visitava diariamente. Ela também participou da ONG PPP, fazendo parte da diretoria.

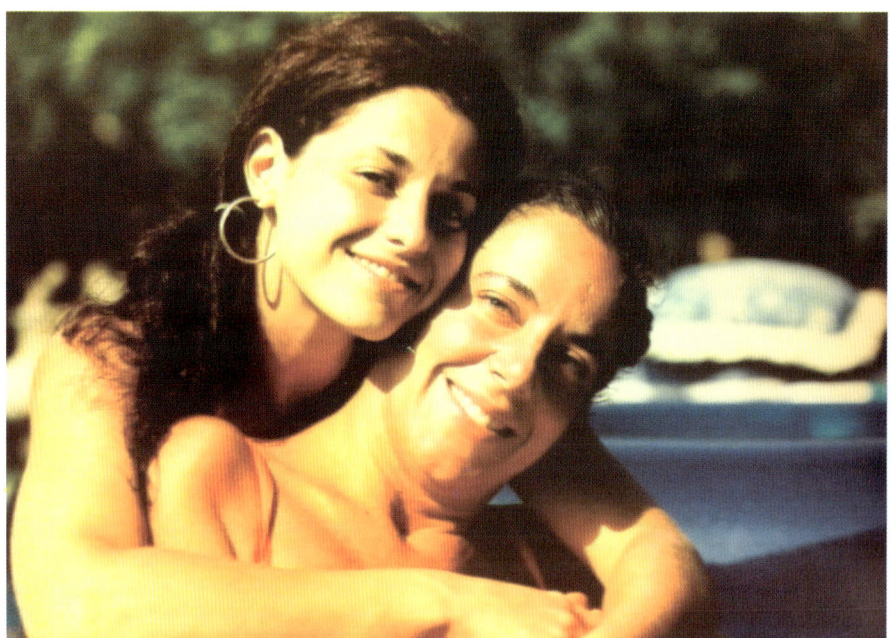

A Fundação Selma trouxe para Mara mais do que o tratamento que precisava quando voltou ao Brasil: foi lá que ela conheceu Ariana, fisioterapeuta que viria a se tornar peça-chave nos progressos de sua saúde. Ariana desenvolveu uma série de exercícios que ajudaram a fortalecer e tonificar o corpo de Mara.

Gil está com Mara há mais de dez anos, e é uma das responsáveis por auxiliá-la nas tarefas do dia a dia. Mara sempre se pergunta se existe alguém no mundo que a conheça mais do que Gil, que entende seu humor, ri de suas piadas, sorri para suas ironias, respeita seu silêncio e sofre com ela. Gil empurrou a cadeira de Mara até a tribuna no dia de sua posse como deputada federal.

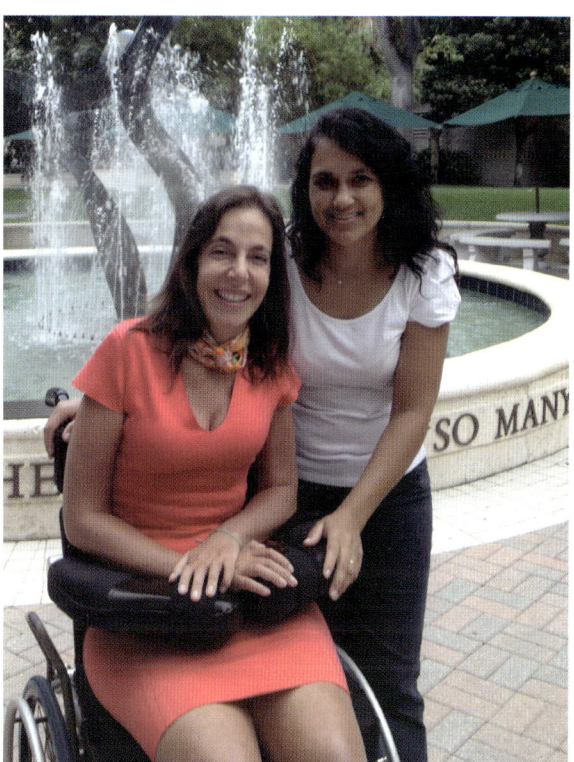

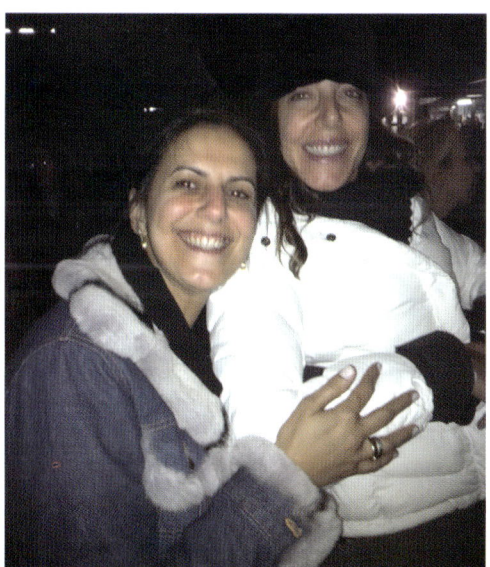

Mara sempre foi um ídolo para Telma, uma espécie de super-heroína. Hoje, Telma é advogada e assessora jurídica de Mara, além de desempenhar um cargo de alta confiança: responder às mensagens e e-mails que Mara recebe, tanto profissionais quanto pessoais.

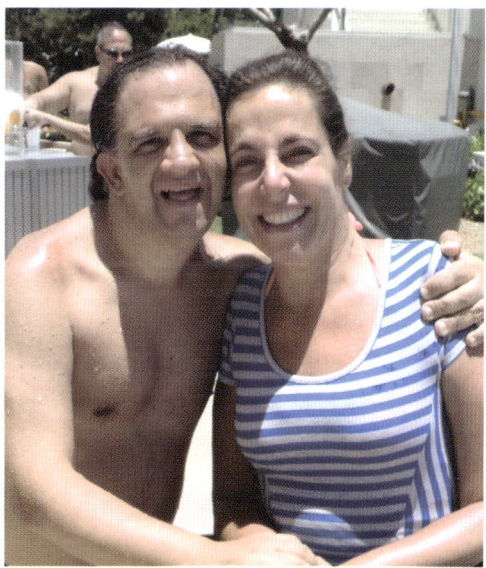

Mara conhece Fefê desde que ele era criança. Ele foi o único, logo após o acidente, a tratar Mara como sempre a tratou, de maneira natural e sem ressalvas.

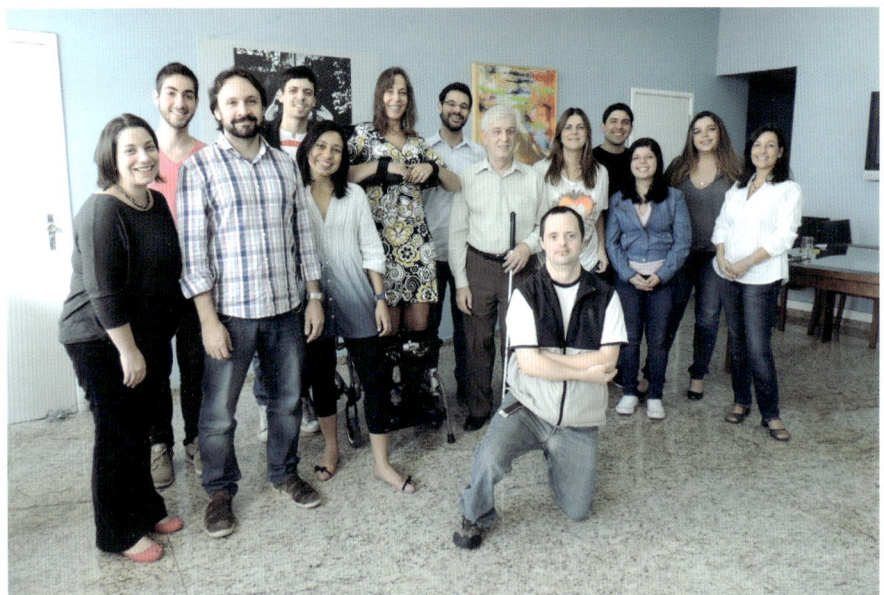

Mara divide seu tempo entre dois escritórios, um em São Paulo e outro em Brasília. Sua equipe é formada por quinze pessoas, e todos são engajados na causa das pessoas com deficiência. Algumas das conquistas de Mara em sua carreira política são a criação da Secretaria Municipal da Pessoa com Deficiência e Mobilidade Reduzida; uma emenda que garante prioridade para famílias com pessoas com deficiência no programa Minha Casa, Minha Vida e a atuação como relatora do texto da lei que criou uma política nacional de proteção aos direitos da pessoa com autismo.

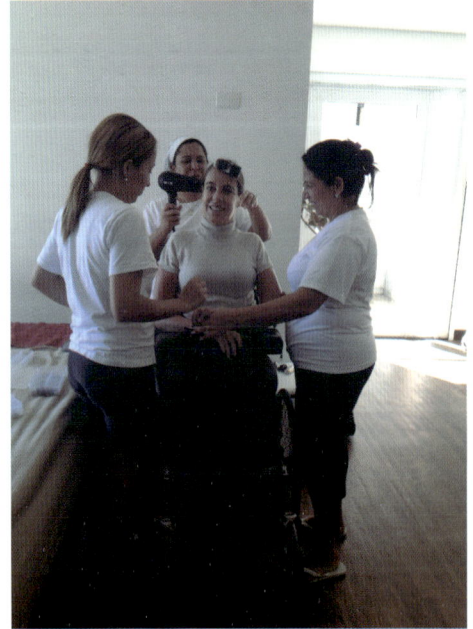

Desde o acidente, Mara é acompanhada 24 horas e auxiliada em todas as atividades do dia a dia. Três cuidadoras se revezam e acompanham Mara em suas viagens – tanto pelo Brasil quanto pelo exterior.

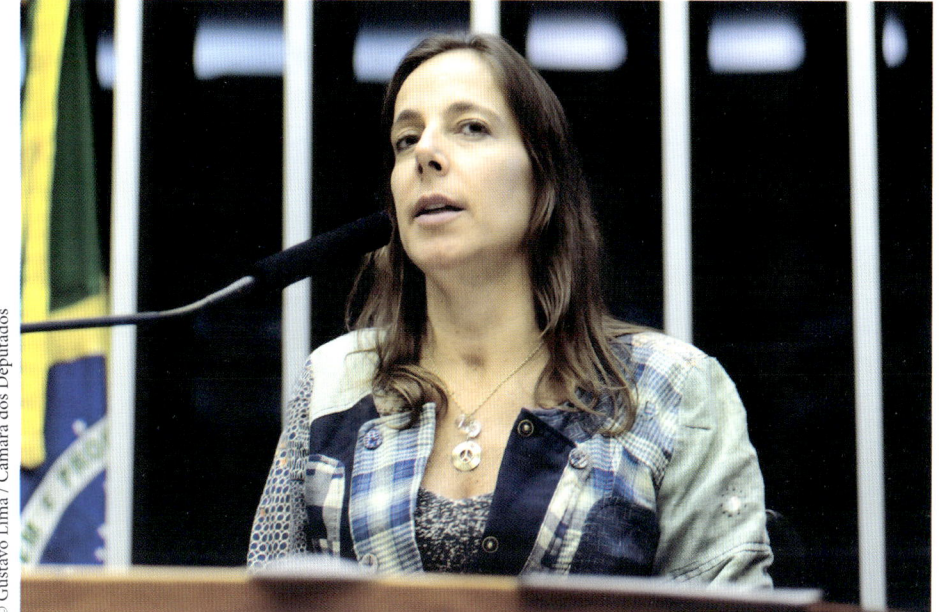

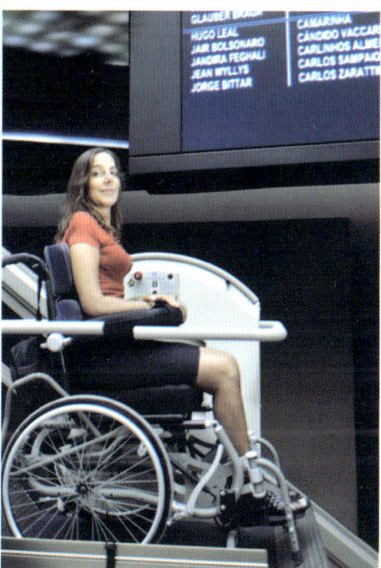

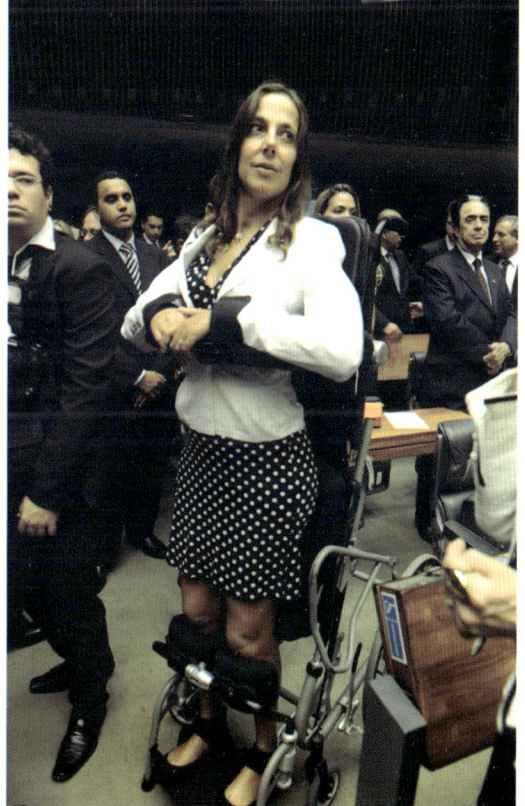

Em 2011, Mara assumiu seu mandato como deputada federal – eleita com mais de 160 mil votos. Sua plataforma de campanha estava diretamente ligada às pessoas com deficiência. Antes, foi secretária da Pessoa com Deficiência e Mobilidade Reduzida da Prefeitura de São Paulo e vereadora da capital paulista.

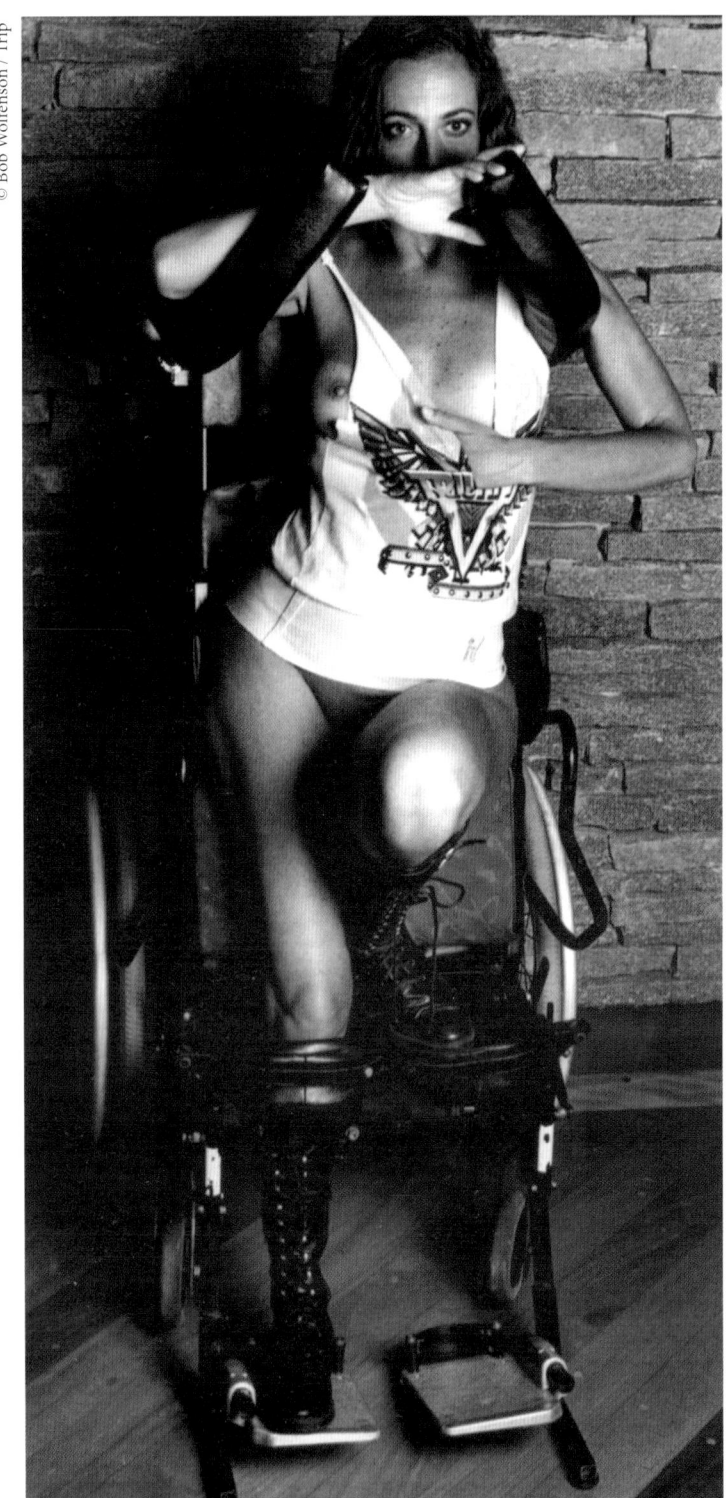

Aos 35 anos, Mara posou para a revista *Trip*, incentivada pela amiga Ana Paula Wehba. A ideia do ensaio era desmistificar a vida sexual de uma pessoa com deficiência motora e mostrar que uma tetraplégica poderia despertar desejo. As fotos foram feitas por Bob Wolfenson.